Dr. med. Bodo Köhler

Die Grundlagen des Lebens

Stoffwechsel & Ernährung

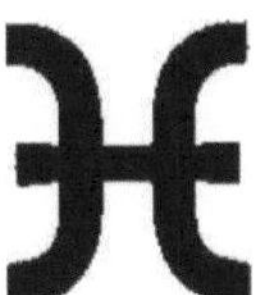

Leitfaden für eine lebenskonforme Medizin

5. überarbeitete Auflage

Verlag:
BoD · Books on Demand GmbH, Überseering 33, 22297 Hamburg, bod@bod.de
Druck: Libri Plureos GmbH, Friedensallee 273, 22763 Hamburg

ISBN: 978-3-8334-5598-8

Titelfoto: Alexander Hofner, Gauting

Widmung

Das vorliegende Buch wäre nicht entstanden, hätten nicht zwei große Wissenschaftler diesen Begriff mit dem erfüllt, was er eigentlich bedeutet. Sie haben die Ausdauer besessen, die Wahrheit über unser Sein gründlich zu erforschen und den Mut, ihre Erkenntnisse gegen alle Widerstände ihrer Zeit an die Öffentlichkeit zu bringen. Das blieb nicht ohne Spuren. Prof. Dr. Dr. Jürgen Schole verstarb im Jahre 2000 an einer Krankheit, die den erlittenen Ärger und die Anfeindungen offensichtlich machte. Die Früchte seiner Arbeit konnte er nicht mehr ernten.

Frau Dr. Johanna Budwig lebte zurückgezogen bis in hohes Alter. Ihre Robustheit hatte sie der Umsetzung ihrer wissenschaftlichen Erkenntnisse bei sich selbst zu verdanken, denn auch sie musste sich gegen Widersacher behaup-ten und wurde mit einer Vielzahl von Prozessen überzogen, die sie aber alle gewonnen hatte.

Beide Menschen zeichneten sich dadurch aus, dass sie unbestechlich waren und geradlinig ihren Weg gegangen sind, was in unserer Zeit leider keine Selbstverständlichkeit mehr ist. Das erarbeitete Wissen hat bereits vielen Menschen helfen können, und es bleibt zu hoffen, dass es immer mehr um sich greift, zum Wohle aller. Dafür gilt diesen Vorreitern besonderer Dank.

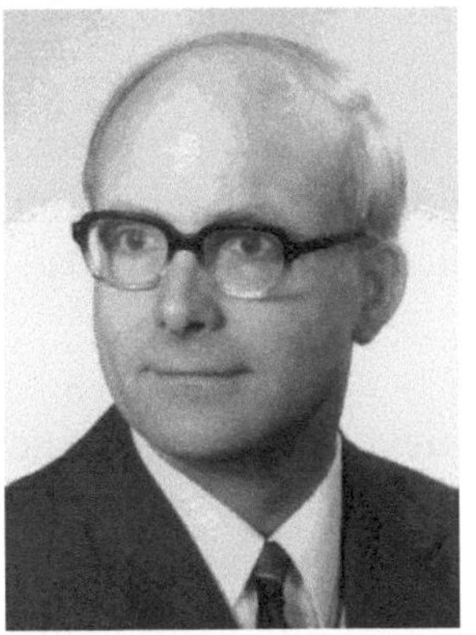 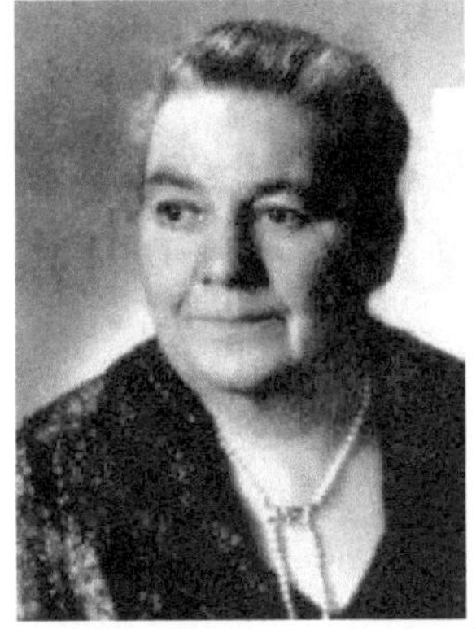

Ich möchte es aber nicht versäumen, an dieser Stelle all jenen Freunden und Kollegen zu danken, die mich auf den Seminaren durch ihre Fragen und Anregungen zu neuen Gedanken inspiriert und so dem Buch einen besonderen Charakter verliehen haben.

Ganz besonderer Dank gilt meiner Frau Helga, für ihre Geduld meiner Arbeit gegenüber, der Ausdauer beim Korrekturlesen und für die hilfreichen Anregungen zum Kapitel Ernährung.

Vorwort zur ersten Auflage

Wer die ständige Zunahme chronischer Krankheiten im Laufe der Jahre verfolgt und das Auftauchen immer neuer unlösbarer Probleme ansieht, dem müssen irgendwann Zweifel an der Kompetenz unserer Wissenschaft kommen. In der Medizin wurde ich schon seit Jahren den Verdacht nicht los, dass der Grundansatz bei der Betrachtung funktioneller Vorgänge im Organismus falsch sein muss.

Umso erstaunlicher war es für mich, als ich 1992 auf die wissenschaftlichen Arbeiten von Prof. J. Schole stieß, der sich mit Leib und Seele der Stoffwechselforschung verschrieben hatte, so dass er ganz andere Zusammenhänge erkannt hatte, wie es der offiziellen Lehrmeinung entsprach. Nun handelte es sich hier aber nicht etwa um eine Spekulation, eine unbewiesene Theorie, sondern um experimentell abgesicherte Forschungsergebnisse. Diese waren obendrein so plausibel und logisch, dass ich das neue Wissen sofort in der Praxis einsetzte. Es funktionierte auf Anhieb. Es zeigte sich, dass alle funktionellen Abläufe im Organismus unter dem Aspekt der Stoffwechselregulation ganz anders gesehen werden müssen, als wir es gewohnt sind, um sie richtig zu verstehen. Das ergab einen unge-heuren Nutzen für die Behandlung der chronisch kranken Patienten, aber auch für Ernährungsempfehlungen.

Wenig später habe ich ein Mess- und Therapiegerät entwickelt, das auf diesen Grundlagen basiert und sich bei hunderten Therapeuten über Jahre hinweg bewährt hat (VEGA-STT). Die tägliche Praxis hatte also die Theorie bestätigt.

Trotz allem gab es immer wieder Therapieversager, oder auch nur kurz anhaltende Erfolge, was unbefriedigend war. Offenbar waren viele Patienten nicht in der Lage, die neu aufgebauten Reserven zu halten, bzw. ihren Energiehaushalt in Ordnung zu bringen. Eine Komponente fehlte also noch, und die lag offenbar auf stofflicher Ebene.

Über die bahnbrechenden Arbeiten von Frau Dr. J. Budwig stieß ich auf den in der Medizin vernachlässigten Fettstoffwechsel, der nicht nur Triglyceride umfasst, sondern die Grundlage des Energiehaushaltes, der Entgiftungsfunktion und des Säuren-Basen-Haushaltes darstellt. Ihre Forschungsergebnisse als Physikerin und Chemikerin hatte sie schon in den fünfziger Jahren erarbeitet. Sie sind heute aber aktueller denn je. Damit lassen sich chronisch-

degenerative Vorgänge, Immunschwächen und das chronische Müdigkeits-
syndrom ebenso erklären, wie die immer öfter zu beobachtenden Therapieversager, trotz exakter Befolgung der medizinischen Regeln.

Beide Wissenschaftler haben sich nie kennengelernt. Aber ihre Ergebnisse
ergänzen sich in hervorragender Weise. Der Organismus kann nur dann
adäquat regulieren und seinen Stoffwechsel anpassen, wenn die notwendige
Energie vorhanden und die Lebens-Information ungehindert bereitgestellt
werden kann. Das wird einmal über intakte Membranen ermöglicht, die aus
Fettstrukturen bestehen. Zum anderen benötigen wir die Photonen des Sonnenlichts, die nur zu einem geringen Teil aus der Nahrung stammen. Um sie
direkt aufnehmen zu können, müssen Voraussetzungen im Gewebe geschaffen werden („Solarzellen"), die dazu in der Lage sind. Das ermöglichen
Fett-Eiweißverbindungen zusammen mit Sauerstoff.

Die Konsequenzen, die sich aus den (ebenfalls bewiesenen) Erkenntnissen
von Frau Dr. J. Budwig ergeben, sind ebenso umfassend wie die zur Stoffwechselregulation. Ich habe nun versucht, eine Synthese herzustellen, um
einen neuen Weg für die zukünftige Medizin aufzuzeigen. Dabei geht es
primär darum, die Lebensprozesse besser zu verstehen (was ist „Leben"
überhaupt?), um dann in rein unterstützender Weise dort einzugreifen, wo
ein Mangel aufgetreten ist. Dieser kann sich auf allen Ebenen des Seins
zeigen und sollte dann auch in seinen Entsprechungen überall behandelt
werden.

Das Grundprinzip dieser „Lebenskonformen Medizin" heißt Stärken und
alles Lebenshemmende zu eliminieren – in der Psyche, der Stoffwechselregulation und damit auch der Ernährung, sowie im Gewebe selbst, der
Matrix. Das ist keine passive Behandlung, sondern ein aktiver Prozess, der
vom Patienten selbst eigenverantwortlich mitgetragen werden muss. Dabei
findet eine intensive Interaktion zwischen Patient und Therapeut statt, die
auf beide zurückwirkt. Es werden dadurch Bewusstseinsentwicklungen in
Gang gesetzt, die ein Gemeinschaftserlebnis darstellen.

Nicht nur das ist etwas Besonderes, sondern die hohe Effektivität dieser
neuen Methode und die Möglichkeit, auch Schwerkranken optimal zu
helfen. Als positiver Nebeneffekt zeigt sich eine deutliche Kostenreduktion.

Vorwort zur zweiten Auflage

Die erste Auflage des Buches wurde anlässlich des konstituierenden Kongresses für Lebenskonforme Medizin Ende April 2001 in Wiesbaden vorgestellt. Kurze Zeit später erreichte mich ein Anruf von Prof. Max Lüscher aus der Schweiz, der als Referent ebenfalls auf dem Kongress vertreten war. Er fragte mich, ob ich nicht den Versuch unternehmen wolle, die Grundbausteine der Stoffwechselregulation in sein Würfel-Modell einzubauen. Dann könnte sich zeigen, ob es sich um allgemein gültige Aussagen handelt, die Primärfunktion haben.

Das Besondere daran ist, dass es sich bei dem Lüscher-Würfel um ein 4-dimensionales Ordnungssystem handelt, mit dem allgemein gültige Zusammenhänge geschaffen und überprüft werden können.

Das war natürlich eine große Herausforderung und spannend zugleich, denn damit könnte das Lebenswerk Scholes auf eine neue Stufe gehoben werden. Würde es andererseits nicht gelingen, dann wäre die Drei-Komponenten-Theorie zur Stoffwechselregulation nicht stimmig und müsste überarbeitet werden.

Bemerkenswert in diesem Zusammenhang (Einzelheiten dazu in Kap. 4) ist der Umstand, dass Prof. Dr. Max Lüscher das Würfel-Modell bereits 1953 entwickelt hat. Die 50er Jahre müssen besonders fruchtbar gewesen sein...

Doch auch die jetzige Zeit hat es in sich. Kaum hatte ich mich intensiv mit diesem umfassenden Ordnungssystem des Lebens auseinandergesetzt, kam von Dr. Peter Plichta (Primzahlkreuz) nochmals eine Bestätigung, dass die Realität immer in einer Vierheit auftritt (3 + 1 – Regel). Das passte exakt zum Würfel-Modell. Unter diesem Aspekt konnten nicht nur wesentliche neue Erkenntnisse zur Medizin (Homöopathie, Orthomolekulare Medizin, Ernährung) gewonnen werden. Es zeigte sich auch, dass die neuen Theorien von Prof. Dr. Konstantin Meyl nahtlos eingefügt werden konnten und sich damit als lebenskonform und richtig herausstellten. Dadurch wurde die wissenschaftliche Basis für die Lebenskonforme Medizin wesentlich verbreitert und ein Ansporn für zukünftige Forschung gegeben.

Freiburg im September 2001   Der Autor

Vorwort zur dritten Auflage

Nach 17 Jahren Pause zwischen der letzten Auflage erhebt sich die Frage: Was wurde inzwischen anders, besser, innovativer?

Sicherlich können wir große Fortschritte verzeichnen in Bezug auf Technik, Elektronik, neue Diagnoseverfahren usw. Weniger stolz können wir auf die Entwicklung menschlichen Bewusstseins sein. Es gab schon lange nicht mehr so viel Brutalität, Terror und Verlust der Menschenwürde wie heute.

Es gab auch noch nie so viele chronisch Kranke, Leid und Elend auf der Welt. Trotzdem ist der Inhalt dieses Buches keineswegs überholt, sondern brandaktuell. Hass können wir nur mit Liebe begegnen, chronische Entzündungen nur lebenskonform ausheilen. Deshalb ist dem Inhalt, abgesehen von kleinen Verbesserungen und Ergänzungen nichts hinzuzufügen.

Inzwischen sind zwei weitere Bücher im BoD-Verlag erschienen, die das vorliegende Buch ergänzen, bzw. anderen Anliegen dienen. Einmal ist es „Der Ratgeber für Lebensfreude bei bester Gesundheit", ISBN 9-783746-00614-7, der dafür gedacht ist, aus der Fülle des Lebens zu schöpfen, ohne dabei Schaden zu nehmen. Er beschäftigt sich mit allen wichtigen Bereichen des Lebens und ist für jeden Menschen gedacht, ob jung oder alt.

Zum anderen ist es „Das Lehrbuch für eine Vereinte Lebenskonforme Medizin", ISBN 9-783752-83591-5, das sich zur Aufgabe gestellt hat, nicht nur eine Brücke zu schlagen zwischen den beiden Richtungen in der Medizin, sondern eine Vereinigung auf einem wesentlich höheren wissenschaftlichen Niveau zu anzustreben.

Damit möchte ich meinen Beitrag zur Verbesserung des Lebens auf diesem Planeten und der Bewusstseinserweiterung beitragen.

Frühjahr 2018   Der Autor

Vorwort zur vierten Auflage

Diese Auflage entstand mitten in Corona-Zeiten, als Menschen auf dieser Welt von Poltikern in den Wahnsinn getrieben wurden. Ein unsichtbares Virus wurde in immer neuen Varianten als mörderischer Killer bezeichnet, an dem Erkrankte grausam ersticken würden. Als einziges Mittel zum Überleben wurde die Impfung mit einem ganz neuen Verfahren propagiert, die völlig unerprobt innerhalb weniger Monate auf den Markt geworfen wurde. Das mussten viele Menschen mit dem Leben bezahlen oder erlitten schwere Nebenwirkungen.

Die ganze Verunsicherung und die ständig neu geschürten Ängste ließen Menschen zu Robotern werden, die linientreu jede Anordnung befolgten, ohne die behördlichen Maßnahmen zu hinterfragen.

In eklatanter Weise zeigte sich die rein materialistische Auffassung der Schulmedizin im Gegensatz zur Naturheilkunde. Das Koch'sche Infektionspostulat zeigte hier seine Schwächen. Der Mensch wird als willenloses Opfer dargestellt, das jedem Angriff ohne Gegenwehr hilflos ausgesetzt ist. Die Begriffe „Immunabwehr" und „Resistenz" wurden einfach ausgesetzt. Dafür gab es neue Postulate, die jedem medizinischen Grundwissen widersprechen. Gesunde Menschen sollten angeblich in der Lage sein, das „tödliche" Virus auf andere, symptomfreie Personen zu übertragen. Die dazu notwendige „Viruslast" existierte ab sofort nicht mehr. Außerdem wurden positiv getestete Menschen ohne Symptome als „infiziert" und damit krank eingestuft und auf diese Weise die offiziellen Zahlen nach oben getrieben. In gleicher Weise wurde mit Verstorbenen verfahren, die an ganz anderen Krankheiten litten, aber positiv getestet waren. Und das alles mit einem unbrauchbaren, weil extrem sensiblen, aber unspezifischen PCR-Test.

Das Geschehen zeigt das ganze Ausmaß jahrzehntelanger Manipulation und Fehlinformation der Weltbevölkerung, um eine bestimmte Agenda durchzusetzen. Daran wird deutlich, wie entscheidend Authentizität ist – frei von jeder Fremdbestimmung – nicht nur für die Gesunderhaltung.

Unser Erdendasein sollte darin bestehen, jede Gelegenheit zu nutzen, um Wissen und Erfahrung zu sammeln und der göttlichen Schöpfung dienen. Das ist lebens-konform.

Es gibt also noch viel zu tun, packen wir es an!

Januar 2022   Der Autor

Inhalt

1. Einführung

Wir leben in einer Zeitepoche, in der unsere hochtechnisierte Gesellschaft immer größere Schwierigkeiten hat, neue unvorhergesehene Aufgaben wie Epidemien o.ä. zu meistern. Der Grund liegt in der „seelenlosen" Technikgläubigkeit, die ethische Werte stark verdrängt hat. Dieses Denken wirkt sich vor allem auf die Wissenschaft aus, in der Korruption kein Fremdwort mehr ist. Frei nach dem Motto „Wessen Brot ich esse, dessen Lied ich singe".

Alles schien machbar. Erträge in der Landwirtschaft wurden gesteigert, ohne Rücksicht auf die damit eingehandelten Nebenwirkungen. Diese „Nebenwirkungen" sind es aber, die wir jetzt schmerzlich zu spüren bekommen (Beispiel das krebserzeugende Glyphosat), weil die Erzeuger von Lebensmitteln nicht *lebenskonform* gehandelt haben.
Ähnliches erleben wir in der Medizin. Viele der Probleme sind hausgemacht. Symptome werden unterdrückt, statt Ursachen zu behandeln. Die dadurch entstandenen iatrogenen Schäden sind extrem. Das hat sich auch bei Corona gezeigt. Viele der Patienten sind an der Behandlung gestorben, nicht an Covid 19! Wenn als erste Maßnahme das heilsame Fieber unterdrückt wird, neben Antibiotika (bei einer Viruserkrankung!) Cortison, HIV- und Malaria-Mittel eingesetzt werden, jedoch nichts zur Stärkung des Immunsystems unternommen wird, wundert man sich nicht mehr über die Todesraten. Nicht Wenige davon sind Opfer der viel zu oft eingesetzten Beatmung (im künstlichen Koma). Das betraf vor allem Ältere, deren Lungen unter dem Überdruck zerrissen sind. Nur ein Schelm würde Böses dabei denken, wenn er sich die Kosten ansieht. Ein belegtes Intensivbett kostet 5.000 Euro/Tag. Ein beatmeter Patient jedoch 35.000 Euro…
In einem späteren Kapitel werde ich noch auf die schädliche Anwendung von Sauerstoff zurückkommen.
Nicht nur wegen Corona stehen wir seit vielen Jahren vor dem Problem eines nicht umkehrbaren Anstiegs der Zahl chronisch Kranker, deren Behandlung große Löcher in das Versorgungssystem der Kassen reißt.

Jeder hat das Gefühl, irgendetwas muss anders werden. Aber was?

In der Medizin sollten wir uns an die Wurzeln unseres Seins begeben, zu dem, was LEBEN wirklich ausmacht. Zum großen Erstaunen müssen wir dann feststellen, dass unsere Naturwissenschaft bis heute nicht in der Lage ist, dieses Phänomen zu erklären. Sie wird es auch in Zukunft nicht können, weil sie dem Grundsatz Galileis folgt und nur das gelten lässt, was messbar und wägbar ist. LEBEN ist aber nicht greifbar. Es gibt verschiedene Ausdrucksformen davon, die wir beschreiben können. Aber erklären?

Wollen wir wirklich ein neues Denken in der Medizin etablieren, dann werden wir nicht umhinkommen, uns sehr intensiv mit den Grundfesten unseres Seins zu beschäftigen.

In der Vergangenheit hat es an Versuchen nicht gemangelt, die Medizin zu verändern. Es waren sehr viele brauchbare Ansätze dabei. Sie konnten sich aber nicht auf breiter Fläche durchsetzen, weil sie die *Basis* menschlicher Existenz nicht berührten.

Wir können nicht Neues schaffen, ohne das Alte komplett in Frage zu stellen, wenn es auf falschen Voraussetzungen beruht.

Deshalb ist ein in sich schlüssiges Konzept notwendig, das auf den wissenschaftlichen Grundlagen der Entstehung des Lebens basiert.

Worin würde denn ein bedeutender Fortschritt für die Medizin bestehen? Diese Frage kann nur derjenige beantworten, der mit beiden Beinen in der Praxis und täglich erneut vor dem Problem steht, die vielfältigen Symptome eines Patienten nur einer (!) Diagnose zuordnen zu müssen. Bei sogenannten multimorbiden Patienten wird dann meist der Ausweg darin gesucht, mehrere Diagnosen aufzuschreiben.

Wenn wir den Menschen als Einheit betrachten, kann es auch nur eine Erkrankung bei ihm geben, wenn auch mit verschiedenen Gesichtern.

Wir müssen davon ausgehen, dass im Organismus alles miteinander netzförmig verknüpft ist, weshalb auch die verschiedenen Symptome ursächlich miteinander zusammenhängen. Ein Patient bekommt nur deshalb eine bestimmte Erkrankung, weil schon eine Vorschädigung an anderer Stelle oder auf anderer Ebene, z.B. der Psyche eingetreten ist.

Was gehört also zwingend zu einer Erneuerung der Medizin?

Wir brauchen ein einheitliches Ordnungssystem, das sämtliche Funktions-Ebenen des Menschen erfasst und gleichzeitig die hohe Dynamik widerspiegelt, die wir im Organismus antreffen.

Ein unmögliches Unterfangen? Bisher schien es so. Die immer weitergehende Zersplitterung der Medizin in Spezialbereiche ging genau in die falsche Richtung. Es wurden Krankheitsbilder aufgestellt, nach mechanistischen Gesichtspunkten geordnet. Wollen wir den Überblick behalten, brauchen wir ein übergeordnetes System, das sich an den Lebensprozessen orientiert. Genau das bietet die Stoffwechselregulation, wie sie von Prof. Dr. Dr. Jürgen Schole in exzellenter Weise erforscht und dargestellt wurde.

Ein solches System braucht nur die Natur zum Vorbild zu nehmen. Wir leben in einer zweigeteilten, polaren (nicht dualen!) Welt, in der „Sowohl-als auch" gilt. Unsere Zellen unterliegen ebenfalls diesem Prinzip. Sie haben sowohl für Regeneration (anabol), als auch für Energiebereitstellung (katabol) zu sorgen. Dabei stehen sie in Wechselwirkung mit vielfältigen Einflüssen. Um dies erfassen zu können, muss aus der Polarität eine bipolare Betrachtung werden.

Unsere Welt wird räumlich 3-dimensional erfasst. Lebensprozesse mit ihren Wechselwirkungen sind (auf die Gegenwart bezogen) 4-dimensional, ohne diese Einschränkung (nach Burkhard Heim) sogar 6-dimensional.

Wenn wir also ein lebenskonformes System schaffen wollen, können wir uns daran orientieren und unseren Blickwinkel lenken auf die

- **polare Betrachtung aller Lebensvorgänge (mit der Fuzzy-Logik)**
- **Einteilung sämtlicher Krankheiten in 4 Stoffwechsel-Sparten**
- **Einordnung in ein 4-dimensionales Modell (Lüscher-Würfel)**
- **Zuordnung aller Einflüsse und Wechselwirkungen in das System**
- **strukturelle Ordnung der Funktionseinheiten**

Damit können wir generelle Aussagen über die Dynamik des Systems „Mensch" treffen und gleichzeitig die hochkomplexen Strukturen im Auge behalten, welche für die vielfältigen Funktionen notwendig sind. Hier sind insbesondere die verschiedenen Membransysteme zu nennen, die sowohl für Transportaufgaben, Informationsleitung, Vernetzung und Schutz, als auch für den Energiehaushalt von entscheidender Bedeutung sind. Ihre Struktur ist deshalb sehr speziell und wird interessanterweise von *Fettsäuren* gebildet. Zerstörungen derselben führen nicht nur zu Funktionseinbußen, sondern auch zu Energiemangel. Dem *Ordnungsgrad* im Gewebe kommt deshalb ein hoher Stellenwert zu. Dieser kann nur unter Energieaufwand aufrechterhalten werden (Anti-Entropiefaktor).

Wenig bekannt ist, dass Töne und Klänge in besonderer Weise dazu beitragen, allen voran die menschliche Stimme (vergl. Grundton). Diese Erkenntnisse können therapeutisch genutzt werden. Allerdings ist dies ein noch völlig vernachlässigter Bereich in der Medizin.

Status quo

Die heutige Medizin vermittelt den Eindruck einer unüberschaubaren Wissenschaft, deren verschiedene Bereiche nur noch hochkarätige Spezialisten beherrschen. Damit wird jede Chance verspielt, Gesamtzusammenhänge zu erkennen. Die Folge sind statische Betrachtungen dynamischer Systeme, mit allen damit verbundenen Fehlinterpretationen.

Die Wissenschaft *dient* damit nicht der Medizin, sondern *beherrscht* sie.

> ***„Die Medizin selbst kann und darf nicht Wissenschaft sein!"***
>
> F. Sauerbruch

Tatsächlich kann sie es auch nicht sein, obwohl es gern so dargestellt wird. Medizin ist und bleibt eine **Kunst,** weil das lebende Subjekt, der Mensch durch seine Vielfalt und Individualität sich permanent exakter wissenschaftlicher Forschung entzieht. Das ist der Grund, warum unsere Naturwissenschaft das Phänomen „Leben" bis heute nicht erklären kann.

Das bedeutet aber nicht, dass am Menschen keine wissenschaftliche Forschung betrieben werden könnte! Es kommt nur auf das „Wie" an. Der Arzt ist aber bei jedem Patienten gefordert, die analytisch ermittelten Einzeldaten konstruktiv in ein individuell zugeschnittenes, ganzheitliches Konzept umzusetzen und zu einem Gesamtbild zu vereinen. Das macht die eigentliche Kunst ärztlichen Handelns aus! Dazu ist es allerdings notwendig, zur rein linkshirnig-analytischen Denkweise die rechtshirnig-konstruktive mit einzubeziehen, was in der Ausbildung leider kaum vermittelt wird.

Diese synthetischen Konzepte existieren bereits, sind aber kaum bekannt, obwohl sie einen strengen wissenschaftlichen Hintergrund haben. Dieser bezieht sich auf dynamisch-regulative Systeme im Organismus, die allerdings konträr zu der üblicherweise statischen Betrachtung stehen. Der Mensch ist aber ein **komplexes, informationsverarbeitendes System** mit einer **hohen dynamischen Ordnung**, was auf Polaritäten hinweist, die unser ganzes Dasein durchziehen.

Ordnung und Dynamik sind Gegensätze und schließen sich eigentlich aus. Der Organismus bringt aber das Kunststück fertig, beides zu vereinen (= determiniertes Chaos). Dies gelingt ihm mit polaren Regulationsmechanismen. Dieses Prinzip findet sich überall. Wer es ignoriert, ist von vornherein den Irrtümern unterworfen, die jede einseitige Betrachtung mit sich bringt. Deshalb finden wir auch so viele widersprüchliche Meinungen in der Wissenschaft und natürlich auch in der Medizin. Wenn Wissenschaft tatsächlich ein festes, unumstößliches Fundament hätte – wie immer der Anschein erweckt wird –, dann dürfte es keine Diskussionen mit unterschiedlichen Meinungen geben, weil nur eine Wahrheit existieren kann. Da aber Analyse immer nur Einzelbausteine hervorbringt, kommt es zu *Teilwahrheiten,* und Zusammenhänge gehen verloren.

Das betrifft auch Studienergebnisse, die für sich gesehen wahrscheinlich exakt durchgeführt wurden? Aber erst das Verstehen polarer Gesetzmäßigkeiten erlaubt es, klare zutreffende Aussagen zu machen. Unter diesem Aspekt wird die gesamte Medizin plötzlich überschaubar – man könnte sogar sagen *einfach* – und der Mensch mit all seinen Wechselwirkungen besser erfassbar (vergl. vierdimensionaler Lüscher-Würfel).

Der Lehrplan der Universitäten vermittelt sehr viele Fakten. Davon kann jeder Student ein Lied singen. Da jedoch gewöhnlich der verbindende Überbau fehlt, muss sich der Studienanfänger erst mühsam hineinfinden. Verliert er sich dabei in den Details, hat er schon verloren. Erst in der Praxis zeigt sich, dass die Ganzheitlichkeit des Seins, die Einbindung in kosmische Gesetze, die vielfältigen Wechselwirkungen, denen der Mensch ausgesetzt ist, seine Neigungen, Wünsche und Emotionen die entscheidenden Momente, Details jedoch eher unwichtig sind.

Da sich die Naturwissenschaft primär mit geschlossenen, mechanischen Systemen beschäftigt, kommen die völlig unterschiedlichen Aspekte offener, lebender Systeme zu kurz. Das Leben läuft in Rhythmen und in Entsprechungen. Das bedeutet, dass jeder Input in das offene System „Mensch" einen Output zur Folge haben muss, der in Abhängigkeit zum Input steht. Wer seinen Körper nur mit dem Besten versorgt, kann Höchstleistungen erwarten und wird sie auch bekommen. Umgekehrt entstehen Probleme.

Leider ist Letzteres in unserer Zeit eher die Regel. Die Anforderungen (Leistungsgesellschaft) werden immer höher geschraubt, meist jedoch ohne den Input zu verbessern. Erschöpfung, Depression und Krankheit sind oft die Folge. „Input" sollte dabei nicht ausschließlich materiell verstanden werden, sondern (vor allem) auch geistig.

Nun gibt es aber in zunehmendem Maße Menschen, welche sich gesundheitsbewusst ernähren, Sport treiben, für Ausgleich sorgen – und trotzdem krank werden. Das liegt daran, dass die toxischen Belastungen der Umwelt exponentiell zugenommen haben, von chemischen Giften bis hin zu Elektro-Smog. Selbst im Amazonas ist die Strahlung von tausenden Satelliten ein Problem.

Außerdem ist den meisten Menschen nicht bekannt, was „richtig" und was „falsch" ist, wenn es um Gesunderhaltung geht. Es gibt auch hier sehr viele unterschiedliche Empfehlungen und Meinungen als Folge wirtschaftlicher Interessen. Über die Schiene der **Stoffwechselregulation** würde aber die gesamte Medizin wieder miteinander verknüpft – Naturheilkunde wie Schulmedizin.

Der Graben zwischen den zwei Bereichen müsste also gar nicht sein. Er ist entstanden aus einem Kompetenzstreit über die „richtige" Medizin. Diese Frage sollte jedoch nicht theoretisch abgehandelt werden. Die Praxis muss zeigen, welche Verfahren besser geeignet sind, einem Patienten ganz individuell und optimal zu helfen, sein Heil zu finden. Welche Methode dafür in Frage kommt, muss ganz individuell entschieden werden, aber sie muss ihre Wirksamkeit nachweisen. Und genau das kann die bioenergetische Messung der Stoffwechselregulation leisten! Dazu eignen sich VEGA-STT und -SRT, ZMR 703 oder das Stoffwechselmodul im MORA*nova*. Damit haben wir ein Nachweisverfahren, über das es keine Diskussion gibt.

Sie fragen sich sicher, warum Sie bisher noch nie etwas davon gehört haben. Inzwischen sind 40 Jahre vergangen, als der Professor für Physiologie Dr. Dr. Jürgen Schole zusammen mit dem Co-Autor, dem Salzburger Arzt Prof. Dr. Wolfgang Lutz seine 30-jährigen Forschungsergebnisse an der Universität Hannover in dem Buch „Regulationskrankheiten" zusammengefasst hat. Darin wurde die „Drei-Komponenten-Theorie" beschrieben, die so revolutionär war, dass die Physiologiebücher hätten umgeschrieben werden müssen. Aber damit war der Misserfolg eigentlich schon vorprogrammiert und die Theorie zum Scheitern verurteilt. Denn dafür ist der Wissenschaftsapparat viel zu träge.

Wer sich jedoch intensiv mit diesem neuen Wissen beschäftigt, kann wertvolle Erkenntnisse im Umgang mit den verschiedenen Krankheitsbildern gewinnen und dadurch zu völlig neuen Einsichten und daraus abgeleiteten Therapiemöglichkeiten kommen. Für die tägliche Praxis bedeutet das einen unschätzbaren Gewinn. Aus diesem Grunde wird nun versucht, das umfassende Wissen in leicht verständlicher Form darzustellen.

Erweitert werden die Ausführungen durch einen Exkurs über Ernährung, welche auch heute die Basis jeder Behandlung darstellen sollte, wie es schon Hippokrates gefordert hatte. Auch hier werden Ungereimtheiten aufgezeigt und neue Wege gewiesen, die sich aus der Kenntnis der Stoffwechselregulation ergeben. Dabei wird vor allem die notwendige Rhythmik mit einbezogen.

Ohne den Leser überfordern zu wollen, werden auch die biochemischen Grundlagen des Lebens erörtert, wie sie von der Chemikerin und Physikerin Frau Dr. Johanna Budwig bereits vor 90 Jahren erforscht wurden. Das schafft das Verständnis für den strukturellen Aufbau des Organismus. Es wird dabei in erster Linie auf den Fettstoffwechsel Bezug genommen, der die Drehscheibe darstellt, sowohl für die Struktur der Zellen, als auch deren Energieumsatz und in dieser Form auch nicht allgemein bekannt ist. Wie auf der regulatorischen Ebene wird auch hier über Regeneration oder Degeneration entschieden, über chronisches Siechtum oder Heilung.

2. Wissenschaftlicher Hintergrund

Wissenschaft sollte Wissen schaffen über das, was wir in der Natur beobachten. Die Phänomene sind auch dann real vorhanden, wenn wir sie nicht erklären können. Es bleibt immer eine große Diskrepanz zwischen dem, was schon erforscht ist und dem, was sich neu vor uns auftut.

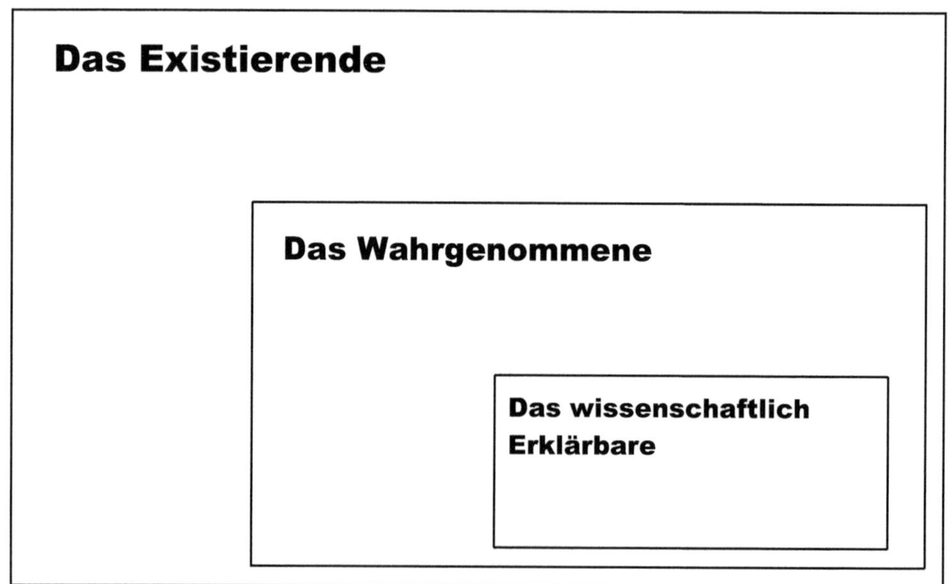

Abb. 1: Die verborgenen Anteile der Realität

Wie entsteht Leben?

Der Grund, warum LEBEN von unserer Wissenschaft nicht erklärt werden kann, ist einfach: „Leben" lässt sich nur an seinen Phänomenen erkennen, die dann analytisch untersucht und rational begründet werden können.

Das ist der materielle Aspekt des Seins. Das sagt allerdings noch nichts über das Wesen selbst – das Lebewesen – aus. Dies ist der irrationale Aspekt. Er verkörpert das Unaussprechliche, Mystische, nicht Erforschbare, jedoch Erfahrbare mit eigenem, ganz individuellem Erkenntniswert. Das ist fortwährende Wandlung und Veränderung – die Transformation der Vergangenheit in eine neu zu gestaltende Gegenwart. Den Impuls hierzu liefert der Geist.

Wer die Synthese wagt, kann erst erahnen, was hinter dem Phänomen Leben wirklich steckt.

Leben ist die Hochzeit von Geist und Materie. Leben entsteht dort, wo Geist die Materie zu sinnvollen Aktionen anregen kann.

Der Leser wird nach diesen nun folgenden Ausführungen zwar immer noch nicht in der Lage sein, Leben selbst zu begreifen, aber es fällt leichter zu erkennen, ob bestimmte Handlungen oder manche Therapien dem Leben dienen oder schaden.
Es lohnt sich deshalb, die Grundlagen genauer anzusehen, denn hier existiert bereits eine sehr genau untersuchte wissenschaftliche Basis, auf der das Fundament der **LEBENSKONFORMEN MEDIZIN** errichtet werden kann.
Da die Zusammenhänge etwas kompliziert sind, dient es dem Verständnis, die verschiedenen Aspekte einzeln herzuleiten. Dazu müssen wir am Lebensquell beginnen, der Sonne.

Die Sonne – Quell des Lebens

Sonnenforschung ist zwar Gegenstand wissenschaftlicher Untersuchungen. Jedoch erfahren wir selten etwas darüber. Ich möchte deshalb die Auffassung mehrerer unabhängiger Wissenschaftler auszugsweise darlegen, die sich ergänzen. Ich beginne mit dem Physiker Prof. Dr. Konstantin Meyl.

Unsere Wasserstoff-Helium-Sonne kann nach K. Meyl als riesiger Neutrino-Ofen verstanden werden, von dem die Erde und alles Leben auf ihr gespeist wird. Die Neutrinos selbst kommen mit hoher Geschwindigkeit aus dem

Weltall, werden von der Sonne eingefangen und auf moderate Geschwindigkeiten abgebremst. Dadurch wird diese zu einem Pool von energetisch aufgeladenen, freien Elektronen, die nun aber einen für die Sonne ganz spezifischen *Spin* aufweisen. Darunter versteht man den Winkel, die Drehrichtung und die Intensität ihrer Rotation. Elektronen selbst sind offenbar Dipole und bestehen nach Meyl aus Kugelwirbeln, extrem eingerollten Potentialwirbeln also, mit einem außenliegenden negativen und innenliegendem positiven Zentrum. Dadurch erhalten sie ihre Ortsgebundenheit. Beim Positron verhält es sich genau umgekehrt.

Treffen Positron und Elektron aufeinander, dann zerstören sie sich deshalb, weil die Wirbelrichtung entgegengesetzt verläuft und sie sich bis auf Null abbremsen – es sei denn, das Wirbelzentrum öffnet sich, wodurch ein Ringwirbel entsteht. Dann könnte das eine Teilchen durch den Ring des anderen hindurchschlüpfen. Dies kann wechselweise geschehen, wodurch ein stabiler Schwingungszustand möglich ist. In dem Moment der gegenseitigen Durchdringung sind die Ladungen neutralisiert und etwas Neues ist entstanden – das Photon.

Photonen stellen also nach dieser Theorie den Mittenzustand eines schwingenden Systems dar, das von Ringwirbeln der Elektronen und Positronen gebildet wird, im Moment der gegenseitigen Durchdringung.

Ein Elektron ist damit Teil eines Photons und kann sich deshalb wieder in Licht auflösen (ebenso wie das Positron). Es kann aber auch mit weiteren Photonen in Wechselwirkung treten, wodurch der Schwingungszustand energetisch weiter angeregt wird. Dadurch können in Moleküle eingebundene Elektronen auf höhere Umlaufbahnen springen und bei weiterer Energieaufnahme diese auch verlassen. Sie tauchen dann als *freie Elektronen* auf und sind ortsunabhängig von Atomen oder Molekülen (delokalisiert). Sie verleugnen aber nie ihre Herkunft. Die Spezifität bleibt ihnen erhalten. So verhält es sich auch mit dem Spin der Sonnenelektronen. Das hat eine besondere Bedeutung, auf die ich später zurückkomme.

Der französische Wissenschaftler, ebenfalls Professor für Physik, J. E. Charon, erregte in den achtziger Jahren Aufsehen mit seinen Ausführungen zu den unsterblichen Elektronen. Der Physiker Michael König greift das Thema in seinem Buch „Das Urwort – Die Physik Gottes" erneut auf (siehe Literaturverzeichnis). Eine tiefere Betrachtung hierzu lohnt sich.

Die Thesen werden auszugsweise im Folgenden dargestellt:

Die Grundbausteine des Universums sind offenbar die Neutrinos – winzige „Seinsformen" ohne Masse, die mit unterschiedlichen Geschwindigkeiten (auch Überlicht-) durchs All fliegen und sämtliche Materie durchdringen.

Zwei umeinander rotierende Neutrinos (Fermionen mit halbzahligem Spin) bilden ein Photon, ein Lichtteilchen (Boson mit ganzzahligem Spin). Zwei Photonen wiederum lagern sich unter geeigneten Resonanzbedingungen (Sonnenlicht!) zu einem Elektron zusammen. Das ergibt aber nicht etwa ein Bündel von unterschiedlichen Teilen, sondern eine hoch geordnete Struktur. Diese entspricht einem Torus.

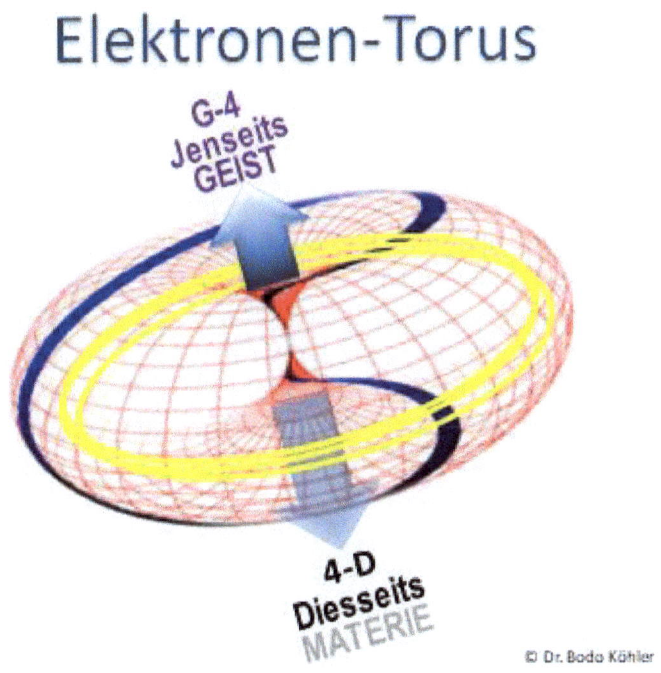

Abb.2: Die mit Photonen aufgeladenen Elektronen sind mikroskopisch kleine schwarze (bzw. weiße) Löcher. Sie sind Dimensionspforten zwischen innerer und äußerer Raum-Zeit und stellen damit die Verbindung von Diesseits und dem Jenseits her (G-4 steht für den Hyperraum nach Burkhard Heim).

Diese schwarzen bzw. weißen Löcher werden durch Raumkrümmungseffekte auf Grund hoher Energiedichte der Photonen gebildet. Der Unterschied zwischen schwarz und weiß besteht darin, dass schwarze Löcher Materie unwiderruflich schlucken, weiße hingegen transformieren diese und spucken sie nach dem Durchgang des inneren Trichters wieder aus. In die eine Richtung bildet sich somit Materie, in die andere löst sie sich in ihren geistigen Ursprung wieder auf ($E = m \times c^2$).

Voraussetzung dafür ist allerdings, dass sich dieser ringförmige Hohlkörper mit immer mehr Photonen auflädt, die in ihm mit Lichtgeschwindigkeit umherkreisen. Sie können ihn aber auch wieder verlassen, um sich mit anderen Photonen auszutauschen und Informationen übertragen (Wechselwirkung). Dadurch wird das Energieniveau des Elektrons angehoben oder wieder abgesenkt.
Das bedeutet im Klartext: Je mehr Photonen sich in einem liebevollen Verbund in den Elektronen angereichert haben, umso leichter wird es, durch diese Dimensions-Pforte Kontakt mit der jenseitigen Geistwelt aufzunehmen. Denn dadurch hat sich die Kohärenz erhöht. Das kann auch durch Konzentration im Gebet erreicht werden.

Eine Parallelwelt dazu bilden **Positronen** (Anti-Elektronen), die mit Anti-Photonen aufgeladen sind. Diese Anti-Materie bildet schwarze Löcher, in denen Materie verschwindet.
Photonen sind normalerweise nach vorn in die Zukunft ausgerichtet; Anti-Photonen in die Vergangenheit und wirken dadurch destruktiv.
Das elektromagnetische Feld der Sonne (in Elektronen wirksam) ist strukturbildend, also Voraussetzung für Auto-Oxydation und Zellbildung (Pfeil nach unten in Abb. 2).

Der Elektronenaustausch in Membranen wird wie beim Halbleiter von Magnetfeldern gelenkt. Durch die negative Ladung stoßen sich Elektronen ab, nicht jedoch bei unterschiedlichem Informationsgehalt der gespeicherten Photonen. Das macht sie attraktiv und anziehend. Erst nach Austausch ihrer Informationen, wenn sie dadurch auf gleichem Wissensstand sind, stoßen sich die Elektronen wieder ab.

Wir haben es also bereits auf dieser Ebene mit Bewusstseinsprozessen zu tun. Der Quantenphysiker Prof. David Bohm drückt das so aus: „Das Elektron beobachtet die Umgebung, soweit es auf eine **Bedeutung** in seiner Umgebung reagiert. Es handelt genauso, wie die Menschen."

Hier kommt eine völlig andere Dimension ins Spiel. Materie ist ein Substrat des Geistes und reagiert deshalb immer als Einheit. Alles hängt mit allem zusammen. Dieses Gesetz wirkt auf allen Ebenen.

Es gibt noch weitere Besonderheiten: Elektronen erzeugen einen *Ordnungs-Sog* und sorgen damit für ein qualitativ hochwertiges Gewebe. Das wird allerdings nachhaltig gestört durch technische Strahlung, insbesondere den weltumspannenden Mobilfunk.

Anti-Entropie-Faktoren

Die Photonen sind mit Information aufgeladen aus ihrer bisherigen Lebenserfahrung. Das macht sie intelligent. Sie besitzen also das Wissen der Vergangenheit. Je weiter dieses in die frühere Menschheitsentwicklung zurückreicht und je älter sie sind, umso mehr Bewusstsein ist gespeichert. Das macht sie zu sogenannten *Essenz-Elektronen*.

Diese können ihre Langzeit-Erfahrung auf andere Elektronen via Resonanz übertragen. So wird das Wissen immer weitergegeben. Das ist ein Akt der Liebe, der sich auch in anderen Menschen fortsetzen kann und so eine tiefe Verbindung schafft. Das erklärt, warum Paare sich äußerlich immer mehr ähneln können, je länger sie in Liebe verbunden sind.

Diese elementaren Elektronen-Photonen-Komplexe können als kleinste Bewusstseins-Einheiten aufgefasst werden.

Sie werden auch EIAKs genannt (Energie-Informations-Austausch-Komplexe), da sie für die Steuerung sämtlicher Stoffwechselvorgänge verantwortlich sind. Sie bilden damit die wissenschaftliche Grundlage für das *Bioplasma*, die oft belächelte „Lebensenergie" – das CHI.

Ein starkes elektromagnetisches Feld hält diese komplexen Elektronen im angeregten Zustand. Das ist eine der vielen positiven Wirkungen der Sonne, die durch keine „Vitamin" D-Kapsel ersetzt werden können.

Gespeichert sind aber nicht nur harmonische Muster. Sämtliche Verletzungen schlagen sich hier ebenfalls nieder. Durch Austausch der Photonen kann aber automatisch sehr viel neutralisiert werden, und zwar durch *Überlagerung mit positiven Erfahrungen* (Veredelungsprinzip, siehe unter AM-Integ). Damit kann Schicksal transformiert werden.

Störfelder

Waren allerdings die Einschnitte in das Leben zu stark und blieben unverarbeitet, wenn sie also bei weitem das Positive überwiegen, dann besteht die Gefahr der Verdrängung. Dazu baut der Mensch unbewusst ein schalenförmiges elektromagnetisches Feld auf, um diesen Bereich abzukapseln.

So wie grobstofflich ein Histiozytenwall um eine Entzündung errichtet wird, werden auf der Informations-Ebene ähnliche Mechanismen wirksam. Das bindet nicht nur Energie, sondern führt auch zu einer Unterversorgung mit Bioplasma, was Lichtmangel und damit „Verdunklung" in diesem Gewebe bedeutet.

Möglicherweise haben sehr viele Menschen in früheren Leben die Erfahrung mit einem *gewaltsamen Tod* gemacht. Die damit verbundenen Angstzustände können so heftig sein, dass sie zu den am intensivsten verdrängten Erlebnissen überhaupt gehören. Eine große Armada von Essenz-Elektronen ist allein damit beschäftigt, derartige Ereignisse zu unterdrücken (abzuschirmen). Das schwächt die Vitalität erheblich und kann die Quelle von scheinbar unerklärlichen, tiefsitzenden Ängsten sein.
Auch falsche dogmatische Glaubenssätze, vor allem in religiösen Fragen können sehr viel Bioplasma binden, was sich dann als Störfeld zeigt. Das kann auch überzeugte Atheisten treffen.

An Stellen mit vermindertem Bioplasma bilden sich „Dellen" in der Aura, was diagnostisch, aber auch therapeutisch genutzt werden kann, z.B. mit der Ausgleichs-Therapie (Equalizer EQ 103).
Bleiben diese Bereiche jedoch unbearbeitet (als „Leichen im Keller"), dann lässt sich in Abb. 2 sehr leicht nachvollziehen, dass die geistige Information zu keinem geordneten Strukturaufbau führen kann. Beim Durchlaufen des Photonenringes des Elektrons wird die Ur-Information durch die kontaminierten, umherkreisenden Photonen negativ verändert, was unnatürliche Formen hervorbringen kann. Ein Tumor kann somit als das materielle Abbild des abgespeicherten Psychotraumas aufgefasst werden.

Eine Störfeldbehandlung ist aus diesem Grunde wesentlich umfassender anzusetzen, als nur die Beseitigung der chronischen Entzündung. Es ist die Schnittstelle zwischen Psyche und materieller Form, als Basis für mögliche Funktionsstörung und damit Krankheit – bis hin zum Krebs!

Die Struktur des Gewebes wird durch Elektronen aufgebaut, wobei die Form durch die gespeicherte Lebensinformation (Erfahrung!) in den darin kreisenden Photonen vorgegeben wird.

Das Erstaunliche daran ist aber, dass *allein durch Erinnerung und Wiederbeschäftigung* mit dem Verletzungsthema diese Bereiche von der psychischen Belastung erlöst werden können. Darüber mit einer vertrauten Person zu reden, wird automatisch von einem Elektronenaustausch beglei-

tet – der unbewussten Übertragung von Erfahrung. Oft wird das mit einem tiefen Seufzer der Erleichterung kundgetan.
Durch gutes Zuhören kann ein Mensch auf diese Weise völlig unbewusst einen anderen Menschen heilen.

Ur-Ängste

Allerdings spielt hier sehr massiv die *Angst vor Veränderung* mit hinein, denn die Schwelle vom Wachbewusstsein zum Unbewussten wird von der Angst kontrolliert! Diese ist deshalb bei Krebspatienten ein Hauptthema.

Aus der Neurowissenschaft ist das Angstzentrum bekannt. Es sitzt in den Mandelkernen (Amygdala), die auf beiden Seiten die vordere Spitze des Limbischen Systems bilden. Das ist insofern bedeutsam, weil damit ein stoffliches Substrat existiert, für die Symmetrie in der kontrollierten Handlung. Die gefühlsbetonte rechte Hirnhälfte sollte mit der rationalen linken im Ausgleich sein. Besteht hier eine Asymmetrie, also ein Übergewicht angsterzeugender Gedanken, dann wird aus vorsichtigem, überlegtem Handeln stressbeladenes Agieren, bis hin zu Panik, mit einem stark gesteigerten Energieverbrauch, was zur katabolen Entgleisung führen kann.
Das erhöht nicht nur den Verbrauch an Bioplasma, sondern belastet auch die Nieren, die für Ur-Vertrauen und Beruhigung des Systems verantwortlich sind. Bluthochdruck ist deshalb ein wegweisendes Symptom, das nicht einfach mit Medikamenten unterdrückt werden sollte.

Nicht unerwähnt sollte bleiben, dass der neue Mobilfunkstandard 5G aufgrund der kurzen Wellenlänge mit der nur wenige Millimeter großen Amygdala direkt in Resonanz geht und damit unbewusste Ängste auslösen kann. Unter Angst werden falsche Entscheidungen getroffen, was die Tür für jede Art von Manipulation weit öffnet.

Je länger allerdings die Doppelbelastung geht, durch Ablagerungen in der Matrix einerseits und dem Störfeld mit Mangel an Bioplasma andererseits, umso schneller degeneriert das Nervensystem in diesem Areal, wodurch es zu einem *Kontrollverlust durch das Gehirn* kommt. Damit ist der weitere Ablauf unwiderruflich festgelegt (determiniert). Der Prozess hat jetzt den vollen Grad einer Autonomie erreicht, der von selbst nicht mehr rückgängig gemacht werden kann.

In meiner jahrzehntelangen Arzttätigkeit habe ich mich immer wieder verzweifelt gefragt, wieso auch nach intensiver Therapie und Umstellung aller belastenden Faktoren im Lebensstil, Hinwendung zu neuen Aufgaben und wiedergekehrter Freude am Leben, in einigen Fällen der Tumor zurückkam, nicht selten schlimmer, als am Anfang.

Hier ist die klare Antwort: Die seelischen Anforderungen werden via Nerven- und Hormonsystem auf das Gewebe übertragen, und von dort erfolgt eine Rückmeldung an das Gehirn. Das ist insbesondere bei Entzündungen der Fall. Sämtliche Heilungsprozesse werden vom Gehirn aus gesteuert und überwacht.

Wenn vor Ort jedoch massive Vorschädigungen bestehen durch Ablagerungen, Verlust an Bioplasma mit erschwerter Sauerstoffaufnahme und -Verwertung, Informationsverlust und Ausbildung eines Gewebe-„Klumpens" – dem Tumor, der dem belastenden Psycho-Thema entspricht, reicht keine Therapie oder sonstige Maßnahme aus, wenn es nicht gelingt, im Gewebe wieder die o.g. Lebensvoraussetzungen zu schaffen.

Was nicht gebraucht wird, wird abgebaut. Das ist ein Gesetz. Das betrifft nicht nur Muskulatur und Knochen (z.B. nach einem Bruch), sondern alle Organe, insbesondere auch das Nervensystem. Stillgelegte Areale, und das sind nun mal die Störfelder, gehören ebenfalls dazu. Erschwerend kommt hinzu, dass viele neurotoxische Viren unterwegs sind, die den Abbau beschleunigen, oder überhaupt erst auslösen. Dazu gehören z.B. die Windpocken, die im höheren Alter als Herpes zoster (Gürtelrose) wieder ausbrechen können.

Leider können das auch Impfungen bewirken, wenn sie auf ein geschwächtes, oder noch nicht ausgereiftes Abwehrsystem (Säuglinge!) treffen. Dann wird der Initialzünder schon sehr früh gesetzt.

Die unverzichtbare Anregung der Nervenneubildung (Neuroneogenese) gestaltet sich dabei verständlicherweise als besonders schwierig, ist aber unverzichtbar. Erst wenn der Organismus wieder als Einheit, als Ganzheit (kollektive Kohärenz) arbeiten kann, können wir Heilung erwarten.

Ontogenese

Zunächst muss noch einmal auf die Entwicklungsschritte des Embryos und der Stammzellen, bis zum Zustand der Vollentwicklung Bezug genommen werden. Der Grund für diese Wachstumsetappen liegt in der „Betriebsanleitung". Es hätte wenig Sinn und würde nur Chaos anrichten, wenn der gesamte Bauplan von Anfang an „eingespielt" würde. Wichtiger als die Gesamtinformation ist die *genaue Abfolge* der Aufbauschritte. Allein durch Verwechslung der Reihenfolge (bei sonst aber vollständigem Informationsgehalt) würde Chaos entstehen.

Bei einem Haus kann das Dach auch nicht aufgesetzt werden, bevor die Mauern errichtet wurden. Setzt man hier Prioritäten, dann scheint die korrekte Reihenfolge noch wichtiger zu sein, als der Gesamtinhalt, weil dort vielleicht Improvisationen zulässig sind. Hier kommt das *Nervensystem* ins Spiel, und zwar in doppelter Hinsicht (siehe später).

„Reihenfolge" bedeutet Abfolge von Ereignissen, die zuerst einzeln zu ihrer vollen Reife gebracht werden müssen.

Diese Gesetzmäßigkeit trifft auf alle Bereiche zu, egal ob es sich um die Entwicklung des Menschen vom Embryo zum Erwachsenen handelt (Phylogenese), oder um einzelne Zellen (Ontogenese). Fehler in der späteren Struktur und damit der Funktion, können auf einen falschen Entwicklungsschritt zurückgeführt werden. Dieser liegt natürlich in der Vergangenheit und ist deshalb an eine bestimmte Zeit gebunden – aber auch an das jeweilige Ereignis!

Strukturfehler entsprechen nicht transformierten Zeitereignissen!

Wenn es sich bei der „Struktur" um einen Tumor handelt, wäre es eine zwingende Notwendigkeit, das belastende Ereignis in der Vergangenheit aufzusuchen und nachträglich zu transformieren. Das ist nicht nur möglich, sondern wäre die kausale Therapie!
Allerdings muss immer beachtet werden, auf welchen Boden ein Agens trifft. Der Zustand des *Gesamtorganismus* ist ausschlaggebend für den Effekt.

Lebensfördernde Ozonschicht

Das von der Sonne abgestrahlte Licht erreicht nun auf dem Weg zur Erde die Atmosphäre und trifft dort auf die Ozonschicht. Hier handelt es sich nicht um einen passiven Filter wie allgemein angenommen wird. Das Ozon greift vielmehr direkt ein, indem es in Wechselwirkung mit den Photonen tritt. Diese werden aktiv durchgeschleust, indem sie von den Ozonmolekülen (O_3) auf der sonnenzugewandten Seite aufgenommen und der erdzugewandten Seite wieder abgegeben werden. Durch die ständige Aufnahme und Wiederabgabe werden dabei Informationen ausgetauscht. Das zur Erde weiterströmende Licht „weiß" deshalb über den Zustand der Ozonschicht Bescheid. Die Photonen wurden von ihr geprägt. Die besondere Bedeutung dieses Vorgangs liegt darin, dass der Organismus dadurch erfährt, wie es um sein Schutzschild bestellt ist und wird in die Lage versetzt, rechtzeitig Anpassungsvorgänge zu induzieren.

Das Sonnenspektrum hat eine Bandbreite von 225 – 3200 nm Wellenlänge. Davon wird der Bereich um 700 nm von der Ozonschicht am besten durchgelassen (langwellige Rotstrahlung). Zum kurzwelligen Bereich hin nimmt die Intensität exponentiell ab. Bei 400 nm kommt nur noch die Hälfte durch. Die Ozonschicht ist also natürlicherweise so programmiert, dass ausschließlich die lebensfördernden Anteile des Sonnenlichts von ihr weitergeschickt werden.

Das verbleibende Spektrum des Sonnenlichts ist immer noch breit genug, wenn auch in den kurzwelligen Bereichen deutlich abgeschwächt. Auffallend ist jedoch der stark überwiegende rote langwellige Anteil.

Resonanzboden Organismus

Bei der weiteren Betrachtung der Lebensgrundlagen sollten wir uns den Ort genauer ansehen, wo das Sonnenlicht auf den Organismus auftrifft. Damit nämlich die Photonen überhaupt einen Effekt erzielen können, ist Resonanz erforderlich. Dafür müssen bestimmte Voraussetzungen vorhanden sein. Dann sind erneut Wechselwirkungen zu erwarten. Die Frage ist nur wo?

Die wegweisenden Erkenntnisse dazu verdanken wir Dr. Johanna Budwig, einer Physiko-Chemikerin, die bereits in den fünfziger Jahren die Grundlagen der Energieaufnahme aus dem Sonnenlicht erforscht und wissenschaftlich bewiesen hat. Sie kam zu ganz erstaunlichen Erkenntnissen, die für die Medizin von weitreichender Bedeutung sind. Wir bewegen uns nämlich hier exakt an der Schnittstelle des Lebens (vergl. Abb. 3).

„Leben entsteht am Treffpunkt von Licht und Schall." F. A. Popp

Es gibt viele Hinweise verschiedener Forscher, die den Beginn des Lebens an die Aufnahme von Licht knüpften. Einige gingen dabei noch einen Schritt weiter und nahmen den Schall hinzu und noch andere fanden sogar mathematische Gesetze, die mit den musikalischen übereinstimmen.

Mathematische Gesetze

Die Frequenzen resonanter Schwingungen stehen in ganzzahligen Proportionen zueinander, bilden also rationale Zahlen, z.B. ½ = Oktave. Dieses Verhältnis führt zu konstruktiver Interferenz (schaukelt sich auf) und hat deshalb zerstörerischen Charakter. Deshalb darf eine Kompanie niemals im Gleichschritt eine Brücke überqueren. Diese könnte in Resonanz kommen und zusammenbrechen.

Die stabilste Resonanz finden wir beim Goldenen Schnitt. Er ist am weitesten entfernt von ganzzahligen Proportionen. Der Quotient zweier benachbarter Fibonacci-Zahlen strebt zu einem Attraktor, dem goldenen Schnitt.

$$S = (\sqrt{5} + 1) / 2 = 1{,}61803398875$$

Diese Gesetzmäßigkeit wird vom Organismus in konsequenter Weise genutzt. Die Fibonacci-Sequenz ergibt eine natürliche Spirale, die wir in der Natur immer wieder finden. Das Verhältnis von zwei benachbarten Zahlen daraus, nämlich 21 : 34 zeigt das in unserem Organismus verwirklichte Verhältnis von optisch linksdrehenden Molekülen zu rechtsdrehenden. Es entspricht der **Quinte.** Wenn dieses Verhältnis stimmt, dann liegt eine hohe Stabilität vor, obwohl (oder besser *weil*?) es sich um eine Asymmetrie handelt. Leben ist nur in der Asymmetrie vorstellbar.

Gleichzeitig wird deutlich, dass es ebenso schädlich sein kann, zu viele rechtsdrehenden Substanzen zuzuführen, weil dadurch das stabile Verhältnis ebenso gestört wird, wie bei einem Überschuss linksdrehender Stoffe (nach zu viel Süßigkeiten). Auch hier kommt es wie überall auf die Dosis an.

Wir wissen heute von der Mathematik, dass lebende Strukturen, z.B. Farne sog. Fraktale darstellen, die sich sehr schön am Computer konstruieren lassen. Inzwischen wurde sehr viel darüber geforscht, mit dem Resultat, dass alles Leben diesen Gesetzen gehorcht. Die fraktale (gebrochene) Dimension D ergänzt die topologische (ganzzahlige) Dimension durch logarithmische Werte. Schwingende fraktale Kettensysteme wurden u.a. in neuronalen Netzen, den Erbanlagen und Ökosystemen entdeckt.
Der erste Wissenschaftler, der mit Fraktalen gearbeitet hat, war Mandelbrot. Von ihm wurde sein Apfelmännchen berühmt. Seine Formel lautet

$$Z_{n+1} = (z_n)^2 + c \qquad\qquad z_0 = 0$$

Jedes gebundene System (wie unser Organismus) besteht aus gebundenen Subsystemen. Es erzeugt stehende Wellen. Diese verbinden alle beteiligten Komponenten miteinander zu einer Kette, was Rückkopplung ermöglicht, gleichzeitig auch für die Quantelung (Aufteilung in kleinste Energiepakete) verantwortlich ist. Das System wird dadurch zu Eigenfrequenzen angeregt, die fraktal sind und Lücken besitzen. Das hat ganz besondere Auswirkungen, auf die bereits P. Plichta hinwies. Alle materiellen Erscheinungen treten nach der Formel 3^4 auf, d.h. in der Sequenz

$$3 - 9 - 27 - 81$$

sowie
$$6 - 18 - 54 - 162$$

Die untere Reihe kommt durch Verdopplung zustande, stellt also die Oktave dar. Wie oben bereits ausgeführt, wird damit also die Auflösungsfrequenz gleich mitgeliefert. Damit stellt sich jede materielle Erscheinung selbst in Frage. Wird sie angeregt, d.h. erfährt sie Aufmerksamkeit, Zuwendung oder auch physikalische energetische Impulse, dann wird eine *Transformation* möglich.

Die Konsequenz, welche in diesem Geheimnis der Natur steckt, ist von so weitreichender Bedeutung, dass es lohnt, länger darüber nachzudenken.

Die Auswirkungen auf die Medizin lassen sich sofort ablesen. Gäbe es diese Lückenhaftigkeit der Materie nicht, dann wären wir eine homogene Masse mit fließenden Übergängen. Eine Abgrenzung oder Unterteilung wäre nur schwer möglich. Gerade durch diese Lückenhaftigkeit fällt es uns aber umgedreht schwer, Zusammenhänge herzustellen, wo (scheinbar) keine sind. Übertragen wir das *Gesetz der Vierheit* auf Krankheitserscheinungen, z.B. Krebs, dann wird daran sofort deutlich, dass wir es mit 4 Gesichtern zu tun haben, nicht nur dem Tumor: Krebszellen – Lymphknoten – Metastasen – psychisches Korrelat. Alles zusammen stellt die Krebserkrankung dar. Wird nur die Geschwulst entfernt, kann nicht von Heilung gesprochen werden.

Doch kommen wir nun zurück auf die Elektronen.

Verborgene Wirklichkeit der Elektronen

Ein Elektron besitzt als Kugelwirbel eine sehr stabile Schwingung, die einer Quinte entspricht (3 : 2). Die Energie eines Schallquants (Phonon) hängt nur von seiner Frequenz ω ab. $\mathbf{E = h} \times \omega \mathbf{/ 2} \pi$ wie bei einem Photon. Die Grundfrequenz einer schwingenden logarithmischen Saite ist $\mathbf{2} \pi \mathbf{/ \sqrt{e}}$, die Kreisfrequenz ist $\omega^2 = \mathbf{1 / e}$.

Nach der Quantenmechanik können wir jede Masse als Teilchen oder Welle (Feld) auffassen. Es ist das gleiche, nur ein anderer Aspekt davon. Falsch wäre jedoch ein Dualismus, d.h. „Entweder-oder". Korrekterweise muss von einer Polarität gesprochen werden, einem „Sowohl-als-auch". Beide polaren Anteile bedingen sich gegenseitig und kontrollieren sich auch. Kein Zustand ist denkbar, bei dem nur ein polares Extrem existiert. Tritt ein Aspekt sehr stark in den Vordergrund, dann hat der andere (ausgleichende Aspekt) die Kontrolle verloren.

Das Sichtbare ist immer durch einen Mangel entstanden.

Nun ist es aber so, dass nach der neuen Feldtheorie von K. Meyl *primär* das schwingende Feld vorhanden war und erst sekundär (durch die Bildung von Kugelwirbeln) Teilchen und damit Materie entstehen. Letztere besteht danach aus stabilen Kugelwirbeln, einer Sonderform der offenen Feldwirbel. Diese Auffassung steht im Gegensatz zur Elektrophysik, die das Feld als Folge der Teilchen ansieht, ist jedoch absolut stimmig, wenn das schöpferische Wirken einer höheren Intelligenz, wie sie die Quantenphysik postuliert, als der Ursprung allen SEINs angesehen wird (vergl. Kap. 3 „Gesetze des Universums").

Die Polarität besteht dann nicht zwischen Materieteilchen und Feld, sondern den Wirbeln und dem Feld.

Musikalische Gesetze

Oberton	Verhältnis	Frequenz	Intervall	Oktave
Grundton	1 : 1	**3 Hz**	Prime	Grundoktave
1. Oberton	2 : 1	6 Hz	Oktave	1. Oktave
2. Oberton	3 : 2	**9 Hz**	Quinte	
3. Oberton	4 : 3	(12 Hz)	Oktave	2. Oktave
4. Oberton	5 : 4	(15 Hz)	Große Terz	
5. Oberton	6 : 5	18 Hz	Quinte	
6. Oberton	7 : 6	(21 Hz)	nat. Septime	
7. Oberton	8 : 7	(24 Hz)		3. Oktave
8. Oberton	9 : 8	**27 Hz**		

Wenn wir Materie als Welle <u>und</u> Teilchen verstehen wollen, dann sollten wir beim Wellenaspekt die Schwingungsgesetze anwenden, wie sie uns von der Musik vorgegeben werden.

Die oben beschriebene Vierheit kann am besten als Obertonreihe verstanden werden.

Das ließe sich fortsetzen bis zu 81, bzw. 162. Es zeigt sich dabei, dass nicht alles materielle Realität besitzt, was schwingt. Die Wirklichkeit ist also viel umfassender, als wir mit unseren Sinnesorganen wahrnehmen können.
An dieser Stelle muss verstärkt darauf hingewiesen werden, dass die materiellen Strukturen ihre hohe Stabilität nur den Schwingungsfrequenzen verdanken, mit denen sich ihre Atome in ihrem sphärisch angeordneten Raumgitter bewegen. Diese unterliegen den harmonikalen Gesetzen der Musik. W. Krüger haben wir dazu tiefere Einblicke zu verdanken (siehe Literaturverzeichnis).

So wird beispielsweise auch die Bildung der Elektronen aus dem schwingenden Zustand der Photonen durch den Halbton **cis** begünstigt. Dieser entspricht bei einer natürlichen Grundstimmung von a' = 432 Hz dem **OM,** einem universellen Mantra. Das Singen von OM geht in Resonanz mit Türkis und stärkt den Organismus. Über diese beschriebenen Zusammenhänge wird nun deutlich, was es auf stofflicher Ebene bewirken kann. Es wirkt damit anabol.

OM kann als Brücke von der Lichtenergie zur Materie verstanden werden. Als Farbe imponiert OM als Grünblau (Türkis). Das bedeutet (inneres und äußeres) Wachstum.

Die Auflösung der Elektronen und Freigabe der Photonen wird durch die geistige Farbe Purpur gefördert. Es wirkt somit katabol. Es vereinigt das Blau- mit dem Rot-Spektrum. Dazwischen liegt 1 Oktave. Der Farbkreis stellt sich damit nicht als Kreis, sondern als Spirale dar (vergl. Fibonacci).

Die bereits oben beschriebene Rolle der Ozonschicht ist atomharmonikal nach W. Krüger so zu verstehen, dass ein Ozonmolekül (es besitzt 3 Kerne und 3 Hüllen) 12 Dur- und 12 moll-Tonarten vereinigt, also 24. Es besitzt 24 Protonen (3 x 8) und 24 Elektronen in 3 Hüllen (3 x 8). Durch die Drehung der Erde nimmt die Ozonschicht am Tag-Nacht-Rhythmus teil, was Dur am Tage und moll in der Nacht bedeutet.
Die Absorption der Photonen ist beim Ozon bei 254 nm am stärksten, bei der DNA bei 258 nm und bei Bakterien bei 280 nm. Das sind sehr kurze Wellenlängen im UV-Bereich und für uns nicht sichtbar.

Atome und Moleküle sind in Form gefasste (kristallisierte) Musik, da sie den gleichen mathematischen Gesetzen unterliegen wie die Geometrie. Raumstrukturen und Verhältniszahlen haben den gleichen Stellenwert.

Eine Stradivari hat nur auf Grund ihrer spezifischen molekularen Zusammensetzung ihren unverwechselbaren Klang. Die Schwingungen der Moleküle werden von außen angeregt und durch positive Interferenz bis in den Hörbereich verstärkt. So kann jede materielle Form als ruhendes Instrument aufgefasst werden. Es bedarf nur eines Anstoßes, um es erklingen zu lassen.

Musikalische Klänge wirken als externe Rhythmusgeber und führen sofort zu einer Synchronisation der Hirnaktivität, bzw. zu einem Umschalten des Vegetativums (Sympathicus > Vagus), was im EEG sichtbar wird. Höhere Frequenzen übernehmen über Einkopplungsvorgänge (Entrainment) die Führung. Das ist ein aktiver Vorgang, im Gegensatz zur passiven Resonanz.

Das Einkoppeln von Musik in Biorhythmen funktioniert sehr gut beim Sekunden-Takt (60 Takte/Minute), z.B. beim Adagio der Barockmusik, zur Steigerung der Lernfähigkeit.

Musik ist die Sprache der Materie. Photonen sind die Sprache des Geistes mit der Materie.

Töne und Klänge bringen die geistige Information in die körperliche Form. Jeder Ton ist ein Vielfaches der Originalfrequenzen, die beim Einbau der Aminosäuren in die Proteinketten entstehen. Die Länge des Tones entspricht der Dauer des Vorgangs. Dieses Wissen wird von dem Franzosen Joel Sternberger (Physiker und Musiker) genutzt. Er überträgt die Quantenpulsationen der Moleküle in hörbare Frequenzen und steigert damit Pflanzenwachstum und Resistenz gegen Schädlinge.

Die Art der Schwingungen, die wir aussenden, ziehen wir an.

Wir ziehen Dinge oder Personen dadurch an, indem wir vorher eine bestimmte Schwingung „senden". Diese kommt in Resonanz mit der gleichen Frequenz und wird dann durch positive Interferenz verstärkt. Dadurch kommt es zu einer (Aus-)Wirkung (vergl. „Elektronentunnel").

Die Wirkung von Musik auf den Menschen kann man sich so vorstellen, dass die verschiedenen Moleküle bei unterschiedlichen Taktfolgen in Resonanz kommen und sanft erklingen, wobei ein intaktes Molekül einen reinen Klang aufweist wie ein Glas, wenn es leicht angeschlagen wird. Hingegen wird ein beschädigtes Molekül klirren.

Zwischen Klirren und Klang besteht nicht nur ein akustischer Unterschied, der vom Immunsystem als Signal für das Abräumen verstanden werden könnte. Es kommt durch die energetische Anregung bei intakten Molekülen auch zu einer Photonenemission in Form einer spezifischen Farbstrahlung, die in direkter Abhängigkeit von der Art der Musik als angenehm oder unangenehm, anregend oder beruhigend empfunden werden kann. Dieses Gefühl wird über die Ausschüttung bestimmter Neurotransmitter erzeugt und spricht die Seele an.

Der Rhythmus muss als 2. Element der Musik und damit eigenständig betrachtet werden. Durch die wiederkehrende Tonfolge kommt es zu Aufklingphänomenen, die in besonderem Maße offenbar das Nervensystem direkt beeinflussen, weil Rhythmen im Bereich der Hirnwellen liegen, aber sich auch anderen Biorhythmen überlagern können. Homöostase wird über Rhythmen hergestellt (H. Heine). Nach Hildebrandt werden Informationen im Nervensystem zu rhythmischen Signalen verschlüsselt (Iteration). Die Rhythmen normalisieren sich physiologischerweise zwischen 0.00 Uhr und 4.00 Uhr morgens.

Einige wichtige Biorhythmen sind
- **der Minutengrundrhythmus der ATP-Synthese mit 0,011 Hz**
- **der Herzrhythmus mit 1,2 Hz**
- **der Atemrhythmus mit 0,3 Hz**

Interessant sind die Verhältniszahlen. Der Minutengrundrhythmus steht im Verhältnis 1 : 108 zum Herzrhythmus (108 ist die Mondzahl). Dieser steht im Verhältnis 4 : 1 zum Atemrhythmus. 4 x 108 ergibt 432. Das ist das Verhältnis vom Grundrhythmus zur Atmung, welches die natürliche Grundstimmung des Kammertones a' von 432 Hz ist. Äußere Atmung (Aufnahme von PRANA) und ATP Synthese (durch innere Atmung) sind damit über die (richtig gestimmte) Musik miteinander verknüpft.

Entscheidend für die Beurteilung rhythmischen Verhaltens ist, ob der Rhythmus starr eingehalten wird, oder Fluktuationen unterworfen ist. Starre bedeutet Verlust der Anpassungsfähigkeit und beinhaltet ein großes Krankheitspotential. Vitalität drückt sich durch „Wobbeln" um einen Normwert herum aus. Diese Fluktuation entsteht einmal durch die ständige Aufnahme und Wiederabgabe von Photonen. Eine weitere Ursache ist der Ortswechsel der Elektronenwolken als die *nicht fixierte Ortsbeziehung* (s.u.).

Musik hat Klang und Rhythmus. Sie bringt Ordnung in das Sein (Struktur), weil damit die archaischen Grundmuster hörbar aufgerufen werden.

Dadurch, dass klassische Musik von Hand gespielt wird, gehen alle natürlichen (unhörbaren) Fluktuationen der Musiker mit ein, was die Musik lebendig macht. Computererzeugte Musik birgt die Gefahr der Fixierung der Rhythmen in sich und kann deshalb Krankheit (Starre) begünstigen (vergl. Techno-Music).

Der Grund für diesen Exkurs in die Musik bestand darin, versuchsweise zu verdeutlichen, dass das meiste „hinter den Kulissen" geschieht (wie bei einem Theaterstück) und wir nur einen Bruchteil der Realität wahrnehmen. Dort aber wird nach einem exakt festgelegten Regieplan gearbeitet, von dem wir nur einige Gesetze kennen. Nichts geschieht zufällig. Für alles gibt es eine *Bedeutung* und eine Zuordnung. So ist es auch mit dem Sonnenlicht, wenn es auf unseren Organismus trifft. Was geschieht hier?

In den Körperstrukturen werden intensive Vorarbeiten geleistet und Vorkehrungen getroffen, um möglichst viele Photonen zu absorbieren. Dazu sind in besonderer Weise die Elektronen fähig, wie bereits ausgeführt wurde. Diese müssen also in möglichst großer Zahl als freie Elektronen bereitgestellt werden. Wie dies nun unser Organismus bewerkstelligt und welche Mechanismen dabei wirksam sind, wird in Abb. 4 verdeutlicht.

Materielle Voraussetzungen für Photonenresonanz

Die im Folgenden vorgetragenen wissenschaftlichen Erkenntnisse beruhen u.a. auf Aussagen anerkannter Forscher und Nobelpreisträger. Zur Lichtabsorption sind B. Eistert und L. Pauling zu nennen, zur Integration der Fette in das lebende System die Physikerin und Chemikerin J. Budwig und der schwedische Biochemiker und Arzt v. Euler, zum Fettstoffwechsel I. Bang, zur Quantenbiologie H. C. F. Dessauer, zur mathematischen Ordnung P. Plichta und H. D. Jensen, zur Quantenphysik A. Einstein, Rosen, Podolski (synchrones Spin-Verhalten paariger Teilchen), E. Schrödinger (Anti-Entropiefaktor), W. Pauli (Resonanzgesetze), zur Atomharmonik W. Krüger, zur Elektrodynamik Maxwell (Wellengleichung), zur Spin-Resonanz G. Schoffa, zur Feldtheorie K. Meyl, zur Biophotonenforschung F. A. Popp und viele andere.

Fette

Die erste Voraussetzung, die geschaffen werden muss, ist die Bereitstellung *hoch ungesättigter Fettsäuren*. Da nicht jeder in Chemie bewandert ist, zunächst eine kurze Erläuterung dazu.

Fette sind Verbindungen von Fettsäuren mit Glyzerin. Wissenschaftlich gilt als Fett nur der Glyzerin-Ester mit einer natürlich vorkommenden Fettsäure. Diese charakterisiert das Fett, je nachdem, ob kurz- oder langkettig, gesättigt oder ungesättigt. Gesättigt heißt, dass alle C-Atome (Kohlenstoff) mit H-Atomen (Wasserstoff) besetzt sind. Kurzkettige Fettsäuren werden leicht abgebaut, auch wenn sie gesättigt sind, z.B. Butter.

Öle sind langkettige Fettsäuren. Sie enthalten meist 18 C-Atome (vergl. Obertonreihe). Dadurch und je nach Anordnung ihrer Doppelbindungen (*cis* versus *trans*) sind sie flüssig. Von ihrer Länge ist es abhängig, welches Lichtspektrum sie absorbieren. Je länger die Kette, umso größer die Wellenlänge. 18 C-Atome stellen das Optimum für die Aufnahme des roten Lichtes bei 6900 Å dar.

Tierische Fette werden erst nach dem Tod fest. Die flüssige Form bedeutet Leben. Ausfällen und Absondern von Fett zeigt Degeneration an. Daran werden Zellschäden erkannt (z.B. Lipofuszin bei der Leberverfettung).

Gesättigte Fette können keine Verbindungen mit den Sulfhydrylgruppen (SH-Gruppen) der Eiweiße eingehen und wasserlösliche Lipoproteide bilden. Deshalb fallen sie aus. SH-Gruppen sind u.a. Bestandteil von Insulin und Glutathion.

Sauerstoff

Als zweites spielt die ***Sauerstoffaufnahme*** mit hinein. Die Aufnahme und Verwertung von Sauerstoff wird im Organismus von den ***Elektronensystemen*** der Fettsäuren im Zusammenspiel mit der ***Sulfhydrylgruppe der Proteine*** beherrscht. Hochungesättigte Fettsäuren (insbesondere Linol- und Linolensäure, aber auch Merkaptoaminosäuren) oxydieren sehr rasch und intensiv (Autoxydation), da sie eine sehr hohe Affinität zum Sauerstoff besitzen. Sie sind es, die O_2 aus dem Blutstrom an sich reißen und der Zelle verfügbar machen (Sauerstoffsog; innere Atmung). Eine Blockade der Sauerstoffaufnahme durch den Mangel an ungesättigten Fettsäuren bedeutet Reduktion der anabolen Aktivität und damit Wachstumsstopp der Zellen (fehlende Differenzierung).

Otto Warburg hatte sehr lange nach diesem fehlenden Glied in der Zellatmung gesucht, ohne es jedoch zu finden. Er musste seine Experimente mit Buttersäure ergebnislos abbrechen. J. Budwig gebührt das Verdienst der Erstentdeckung der Rolle der hoch ungesättigten Fettsäuren (Di-ene und Tri-ene). Sie leiten sehr gut Elektronen und sind im Bereich der π-Elektronen-Wolke sehr resonanzfähig. Jedoch transportieren sie neben den Elektronen auch Sauerstoff im Blut (neben Hämoglobin). Da unsere Blutgefäße wie Spulen aufgebaut sind, kommt es durch den Vorbeifluss elektrischer Ladungen zu einer Induktion ringmagnetischer Felder.

Wasserstoffbrücken mit π-Elektronen

Die beste Möglichkeit für die Bereitstellung der Elektronen bieten sog. Wasserstoffbrücken, auf denen ***freie π-Elektronen-Paare*** sitzen. Diese befinden sich in Resonanz miteinander, die aber nur nach bestimmten Gesetzen (W. Pauli) in Abhängigkeit vom Spin und damit den elektromagnetischen Eigenschaften eintreten kann.

Nach L. Pauling stellt die Wasserstoffbrücke den einzigen Weg dar für den gerichteten Elektronen-Austausch im lebenden Substrat. Um das zu erreichen, werden hoch ungesättigte Fettsäuren benötigt (sehr geeignet ist Linolensäure), sowie Eiweißverbindungen, die über viele Sulfhydryl-Gruppen verfügen (z.B. Magerquark). Zwischen dem an die Fettsäure gebundenen Sauerstoff und der Sulfhydryl-Gruppe der Eiweiße können sich *Wasserstoffbrücken* bilden, indem Mesomerie-Bindungen entstehen. Aus Fetten und Proteinen sind so sauerstoffhaltige *Lipoproteide* geworden. Die Pi-Elektronen stehen in Wechselwirkung mit den H^+ - Ionen.

Hochungesättigte Fettsäuren wirken als Elektronenspender, sind deshalb basisch und stellen einen wichtigen Säurepuffer dar. Sie sind gleichzeitig der wichtigste Energieträger und für den Sauerstoffaustausch unverzichtbar. Übersäuerung und Energiemangel weisen auf das Fehlen dieser essentiellen Bestandteile unseres Organismus hin.

Damit wäre der Resonanzboden geschaffen für die Aufnahme der Photonen. Wir befinden uns hier an der *Schnittstelle des Lebens*. Leben ist aber mehr als Materie. Um tatsächlich zu verstehen, was sich hier abspielt, muss die Dynamik näher beleuchtet werden. Es handelt sich dabei um ein derart ausgeklügeltes System, das weitgehend in seinen Einzelheiten erforscht wurde, dass es den allerhöchsten Respekt vor unserem Schöpfer abverlangt.

Materie ist immer Vergangenheit. Licht ist Zukunft. An der Schnittstelle des Lebens treffen sich beide und formen die Gegenwart.

Elektronentunnel

An den Wasserstoffbrücken können sich delokalisierte (freie) π-Elektronen-Paare bilden, die als Elektronengas bezeichnet werden. Da Elektronen ständig rotieren, also schwingen, entsteht ein magnetisches Feld um sie herum, das senkrecht zur Drehrichtung steht. Dieses Feld bildet eine Art Röhre, den sog. *Elektronen-Tunnel*. Durch diesen wird rotes Licht ausge-strahlt, das von den Wasserstoff-Atomen der Sulfhydryl-Gruppe stammt.

Damit wird eine hohe Affinität zur langwelligen Rotstrahlung des Sonnenlichts bei 6900 Å geschaffen, es wird förmlich angezogen dadurch.
Dieser Sog ist umso größer, je mehr Doppelbindungen mit π-Elektronen in einer Fettsäurekette vorliegen (mit bis zu 18 Kohlenstoff-Atomen). Diese müssen im iso-elektrischen Punkt liegen und in *Mesomerie-Bindungen* (zur Sulfhydryl-Gruppe der Eiweiße) zur Delokalisation der Elektronensysteme fähig sein. Dieses System ist in der Lage, eine *Bipolarität* von freiem Sauerstoff und aktiviertem Wasserstoff (der dann rotes Licht abstrahlt) zu ermöglichen, um dann über Autoxydation den Lebensprozess mit Energie aus dem Sonnenlicht zu ermöglichen.

Photonenabsorption

Leinöl ist 3-fach ungesättigt (im Vergleich dazu Olivenöl nur 1-fach) und erfüllt diese Voraussetzungen am allerbesten, wenn es mit Magerquark vermengt wird. Die Elektronen der Lipoproteide (Fett-Eiweißverbindungen) laden sich mit den Photonen auf und geraten dadurch in einen höheren Anregungszustand. Entscheidend ist allerdings, dass sie den gleichen Spin haben wie die Sonnen-Elektronen.

Dies kann nur verstanden werden über das bekannte Einstein-Rosen-Podolski-Paradoxon. Dabei wird davon ausgegangen, dass Zwillingsteilchen ganz unabhängig von ihrem Standpunkt, d.h. auch wenn sie weit voneinander entfernt sind, jede Spinänderung gemeinsam ausführen. Die Sonnenelektronen und jene in unserem Körper müssen deshalb zwangsläufig den gleichen natürlichen Ursprung haben, sonst würde das nicht funktionieren. Wir sind offenbar Sonnenkinder.

Welche Mechanismen sind hier also wirksam?
1. **Gleicher Spin der Elektronen auf der Sonne und im Organismus**
2. **Bildung eines Elektronentunnels durch Diamagnetismus**
3. **Rote „Lockstrahlung" der Wasserstoffatome, um in Resonanz zu kommen**

Der letzte Punkt spiegelt ein universelles Gesetz wider, auf das wir öfter treffen können. „Was Du fürchtest, ziehst Du an." „Deine Gedanken erschaffen Deine Realität." Auch die Telepathie funktioniert nach diesem Prinzip. Wir sollten deshalb bewusster mit unseren Gedanken und Worten umgehen, da wir all das anziehen, was wir denken (und befürchten).

Die Rotstrahlung ist die Resonanzfrequenz der DNS und entspricht dem Ton g' (385 Hz). Dieser wiederum ist die Frequenz der Erdrotation (1 / 24 Std.).

Wichtig ist auch, dass es hier primär nicht auf die Intensität (starke Sonnenbestrahlung), sondern auf die Wellenlänge (rotes Spektrum) ankommt, wieviele Photonen aufgenommen werden (K. Ford). Die Morgen- und Abendsonne ist deshalb viel günstiger und unschädlich für ein Sonnenbad. Wie schon beim Sehpurpur des Auges ist das Beta-Carotin der Karotte ein wichtiger Vermittler für die Aufnahme der Photonen.

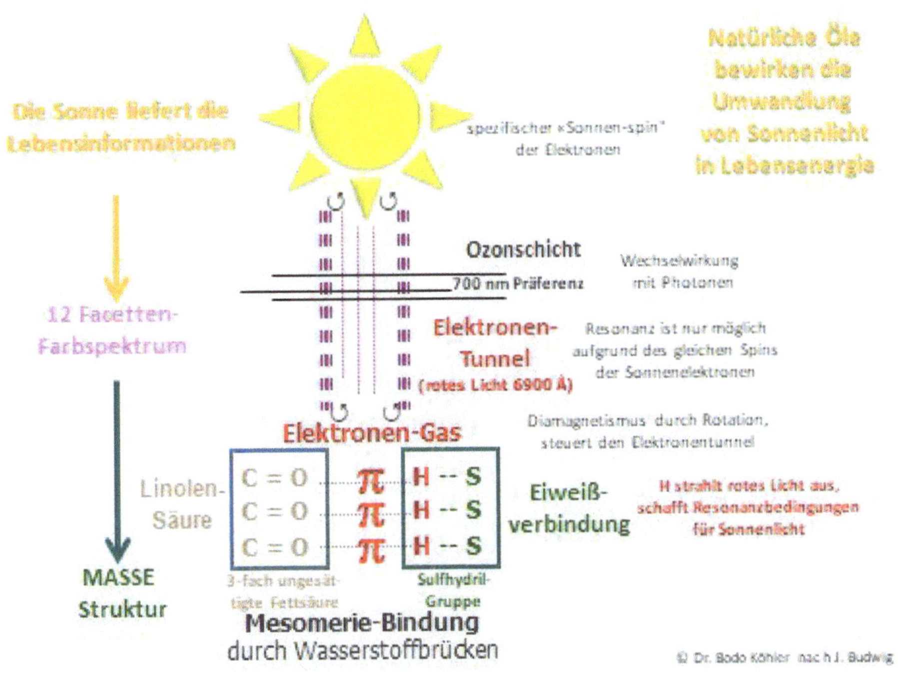

Abb. 3: Umwandlung des Sonnenlichts in kohärente Lebens-Information und -Energie in den „Solarzellen" der Öl-Eiweiß-Verbindungen

Die Photonen werden von uns wieder abgegeben, aber in veränderter Form. Durch die Wechselwirkung mit unserem Organismus haben sie uns Energie, aber auch Lebens-Information vermittelt. Nach Verlassen der Elektronen verbreiten sie die Informationen im gesamten Körper. Wenn sie diesen wieder verlassen, nehmen sie Information über den Zustand unseres Organismus auf und tragen diese weiter.

Informationsleitung

Die Fortleitung des Sonnenlichts im Organismus geschieht über die Meridiane, welche über Tunnelsysteme in der Matrix (H. Heine) aktiv aufgebaut werden. Diese verbinden Akupunkturpunkte miteinander, welche wiederum Kontakt zum Nervensystem haben. Hier läuft die Informationsübertragung longitudinal über Skalarwellen (K. Meyl). Es handelt sich dabei um das höherentwickelte Informationssystem, das über das Gehirn zu einer Autoregulation fähig ist, was Informationsverarbeitung auf höherem Niveau bedeutet.

Positive Elektrizität verbindet sich mit schwerer Materie (wirkt anabol). Negative Elektrizität (Elektronen) fördert die Auflösung derselben (kataboler Zustand). Es entstehen vermehrt freie π-Elektronenwolken.

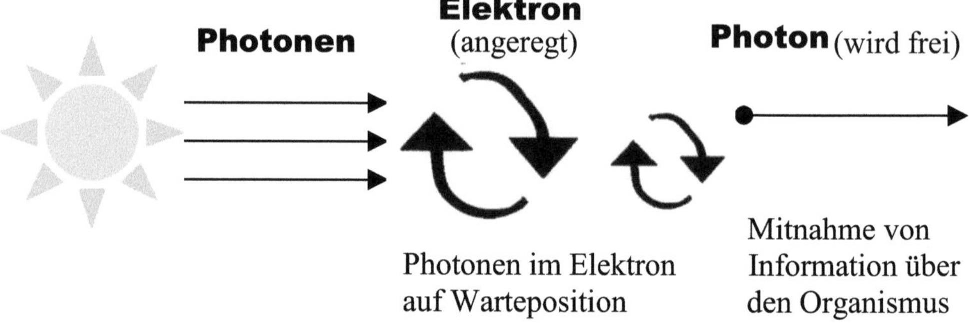

Abb. 4: Elektronen als universelle Lichtbatterien
Wechselwirkung Mensch–Photonen, Träger der Lebensinformation

Nach E. Schrödinger ist der „Anti-Entropiefaktor" (Ordnung aufbauend) beim lebenden Organismus in der Fähigkeit begründet, Sonnen-Elektronen auf sich zu ziehen. Alle Lebensfunktionen sind auf die Sonne ausgerichtet.

Unsere Strukturen sind auf die Sonne abgestimmt. Andere Strahlen kommen nicht in Resonanz mit den Elektronen und können als Energien nicht gespeichert werden.

Die Winterdepression auf Grund fehlender Lichtaufnahme beweist dies.

H. C. F. Dessauer sagte: „Der Mensch stellt auf der Erde den Ort dar, wo Licht in seinen Verwandlungen im Lebensprozess die höchste Konzentration an Photonen erlangt."

Photonen sind die Universalenergie des Kosmos. Sie fliegen mit dem Licht. Der damit voll aufgeladene Mensch, der ganz in seiner Gegenwart lebt, ist zeitlos und lebt ewig. Die Ewigkeit ist das Jetzt.

Die Pflanze ist zur vollständigen Photosynthese befähigt. Dafür sind Magnesium und Stickstoff wesentlich. Magnesium besitzt 12 Protonen und 18 Stufen. Das 12. Elektron hat die stärkste Affinität zu den Photonen durch seine Schwingungsfrequenz, die f' entspricht bei der Basis c. Stickstoff hat 7 Protonen und 12 Stufen.

Magnesium hilft, Photonen im Grünbereich zu absorbieren (und wieder zu emittieren). Ähnliches vollbringen auch mehrere O_2-Moleküle, z.B. als Singulett-O_2 oder Triplett-O_2. Das Verhältnis von Stickstoff zu Sauerstoff in der Luft beträgt etwa 4 : 1. Das gleiche Verhältnis finden wir bei den RNA- und DNA-Basenpaaren, sowie beim Puls-Atem-Rhythmus. O_2 fördert Transformation, N_2 die Stabilität.

Durch seine Höherentwicklung ist der Mensch auf essentielle Stoffe angewiesen (z.B. Fettsäuren), welche in Resonanz gehen können mit dem Sonnenlicht.

Leben beinhaltet die Fähigkeit, Sonnenlicht zu speichern und zu gegebener Zeit wieder abgeben zu können.

Prinzip der Polarität

Da wir es nicht gewohnt sind, in Polaritäten zu denken, sondern bedingt durch die anerzogene Dialektik vorwiegend in Dualitäten, fällt es uns schwer, gleichzeitig den Gegenpol zu berücksichtigen, wenn wir über einen Zustand sprechen. Aber im „Sowohl-als-auch" liegt die Wahrheit verborgen, der wir uns nur schrittweise nähern können.

Wenn nachfolgend eine ***deutlich erweiterte*** Gegenüberstellung von anabol und katabol aufgelistet ist, dann soll das die beiden Extreme markieren. Beide gehören zusammen, sind sogar (mit umgedrehtem Vorzeichen) gleich. Es lohnt sich jedoch, auch die senkrechten Säulen zu betrachten. Es handelt sich hier um Entsprechungen auf den verschiedenen Ebenen des Seins, ***die alle mitreagieren können!*** Falls eine Störung vorliegt, kann es sinnvoll sein, auf einer anderen Ebene mitzubehandeln.

Ein weiterer Aspekt ist der, dass sich die beiden Pole in ständiger Wechselwirkung befinden, weil sie nur ein verschiedener Ausdruck derselben Sache sind. Sie kontrollieren sich deshalb gegenseitig, so wie das Licht die Dunkelheit kontrolliert. Dunkelheit kann es nicht unabhängig vom Licht geben.

Das was ist, also unsere Wirklichkeit, ist grundsätzlich als Polarität zu begreifen. Wenn etwas in den Vordergrund tritt, dann nur deshalb, weil der andere (ausgleichende) Pol schwach ist, sich im Mangel befindet.

Krankheitssymptome zeigen deshalb immer einen (verborgenen) Mangel an, der aufgesucht und aufgefüllt werden sollte. Dieser kann sich auf verschiedenen Ebenen zeigen und muss dann auch überall ausgeglichen werden.

Die 3 wichtigsten Ebenen sind Psyche, Stoffwechsel und Soma.

Alles in unserer Welt tritt polar auf, d.h. nie ohne den Gegenpol. Manchmal ist dieser nicht auf den ersten Blick sichtbar. Er sollte jedoch immer aufgesucht werden, um die Dinge besser verstehen zu können. Eine Bewertung von „Sonnenschein" ist auch nur möglich unter Bezugnahme auf „Regen". Erst dann lassen sich korrekte Aussagen treffen. Ebenso verhält es sich mit Krankheit und Gesundheit.

Es gibt keinen Moment in unserem Leben, in dem wir in allen Bereichen unseres Körpers zu 100% gesund sind. Immer ist gerade irgendwo „etwas los", was wir zur Unterscheidung „Symptom" oder „Krankheit" nennen. Allein an dieser Darstellung wird deutlich, dass Krankheit gar nichts Negatives ist, sondern zum Leben dazugehört. Jede normal verlaufende, akute Erkrankung muss als *Heilreaktion* verstanden werden, um irgendwelche Eindringlinge abzuwehren. Erst der chronische Verlauf bringt Probleme mit sich. Dann sollten wir auf die Suche gehen nach den Ursachen, nach den Blockierungen, nach dem *Mangel*.

Eine sehr wichtige Polarität zeigt sich auf Stoffwechselebene:

anabol	**katabol**
Membranen offen	Membranen geschlossen
Erde-Wasser	Feuer-Luft
Masse	Energie
Korpuskel	Welle
eingerollter Wirbel	ausgerollter Wirbel
Photonenaufnahme	Photonenabgabe
Statik	Wandlung
sichtbar	virtuell
harmonikale Laute	Geräusche
gebundene Elektronen	freie Elektronen
reduzierend	oxydierend
positive Ladung	negative Ladung
kohärentes Licht	Streulicht
basische Valenzen	saure Valenzen
Magnesium, Natrium	Calcium, Kalium
konservativ	progressiv
Bindung	Freiheit
Liebe	Individualität
Mond	Sonne
Töne	Farben
weiblich	männlich
YIN	YANG

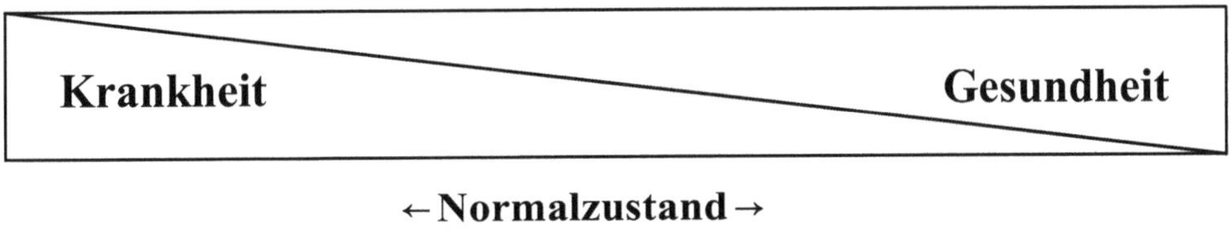

Krankheit   **Gesundheit**

← Normalzustand →

Abb. 5: Die Polarität von Krankheit und Gesundheit

π-Elektronen

Das Geheimnis für Gesundheit liegt im Freiheitsgrad der Elektronen – wie viele Sonnen-Photonen mit der darin enthaltenen Lebensinformation aufgenommen werden können. Die nicht freien, also fest in Moleküle eingebundenen Elektronen setzen die Botschaften in Struktur um. Dabei verkörpert jedes Molekül auf Grund seiner mathematisch exakt festgelegten Geometrie (Abstände, Winkel) und Verhältniszahlen (= musikalische Intervalle) einen bestimmten Baustein, der nur an vorher (in der DNS) festgelegten Orten (spezifische Lokalisation) eingesetzt werden kann.

Treten Ortsverschiebungen auf (z.B. durch Traumen), oder kommt es zu Belastungen durch Fremdmoleküle (Schadstoffe usw.), dann führt das zu einer Schwächung des Gesamtsystems wie eine schiefe oder verkehrt eingesetzte Mauer in einem Haus.

Das gleiche tritt ein, wenn beim Abtransport verbrauchter Stoffe („verbraucht" bedeutet Verlust der Fähigkeit zur Photonenaufnahme durch Kontamination mit Fremdatomen, z.B. Quecksilber) eine Stase eintritt und die belastenden Stoffe auf diese Weise den „Normalbetrieb", d.h. Zirkulation, Lymphfluss und Energiebereitstellung stören.

Gesundheit ist an den Freiheitsgrad der π-Elektronen gekoppelt, die delokalisiert Elektronenwolken bilden und besonders viele Sonnen-Photonen aufnehmen können, die in ihren Tori kreisen und unsere Lebensinformation tragen.

Neutrinos

Sie sind fast schon ein Modewort geworden, und das ist eine erstaunliche Entwicklung, bei der es sich lohnt, näher hinzusehen.
Die Entdeckung dieses „besonderen Teilchens" wird dem Nobelpreisträger

Wolfgang Pauli zugeschrieben, der damit nur eine Ersatzlösung für den nicht ganz geklärten radioaktiven Beta-Zerfall finden wollte. Er postulierte ein neues Teilchen mit bestimmten Eigenschaften, damit die Physiker wieder ruhig schlafen konnten, war aber von seiner Existenz selbst nicht überzeugt.

Jahre später wurde dieses „Teilchen" aber tatsächlich nachgewiesen und gab neue Rätsel auf. Eigentlich war es masselos – dann ist es kein „Teilchen" – aber dann sollte es doch wieder etwas Restmasse haben. Es war eigentlich ohne Ladung, verhielt sich aber so, als hätte es Ladung, mal positive, mal negative. Rätsel über Rätsel...

Der eigentliche Entdecker der Neutrinos war Tesla, was heute gern verschwiegen wird, weil Tesla durch seine revolutionären Ideen in Ungnade gefallen war. Er hatte allerdings nicht diesen Namen benutzt. Er sprach einfach von „Radiation". Die Eigenschaften seiner Strahlung beschrieb er jedoch so, wie die Neutrinos sich heute darstellen. Insbesondere deren hohe Durchdringungsfähigkeit war ihm schon bekannt und dass sie sich schneller (aber auch langsamer!) als das Licht bewegen können.

In der Atomphysik ist das Neutrino das vierte Elementarteilchen (nach der 3 + 1 – Regel), das zum Atom gehört, aber andererseits doch wieder nicht. Es hat im Kern nur eine kurze Lebensdauer, außerhalb davon jedoch eine sehr hohe.

Neutrinos können als die universellste Form von Energie angesehen werden. Sie existieren in unterschiedlichsten Formen (auch als Photon!) und können in Abhängigkeit von ihrer Geschwindigkeit ganz verschiedene Eigenschaften haben. Dadurch treten sie auch mit ganz unterschiedlichen Massestrukturen in Wechselwirkung, je nachdem wo resonante Übereinstimmung herrscht. Bei zu hoher oder zu niedriger Geschwindigkeit der Neutrinos ist deren Energie nicht nutzbar, oder sie kann uns schaden.

Das Lebenselixier Nummer 1 ist für uns das Wasser, das durch seine verschiedenen Inhaltsstoffe (Mineralien oder auch Zellen im Blut) jeweils andere Eigenschaften annimmt (veränderte Dielektrizität) und deshalb mit unterschiedlichen Energiezuständen der Neutrinos wechselwirken kann. Es liegt schon ein besonderer Grund vor, warum wir zu über 80% (!) aus Wasser bestehen. Es ist das eingestülpte Urmeer, wodurch alle lebensfördernden Eigenschaften in uns konserviert werden, die unser Milieu ausmachen, wozu auch die Resonanzbedingungen für die Energie der Neutrinos dazugehören.

Damit ergibt sich eine plausible Erklärung, warum bestimmte Mineralien für uns notwendig sind. Nicht um verstoffwechselt zu werden, sondern um den idealen Resonanzboden für die Neutrinos zu schaffen.

Blut, Speichel, Extrazellularflüssigkeit, Lymphe, Synovialflüssigkeit, Liquor, Galle und andere Verdauungssäfte schaffen deshalb grundverschiedene Resonanzbedingungen, woraus spezifische Funktionen resultieren.
Eine Körperflüssigkeit für sich könnte ihre (aktive!) biologische Funktion gar nicht ausüben, da ein ausreichend hohes Energiepotential für die enorm hohe Stoffwechselrate nötig ist (30.000 bis 100.000 chemische Reaktionen pro Sekunde in jeder Körperzelle!), der nur von den Neutrinos (bzw. deren Abkömmlingen, den Photonen) gedeckt werden kann.

Aus dieser Sicht ergibt sich eine neue Betrachtungsweise für Toxine und Schlacken. Sie verändern durch ihre differenten Eigenschaften die Resonanzbedingungen der Grundstruktur.

Dem Säftehaushalt kommt deshalb eine viel höhere Bedeutung zu, als wir ihm gewöhnlich beimessen. Im Krankheitsfalle sollten wir verstärktes Augenmerk auf die Zusammensetzung der betroffenen Flüssigkeiten legen.

Wir können bestimmte Eigenschaften der Säfte erkennen:
- **Produktion und Freisetzung** (Rhythmik)
- **Flüssigkeitszusammensetzung** (Kolloide)
- **Eigenbewegung** (führt zu Induktion)
- **Elektrisches Feld** (Ladung Plus oder Minus)
- **Magnetisches Feld** (Polung)
- **Spin** (Winkel und Drehrichtung)
- **Potentialwirbel** (Ein- oder Ausrolleffekte)

Das Therapieziel sollte darin bestehen, optimale Resonanzbedingungen für die lebensfördernde Neutrino-Energie zu schaffen.

Potentialwirbel

Diese von Professor Dr. Konstantin Meyl in hervorragender Weise beschriebenen und berechneten Wirbelstrukturen bilden offenbar die Grundlage sämtlicher Lebensprozesse auf elektrodynamischer Ebene.

Wirbel tragen in sich eine Bipolarität. Ihrer Einrollbewegung ist gleichzeitig eine Ausrollbewegung entgegengerichtet. Da sie sich im 3-dimensionalen Raum ausbreiten, vollführen sie gleichzeitig eine senkrecht dazu verlaufende Vorwärts- bzw. Rückwärtsbewegung. Ihre Feldlinien schließen sich beim Einrollen (bis hin zum geschlossenen Kugelwirbel) und öffnen sich beim Ausrollen (bis hin zu ihrer Auflösung).

Wiederum der Freiheitsgrad der *π-Elektronen* entscheidet über die Leitfähigkeit des Gewebes und damit darüber, ob sich die vorhandenen Potentialwirbel einrollen (anabol) oder ausrollen (katabol) und wie intensiv dies geschieht. Wirbel entstehen durch Induktion, nämlich dann, wenn durch Ladungsverschiebung Magnetfelder induziert werden und umgekehrt. Die Voraussetzungen dafür werden also zum einen durch die vorhandenen Pi-Elektronenwolken geschaffen. Die Intensität, mit der sie sich bilden und dynamisch hin und her schwingen, ist Ausdruck der *Lebenskraft,* die wiederum stoffwechselabhängig ist.

Mit jeder Bewegung – im Großen wie im Kleinen werden sie induziert. *Bewegung* ist also die zweite Voraussetzung für die Bildung. Die *Stärke* des Einrollvorgangs korreliert mit der Stoffwechsellage. Sie unterliegen den Gesetzen der (neuen) Elektrodynamik nach K. Meyl.

Potentialwirbel können bildlich mit dem Einwickelpapier einer Verpackung verglichen werden. Sie enthalten Information, die sie beim Ausrollvorgang freigeben. Sie selbst sind aber nicht die Information! Information ist ein rein geistiger Aspekt und deshalb physikalisch dimensionslos.

Jeder Druck von außen oder auch ein Kältereiz verstärkt den Einrollvorgang (und damit das Verschließen der Information) bis hin zu stabilen Kugelwirbeln. Hier sind die Feldlinien geschlossen, die enthaltene Information ist konserviert. Auf den Stoffwechsel bezogen (vergl. Kap. 5) würde dies der anabolen Entgleisung entsprechen.
Die Freisetzung der Information geschieht in der *Katabolie,* die auch mit gelebter Individualität gleichgesetzt werden kann.

Die Konservierung von Information durch die Potentialwirbel bedeutet Stabilität, Struktur und Ordnung. Die Freigabe derselben bedeutet Erneuerung, Veränderung bis hin zum Chaos.

Sämtliche äußeren Einflüsse wirken sich auf das Verhalten der Potentialwirbel aus – von der Psyche über Ernährung bis hin zu bestimmten Therapieformen. Jede Bewegung ist katabol, wirkt aber im Endeffekt anabol. Dies erklärt sich hier sehr logisch über den dadurch bedingten verstärkten Einrollvorgang.

Druck und Sog erzeugen neue Wirbel, insbesondere in der Homöostase, da nur unter gleichbleibenden Verhältnissen in sinnvoller Weise Informationen aufgenommen werden können. Durch den geordneten Wechsel von Druck und Sog entstehen Rhythmen – ein wesentliches Merkmal der Homöostase (vergl. H. Heine). Damit wird gleichzeitig die Frequenz der Wirbel, bzw. der abgestrahlten Skalarwellen festgelegt.

Der Wechsel von Druck und Sog, also <u>Pumpen</u> erzeugt Wirbel und schafft damit eine wichtige Voraussetzung für das Leben.

Alle Flüssigkeiten werden durch den Organismus gepumpt, liefern jedoch durch ihre Eigenbewegung gleichzeitig den Gegenimpuls. Nur so ist es erklärbar, dass der Blutkreislauf funktioniert. Das Herz müsste rein rechnerisch täglich die Leistung einer Seilbahn vollbringen, was unmöglich ist. Nur über die Wirbeltheorie ergibt sich eine logische Erklärung (gemeint sind hier jedoch nicht allein die Flüssigkeitswirbel – diese spielen selbstverständlich auch mit hinein – sondern die magnetischen, sowie die elektrischen Potentialwirbel).

Die Eigenschaften von Potentialwirbeln lassen sich beschreiben mit

- **Einrollmoment** (Dynamik)
- **Ausrollmoment** (immer gleichzeitig vorhanden, nur schwächer)
- **Frequenz** (Wechsel zwischen beiden Übergängen)
- **Ausbreitungsrichtung** (als Skalarwelle)
- **gespeicherte Information** (nicht mess-, nur erfahrbar)
- **Lebensdauer** (abhängig von der Stoffwechsellage)
- **Anzahl** (Wirbeldichte)

Sie lassen sich allerdings (noch) nicht direkt messen, obwohl das von besonderer Bedeutung wäre, weil dadurch gezielte Aussagen über den Zustand eines Gewebes möglich wären, sozusagen eine *universelle Diagnostik des Lebens.*

Durch die direkte Korrelation mit der Dynamik der Stoffwechselregulation, über die erst die Voraussetzungen für die Bildung und Existenz von Potentialwirbeln im Organismus geschaffen werden, ergeben sich jedoch direkte Hinweise auf die *Elektrodynamik* in unserem Organismus. Dies unterstreicht nochmals die Bedeutung von Stoffwechselmessungen als diagnostisches Hilfsmittel.

Krankheit und Gesundheit sind 2 Begriffe, die die <u>individuelle Fähigkeit</u> beschreiben, sich an ständig wechselnde Umweltbedingungen anzupassen, wozu ausreichend Energie, Lebensinformation und ein normales Regulationsverhalten erforderlich sind.

Die Gründe für eine gestörte Regulation können vielfältiger Natur sein, was die Gefahr in sich birgt, dass sich der Therapeut in Einzelheiten verliert, oder der Patient von Spezialist zu Spezialist geschickt wird. Aus diesem Grunde ist es ganz wesentlich, dass *eine gemeinsame Basis* für diese funktionellen Vorgänge gefunden wird, und das ist die Stoffwechselregulation (siehe Kap. 5).

Geisteswissenschaftliche Betrachtungen

Aus philosophischer Sicht ergeben sich weitere interessante Aspekte, über die es sich lohnt, nachzudenken, oder die man einfach auf sich wirken lassen kann.

Photonen sind nicht das Licht selbst, aber sie fliegen mit ihm und sind gleichzeitig Informationsträger. Sie übermitteln Botschaften des Geistes und verfügen über Intelligenz (wie in Experimenten bewiesen werden konnte).

Nach Max Planck sind Photonen „sehr alte, unsterbliche Intelligenzen, Wesenheiten". Diese sind vor allem in den *Essenz-Elektronen* zu finden.

Die 4-dimensionale Realität wird durch das Photon mit dem 3-dimensionalen Geistraum verknüpft.

Photonen sind frei und individuell, sonst könnten sie nicht verschiedene Wellenlängen haben und in unterschiedlichen Frequenzbereichen schwingen, wie uns die 12 Farben des Lichts zeigen. Farben sind die Sprache des Geistes. Nach Goethe sind sie die Taten des Lichts.

Durch die Aufnahme der Photonen geschieht Erleuchtung im Sein (Materie), wodurch Wandlung (Transformation) möglich wird.

Mit dem Eintritt in die Materie, indem sie entweder selbst Elektronen bilden oder bereits vorhandene energetisch anregen, geben sie ihre Freiheit auf zugunsten einer streng geordneten Struktur. Sie könnten diese zwar wieder verlassen, sind also nicht ewig gefangen, erfüllen jedoch einen sehr wichtigen Zweck, was nur durch die Aufgabe ihrer Freiheit und Individualität möglich geworden ist – sie unterstützen das Leben.

Wer intelligent ist, seine Freiheit aufgibt und so viel Gutes schenkt, ohne sein Ego zu leben, verkörpert die reine LIEBE.

Je stärker die Bindung, umso mehr Liebe und Vertrauen. Je labiler sie ist, umso mehr Freiheit und Individualität (Integration versus Separation).

Farben folgen den Gesetzen des Geistes und sind damit immateriell. Töne sind bereits Materie gewordenes Gesetz des Geistes und damit materiell. Sie verkörpern Musik und Mathematik, Struktur und Geometrie. Sie sind der Bauplan der Materie. Durch den in Phononen (Schallquanten) eingekleideten Geist werden die Muster des Lebens in der Materie abgerufen. Jeder Schall, jedes Geräusch, jeder Ton hat Struktur – von chaotisch bis hoch geordnet. Eine Wertung sollte nicht erfolgen, weil alles zur rechten Zeit am rechten Ort geschieht, nach einem für uns nicht einsehbaren geistigen Plan. Über den Zeitgeist erfolgt die Realisation von Auflösung (Wandlung) oder Neustrukturierung (Sein).

Töne sind „vor Ort". Das Instrument sind die Atome, auf denen die Phononen spielen.

Zusammenfassend kann also gesagt werden, dass die *materiellen* Grundlagen des Lebens durch die *hoch ungesättigten Fette*, in Verbindung mit Proteinen und Sauerstoff, geschaffen werden. Die dazu notwendige räumliche Form und Ausrichtung wird durch *stehende Wellen* ermöglicht, die mathematisch-musikalischen Gesetzen unterworfen sind.
Die *Struktur*-Komponente bilden die Elektronen, die durch Photonen in höhere Anregungszustände gebracht werden. Diese transportieren geistige Lebens-Information, denn ohne den schöpferischen Geist wäre kein Leben entstanden und kann auch nicht erhalten werden. Dazu ist ein unbegrenzter Pool von Informationen erforderlich.

Um die hohe Geschwindigkeit des Zellstoffwechsels zu gewährleisten, ist ständige Energiezufuhr über *resonante Neutrinos* nötig. Die Voraussetzungen dazu werden über die *spezifische Zusammensetzung* der Flüssigkeiten in den verschiedenen Körperabschnitten geschaffen.

Die *Dynamik* sämtlicher Vorgänge und überhaupt jede Bewegung unseres elektrisch geladenen Organismus führt über Induktion zur Ausbildung von Potentialwirbeln, die sich in Abhängigkeit von der Stoffwechsellage ein- und ausrollen. Sie können dadurch Informationen über das Zellmilieu speichern oder freigeben.

Die normale Funktion des Organismus ist abhängig vom Grad der Anbindung an seine Umwelt (Kosmos) und dem damit verbundenen Informationsstand (Zahl und Charakter der Potentialwirbel).

Auf *spiritueller* Ebene ist es die Anbindung an den Geist Gottes, der uns als PRANA durchflutet. Dazu müssen die Chakras harmonisch arbeiten.

Auf *energetischer* Ebene sind es Elektronen, die mit den Photonen wechselwirken und Lebensenergie in sich tragen (Bioplasma – das Qi der Chinesen). Auf *stofflicher* Ebene sind es Töne und Klänge der Umgebung (im negativen Sinne auch die Geräusche) sowie alle Sinneseindrücke. *Innen* ist es der die normale Zusammensetzung und der freie Fluss der Flüssigkeiten in den Gefäßen, ebenso wie im Gewebe.

Der menschliche Organismus ist ein hochdynamisches informationsverarbeitendes elektrisches System, dessen Elektronen sich in ständiger Wechselwirkung mit den Photonen des Sonnenlichts befinden, indem sie diese speichern und wieder abstrahlen können. Der Mensch wird von seelischen Prozessen gesteuert und vom göttlichen Geist inspiriert.

Auch wer nichts mit „Gott" anfangen kann, kommt nicht umhin, den quantenphysikalischen Vorstellungen einer höheren Intelligenz zu folgen, denn ohne eine solche sind komplexe Lebensprozesse nicht denkbar.
Wenn also so viel Anstrengung von unserem Schöpfer unternommen wurde, um uns auf zwei Beine zu stellen, dann muss das Ganze auch einen Sinn haben. Diesen wird jeder Mensch auf seine Weise versuchen zu finden und dabei zu unterschiedlichen Ergebnissen kommen.

Vieles spricht jedoch dafür, dass wir auf Erden sind, um
- **Erkenntnisgewinn durch Erfahrung zu erhalten**
- **ganzheitliches Wissen zu erinnern und verbreiten**
- **anderen Menschen bei ihrer Entwicklung zu helfen.**

Jeder Mensch kommt mit einer bestimmten Prägung auf die Welt
- **erkennbar an den homöopathischen Miasmen**
- **an seinen individuellen Fähigkeiten**
- **an seinem unverwechselbaren Verhalten**

Aus der Summe von allem ergibt sich
- **die Krankheitsdisposition**
- **die tiefere Ursache einer Erkrankung**
- **der zum Heil fehlende Teil, der abgelehnte „Schatten".**

Derjenige, der den Wissensdurst in sich spürt und tiefer in die Geheimnisse des Lebens eindringen möchte, sollte sich zuerst mit den Gesetzen des Universums vertraut machen, weil diese außen wie innen gleichermaßen gelten. Ihm bleiben dadurch Irrtümer erspart, die sich in der Medizin u.U. verheerend auswirken können, wie wir es leider immer wieder erleben müssen.

3. Die Gesetze des Universums

Nach den vorausgegangenen Betrachtungen können jetzt zusammenfassende Schlüsse gezogen werden über die Entstehung unserer Realität und damit auch der Krankheiten.

<table>
<tr><td align="center">materialistische
Naturwissenschaft</td><td align="center">geistorientierte
Ganzheitswissenschaft</td></tr>
<tr><td align="center">↓</td><td align="center">↓</td></tr>
<tr><td align="center">Urknall
endliches Universum
Evolution (Darwin)
geschlossene Systeme
Selbstorganisation d. Materie</td><td align="center">Schöpfung Gottes
Unendlichkeit
Zweckbestimmung
Wechselwirkungen
intelligente Strukturen</td></tr>
</table>

Es erhebt sich deshalb die Frage, welche von beiden in der Lage ist, wissenschaftliche Aussagen zu machen, die den Lebensprozessen am besten gerecht werden. Die Aussagen der derzeit herrschenden Naturwissenschaft sind hinlänglich bekannt, weshalb hier vor allem auf die geistorientierte Ganzheitswissenschaft abgehoben wird.
Da wird eine bestimmte Richtung verfolgt: Vom Einfachen zum Komplizierten, von der Idee (des Geistes) zum (materiellen) Produkt.

Alle noch so komplizierten Naturvorgänge basieren auf ganz einfachen Prinzipien. Diese gelten überall und zu jeder Zeit im gesamten Universum (Makro- = Mikrokosmos).

Alles wurde durch Geist erschaffen. Alles Geschaffene ist Geist.

Der Sinn: Geist kann sich nur in der polaren Realität erkennen und durch Erfahrung Erkenntnis erlangen.

Alle Körperstrukturen sind diesem Ziel der Erkenntnisfähigkeit unter-geordnet!

Was ist das Lebensprinzip?
LEBEN wird gestaltet durch Separation – Transformation – Integration

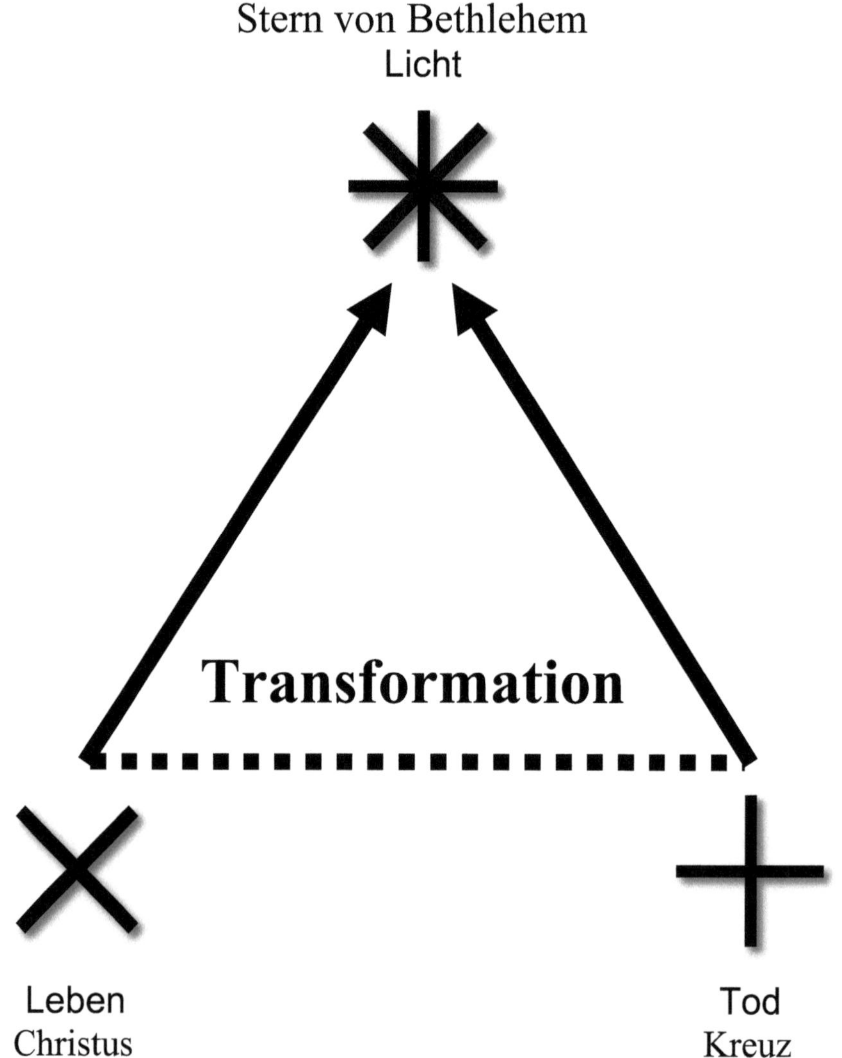

Abb. 6: Separation und Integration als Lebensthema mit Symbolik

Für Manchen mag es vielleicht zu einfach klingen, dass Separation und Integration die Grundmechanismen des Lebens sein sollen. Aber in jedem Moment unseres Lebens gilt es, Entscheidungen zu treffen. Was ist hilfreich und kann integriert werden? Was könnte schaden und sollte separiert werden? Und zwar geschieht dies auf allen Ebenen unseres SEINs. Es lohnt sich deshalb, diesen Bereich etwas näher zu beleuchten.

Die Probleme im Leben beginnen nämlich dann, wenn nicht erkannt wird, dass das Abgelehnte aus der gleichen Quelle stammt wie das Bevorzugte, nämlich von unserem Schöpfer.

Deshalb besteht unsere Aufgabe nicht nur darin, Positives in uns aufzunehmen, sondern das scheinbar Negative zu transformieren, ihm einen Sinn zu geben, um danach auch integriert werden zu können.

Ständig abgelehnte Bereiche („Schatten") können sich zu Krankheitsherden materialisieren, um auf dieser Stufe Aufmerksamkeit einzufordern. Sie binden Bioplasma und schwächen damit die Lebensenergie CHI.

Wie später in Kap. 4 noch explizit ausgeführt werden wird, können wir Separation und Integration als 2 Lebens-Achsen auffassen, die senkrecht aufeinander stehen.
Wenn wir etwas Grundlegendes in unserem Leben ändern wollen, dann spricht der Volksmund von einer Kehrtwendung um 180°. Das würde aber bedeuten, dass wir den gleichen Weg, der uns in die falsche Richtung geführt hat, wieder zurückgehen müssten, was Zeitverlust bedeutet. Wer wirklich etwas grundlegend Neues beginnen möchte, sollte eine 90°-Drehung machen. Dadurch kann *sofort* Neuland betreten und gewisse Dinge von Grund auf verändert werden. Konkret heißt das, sofortiger Abschied von allem, was wir bisher getan haben.

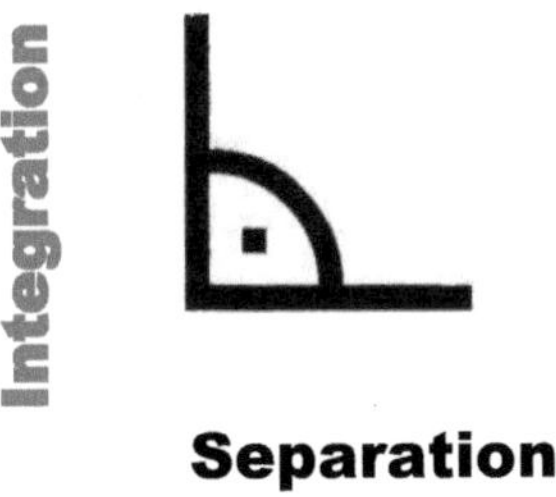

Abb. 7: Separation und Integration als Grundmechanismus des Lebens

Hieran erkennt man gleich, wie schwierig es ist, tatsächlich eine totale Veränderung in seinem Leben durchzuführen. Aber bereits die Neuorientierung, die 90°-Ausrichtung schafft sofort neue Ideen, neue Interessen, neues Lebensgefühl, wodurch das Vergangene, an dem wir alle so hängen, schnell verblasst. Es kann sich richtiggehend Aufbruchstimmung einstellen, die es uns leichter ermöglicht, den neuen Weg zu gehen. Primär muss deshalb unser *Denken* anders ausgerichtet werden.

Die Dualität von Separation und Integration fordert ständig Entscheidungen für oder gegen das Leben, und zwar auf allen Ebenen des SEINs. Mangelnde Entschlusskraft führt zu Stagnation im Lebensprozess.

Die Vierheit der Materie

Wie schon auf Seite 28 angedeutet, steht hinter unserer materiellen Realität ein strenger mathematischer Bauplan. Bereits Nobelpreisträger Wolfgang Pauli (österreichischer Physiker, 1900-1958) fand das Gesetz der gleichzeitigen 3- und 4-Fachheit der Natur.

Nach P. Plichta basiert das Universum auf Zahlengesetzen. Auf die von Pauli gefundene **3 + 1 – Regel** soll deshalb noch etwas näher eingegangen werden.

$$3^4 = 3 \times 3 \times 3 \times 3 = 81$$

Basiszahl 3 = Eigenschaften   **Exponentenzahl 4 = Steuerbefehl**

Es existieren 81 stabile Elemente (Grundbausteine der gesamten Materie). Damit wird die Basis der gesamten Materie markiert. In seiner Umkehrung hat jedoch auch die folgende Formel für uns Relevanz:

$$4^3 = 4 \times 4 \times 4 = 64$$

Bei der DNS werden aus 4 Möglichkeiten 3 Basen miteinander kombiniert. Es ergeben sich 64 Basentripel. Dadurch werden 19 + 1 Aminosäuren codiert (eine der 20, nämlich Glycin hat kein asymmetrisches Zentrum).

Es existieren weiterhin 19 + 1 Rein-Isotope, die nur 1 Neutron besitzen (eines hat eine ungerade Ordnungszahl). **19 + 81 = 100**

Daraus ergibt sich folgender interessanter Zusammenhang:

$4^3 \rightarrow$ **Lebensprozesse** (3-fach potenzierte Realität)

$3^4 \rightarrow$ **Stabilität, Struktur** (4-fach potenzierter Geist)

Die 3 (Trinität des Geistes) steuert die Materie, die sich immer in einer <u>Vierheit</u> darstellt.

Max Lüscher sagt zur Vierheit „das Objektive" und zur Dreiheit „das menschliche Bewerten". Der Mensch ist Subjekt und Objekt in einem. Er gehorcht deshalb der Dreiheit (Seele-Geist) <u>und</u> der Vierheit (Struktur).

An diesem Modell zeigt sich nicht nur, wie beides ineinandergreift (die Materie ist vergeistigt), sondern (auf der rechten Seite) auch die Dynamik der Wechselwirkungen. Alles ist in Bewegung, alles schwingt, aber in einer 4-fachen Art und Weise. Jeder Impuls führt zu einem Gegenimpuls und zusätzlich zu Bewegung (Rotation) und Gegenbewegung senkrecht zur Ausbreitungsrichtung. Es handelt sich hier um Induktion.

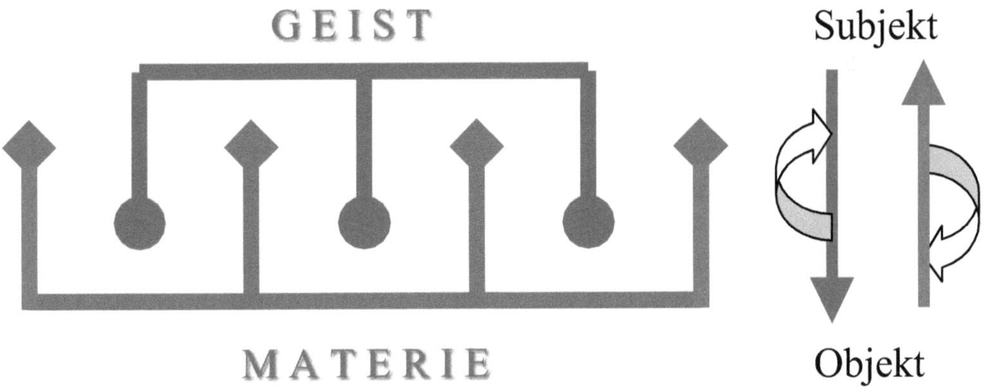

Abb. 8: Wechselwirkung Geist-Materie und die 4 Bewegungsrichtungen

Die Zahlen können miteinander beliebig kombiniert werden, immer ergeben sich bekannte Zuordnungen aus unserer materiellen Realität.

$$3 \quad \mathrm{x} \quad 4 \quad = \quad 12$$

Trinität	4 Elementarteilchen	12 Menschentypen
	4 DNS-Basen	12 Meridiane
	4 Miasmen	12 Farben (Goethe)
	4 Jahreszeiten	12 Töne (+ Halbt.)

$$3 \quad + \quad 4 \quad = \quad 7$$

7 Regenbogenfarben
7 Wochentage
7-Jahresrhythmus
7 = der Mensch

Der Prozess der Materialisation

Wenn Materie geschaffen wird, geschieht dies nach einer Idee des Geistes. So wie jeder Gedanke Realität werden kann (wenn das Feld stark genug ist), steht hinter jeder materiellen Struktur ein geistiges Muster, das sich in einem Feld niederschlägt. Um an R. Sheldrake anzuknüpfen, nenne ich es morphogenetisches Feld, obwohl schon viele Autoren andere Ausdrücke dafür benutzt haben. Auch soll damit der Übergang deutlich herausgestellt werden von der rein geistigen Komponente zum physikalisch nachweisbaren Feld.

Der Übergang zeigt sich exakt an der Schwelle von der Einheit zur Polarität. Es entstehen nämlich sofort zwei senkrecht zueinander schwingende Felder, das magnetische und das elektrische. Jedes bedingt das andere, keines kann ohne das andere existieren.
Beide Ebenen bilden einen rechten Winkel. Das eine Feld induziert das andere. Es sind lediglich 2 verschiedene Erscheinungsformen des Geistes, die sich durch die jeweilige Versetzung um 90° in einer Vierheit zeigen.

Der Motor für die ständige Wandlung der Felder sind Anziehung und Abstoßung, Sympathie und Antipathie. Es handelt sich also um einen psychischen Prozess!

Die Grundlage für die Induktion ist die Bewegung. Es gilt (n. M. Faraday) das Gesetz $\mathbf{E} = \mathbf{v} \times \mathbf{B}$ für das elektrische und $\mathbf{H} = -\mathbf{v} \times \mathbf{D}$ für das magnetische Feld.

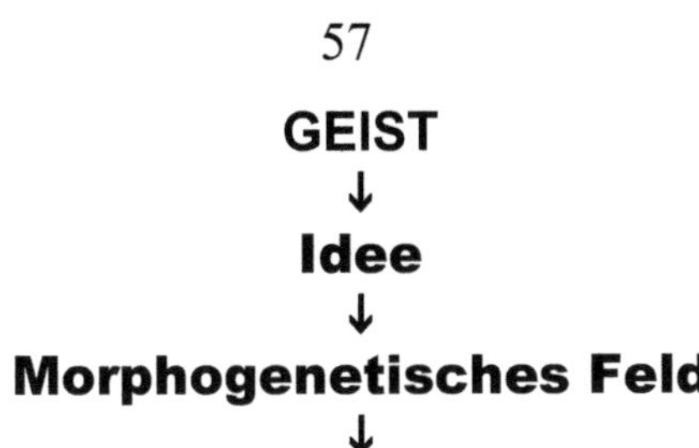

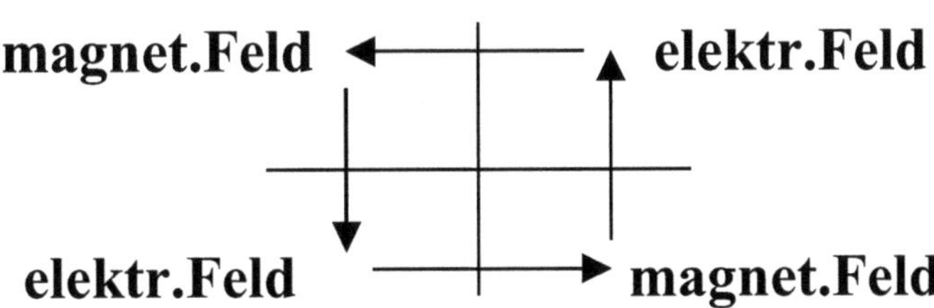

Abb. 9: Von der Idee zur Bi-Polarität

Was bedeuten diese Felder, wie können wir uns das vorstellen?

K. Meyl sagt dazu: „Felder sind Erfahrungen". Als Beispiel bringt er eine Rakete, die durch ein elektrisches Feld fliegt. Ganz erstaunlich ist nun, dass die Menschen an Bord nicht etwa das elektrische Feld spüren würden, sondern ein magnetisches!

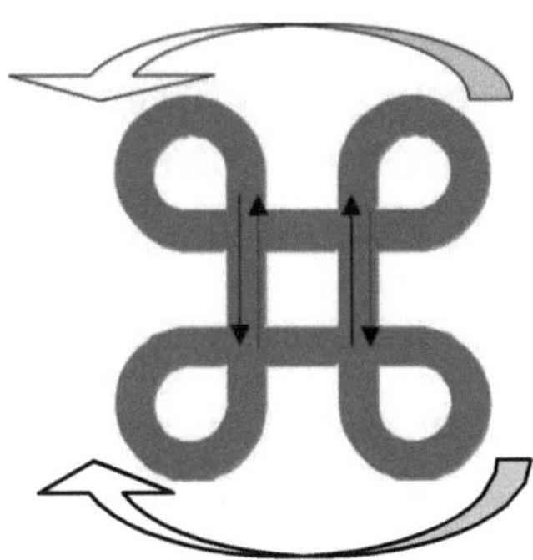

Abb.10: Durch Rechtsdrehung entsteht Linksrotation. Bei jedem Durchlaufen des 90°-Winkels entsteht eine neue Qualität, bei 360° ergeben sich 4 Aspekte. Gleichzeitig wird eine Gegenbewegung induziert.

Das muss man sich einmal in aller Ruhe verdeutlichen:

Alles, was wir wahrnehmen, wird durch sein Gegenteil erzeugt. Das Sichtbare ist das Produkt des Unsichtbaren.

Die Vierheit wird dynamisch durchlebt. Durch die ständige Wandlung wiederholt sich alles und die Zeit bleibt konstant (Ewigkeit). Die Wiederkehr zum Ausgangspunkt sollte mit neuen Erkenntnissen, mit einem höheren Bewusstsein erfolgen. Dadurch entsteht eine Aufwärtsbewegung (Lemniskate). Die 4 Jahreszeiten stehen beispielhaft für diesen Ablauf, der Wochenrhythmus aber ebenso wie der 7-Jahreszyklus.

Induktion als Motor der Wandlung

Durch Induktion der Gegenbewegung ergibt sich Links- und Rechtsrotation im Verhältnis 34 : 21 (Fibonacci-Sequenz). Das Ergebnis ist der Goldene Schnitt (1,618), die stabilste Zustandsform der Materie.

Bis hierher können wir folgende grundlegende Feststellungen treffen:
- **Eine geistige Idee verwirklicht sich über Felder**
- **jede materielle Erscheinung hat 4 Zustandsformen**
- **Das Sichtbare basiert auf Induktion**
- **Leben ist Asymmetrie**

Die energetische Versorgung des Organismus und die Bereitstellung mit Information werden durch die **Permeabilität** μ und die **Dielektrizität** ε bestimmt. Sie bilden eine Polarität und schwingen zwischen beiden Extremen hin und her.

Wir unterscheiden 3 Stadien:

$\mu\uparrow + \varepsilon\downarrow$ = **Supraleitung (katabol)**

$\mu - + \varepsilon -$ = **neutrale Mitte**

$\mu\downarrow + \varepsilon\uparrow$ = **Vakuum (anabol)**

sowie 2 zusätzliche pathologische Stadien:

$\mu\downarrow + \varepsilon\downarrow$ = **anabole Entgleisung**

$\mu\uparrow + \varepsilon\uparrow$ = **katabole Entgleisung**

Es existieren 4 Bewegungsarten (3 + 1 – Gesetz):
- **longitudinal**
- **transversal**
- **Rotation (zentrifugal)**
- **Wirbel mit Eigendynamik (zentripetal)**

Durch die verschiedenartigen Bewegungen werden auch unterschiedliche Wellenmuster induziert, und zwar in direkter Abhängigkeit von Permeabilität und Dielektrizität. Dies hat weitreichende Konsequenzen, die in Kap. 4 näher erläutert werden.

4. Das neue Ordnungssystem in der Medizin

Über 80% chronische Erkrankungen, ständige Zunahme der Krankheitskosten, Auftauchen neuer nicht behandelbarer Erkrankungen, die Inflation von Therapieangeboten und andere Alarmzeichen sollten Grund genug sein, das heutige Medizinsystem gründlich zu überdenken.
Gibt es Widersprüche und wenn ja – wie sehen sie aus?

Der Mensch – ein komplexes, hochdynamisches informationsverarbeitendes System.

Widerspruch Nr.1:

→ Statische Untersuchungen (Laboranalysen, bildgebende Verfahren) werden dem nicht gerecht und lassen keine Aussage zu *funktionellen Abläufen* zu, da sie eindimensional sind, ohne Zeitbezug.

Leben ist nur in einem offenen System möglich.

Widerspruch Nr.2:

→ Es ist der Wissenschaft bisher nicht gelungen, das Phänomen „Leben" zu erklären. Der Grund liegt im reduktionistischen Denkansatz, statt einer erweiterten komplexen Sichtweise unter Einbeziehung aller inneren und äußeren Wechselwirkungen. Irrtümer sind vorprogrammiert, weil (unerlaubterweise) die mechanischen Gesetze geschlossener Systeme auf lebende Organismen übertragen werden.

Alle Organismen besitzen die Fähigkeit der Selbstregulation.

Widerspruch Nr.3:

→ Dazu braucht es intelligente Abläufe zur Steuerung der materiellen Strukturen. Die heutige Naturwissenschaft geht vom materialistischen Gedanken der Evolution und Selbstorganisation der Materie aus, als deren Folge Bewusstsein entsteht. Ein *geistiger Bauplan* ist jedoch die Voraussetzung, damit sinnvolle, bestimmten Funktionen zugeordnete, lebende Strukturen entstehen können. Geist schafft Materie und nicht umkehrt!

Jeder Patient stellt ein unverwechselbares Individuum dar.

Widerspruch Nr.4:

→ Deshalb hat er seine ganz persönliche Krankengeschichte. Die Zuordnung zu *Krankheitsgruppen* wird dieser Tatsache in keiner Weise gerecht. Es tritt eine unzulässige Nivellierung ein. Das schlägt sich dann in einer Einheitstherapie nieder, die in Leitlinien festgeschrieben wird. Dazu braucht es keine qualifizierte Ausbildung.

Geist, Seele und Körper bilden mit dem gesamten Universum eine untrennbare Einheit.

Widerspruch Nr.5:

→ Jede analytische Trennung dient dem Erkenntnisgewinn, ist jedoch immer eine künstliche Aufteilung. Je intensiver und detaillierter eine Diagnostik erfolgt, umso mehr führt sie von der eigentlichen Ursache einer Erkrankung weg! Diese ist immer in *gestörten Wechselwirkungen polarer Systeme* zu suchen (z.B. anabol – katabol).

Die Aufzählung könnte beliebig fortgesetzt werden. Doch allein schon diese kurze Übersicht zeigt, dass sich die Medizin in eine völlig falsche Richtung entwickelt hat. Das war jedoch nicht immer so! Die TCM beispielsweise oder der Ayurveda gehen von ganz anderen Voraussetzungen aus. Sie stellen die *Lebensenergie* in den Mittelpunkt als den verletzlichen Teil unseres Daseins, um hier korrigierend eingreifen zu können. Sie basieren deshalb auf ganz anderen Ordnungssystemen, die dem östlichen Denken entsprechen.

Die meisten der benutzten westlichen Ordnungssysteme sind <u>statisch</u> und kategorisieren die Patienten nach Symptomen. Damit wird weder der großen Dynamik funktioneller Abläufe im Organismus, noch der Individualität Rechnung getragen.

Den Unterschied können wir uns am besten so vorstellen, dass beim östlichen System ein kompletter Film über ein hochdramatisches Geschehen gedreht (z.B. ein Krimi), bei unserem westlichen eine Momentaufnahme an beliebiger Stelle gemacht wird, von der danach auf die gesamte Handlung geschlossen wird.

Ordnungssysteme sind nicht nur dazu geeignet, scheinbar zusammenhanglosen Fakten eine Bedeutung zuzuweisen. Sie haben darüber hinaus die Aufgabe, allgemeingültige Regeln auf Einzelparameter anzuwenden. Das heißt, wenn es gelingt, etwas in solch ein System einzuordnen, dann kann automatisch eine Beziehung zu den anderen Komponenten hergestellt und wesentliche Entsprechungen gefunden werden.

Bisher erfolgte die Ordnung in der Medizin nach Krankheiten. Es gibt da übergeordnete Begriffe, z.B. Lebercirrhose, und alle Symptome, die dazu passen, werden dieser untergeordnet. Dadurch wird ein Zusammenhang hergestellt von Spidernaevi zu roten Handinnenflächen, ebenso wie zur Lackzunge und Oesophagusvarizen. Das hört sich zunächst gut an. Wenn aber der Patient gleichzeitig unter Asthma leidet, dann haben diese zugehörigen Symptome anscheinend nichts mehr mit der ersten zu tun und werden dann dieser zweiten Erkrankung zugeordnet. Damit wird logischerweise die Einheit des Organismus nachhaltig zerstört.

Es gäbe nun eine ganz andere Möglichkeit, Symptome zu ordnen. Diese bestünde darin, den Krankheitsbegriff als solchen zu verlassen und vom „nicht heilen Menschen", also dem *Mangel* auszugehen. Das würde bedeuten, dass nur noch *ein* Problem besteht – statt vieler Krankheiten – nämlich das individuell erlebte Defizit im Bereich der Seele durch *unerfüllte, abgelehnte Bedürfnisse*, was aus Ablehnung verschiedener Aspekte des Seins resultiert („Schatten").

Das führt uns zur Sinnfrage, die – wie wir von vielen wissenschaftlichen Untersuchungen inzwischen wissen – essentiell für uns ist und gleichzeitig über den Verlauf von Heilungsprozessen entscheidet. Wer sich nutzlos fühlt, keine Aufgabe hat, die ihm Erfüllung und soziale Anerkennung verschafft, wird wenig Chancen haben, aus Lebenskrisen wieder herauszukommen.

Wenn vor diesem Hintergrund neu geordnet wird, kommen wir zu ganz anderen Resultaten und natürlich ebenso neuen Therapieansätzen. Es gehören dann plötzlich die Asthma- und die Lebercirrhose-Symptome ebenso zusammen (anabole Stoffwechsellage) wie die psychischen Entsprechungen, die individuelle Farbwahl, Besonderheiten im Mineralhaushalt usw.

Es ist deshalb aus meiner Sicht eine unabdingbare Forderung an die Medizin, ihr Gesamtverständnis der Lebensprozesse zu überarbeiten. Dies gelingt am besten durch Anwendung von darauf ausgerichteten Ordnungssystemen, die gleichzeitig eine stabile wissenschaftliche Basis besitzen und praxiserprobt sind.

Welche Minimalforderungen sollten diese also erfüllen?

Ordnungssysteme sollten

1) **den mathematischen Ordnungsgesetzen des Universums gehorchen (der Vierheit) und 4-dimensional sein**
2) **die untrennbare Einheit von Geist, Seele, Körper berücksichtigen**
3) **funktionelle Beziehungen erkennen lassen**
4) **die Wechselwirkungen untereinander verdeutlichen**
5) **verborgene Ursachen erkennbar machen**
6) **den Bezug zu anderen bewährten Systemen herstellen**
7) **eine globale Verknüpfung sämtlicher Systeme des Organismus ermöglichen**
8) **eine Vereinfachung der praktischen Anwendung bewirken**
9) **eine rechtshirnige globale Übersicht ermöglichen**

Neun unerfüllbare Forderungen? So scheint es auf den ersten Blick. Der Eindruck täuscht. Bereits seit 70 Jahren existiert ein solches System, das sich aber erst jetzt durch die Vielzahl neuer Erkenntnisse aus den verschiedensten Bereichen der ganzheitlichen Wissenschaft langsam zur vollen Blüte entfalten kann.

Um allerdings den Wert eines solchen Modells schätzen zu lernen, bedarf es der Herleitung und den Bezug zu anderen (antiken) Systemen, mit denen zumindest schon 2-dimensional recht gut gearbeitet werden kann.

Die 4 Elemente

Dem Griechen Empedokles – er lebte vor 2500 Jahren – wird die Begründung der 4 Elemente-Lehre zugeschrieben. Es ist jedoch wahrscheinlicher, dass die Menschen auch in früheren Hochkulturen dieses System bereits kannten, handelt es sich doch um das *Urprinzip der ganzen Schöpfung*.

Dies kommt erst jetzt so langsam ins Bewusstsein, seit P. Plichta die mathematische Herleitung über die Grundstruktur des Universums erbrachte, das auf den Zahlen 3 und 4 aufbaut. Früher waren die Menschen noch viel stärker mit der Natur verbunden, als heute. Sie beobachteten die Sterne, den Mond, die Sonne, den Verlauf der Jahreszeiten – einfach alles um sie herum, weil sie versuchten, im Einklang mit der Natur zu leben. So war sicherlich die Vierheit als ein der Materie innewohnendes Gesetz bereits viel früher bekannt.

Das neue 4-dimensionale Ordnungssystem baut darauf auf und erweitert die 4 Elemente durch zusätzliche Dimensionen. Es lohnt sich aber, das Ur-Modell etwas genauer anzuschauen (Abb.11).

Die 4 Elemente befinden sich in ständiger Wechselwirkung, wobei sich ein zeitlicher Umlauf nach links ergibt (wie bei den Jahreszeiten). Gleichzeitig wird aber eine Gegenbewegung induziert nach rechts. Das ist durchaus nachvollziehbar. Im Winter gibt es nicht selten sehr warme „Sommer"-Tage und umgekehrt sehr kalte Tage im Sommer bis hin zu Hagelschauern.

Alles SEIN wird durch sein Gegenteil hervorgebracht und erzeugt wiederum sein Gegenteil.

Die Kugel in der Mitte stellt nach C. G. Jung die Conjunctio dar, oder wie wir später noch sehen werden das Leben-s-Licht, den Verknüpfungspunkt aller 4 Elemente. Dort werden die Wechselwirkungen untereinander erfahren. Dort befindet sich der Beobachter, bzw. das Subjekt, der Patient oder wir selbst. Damit schließt sich der Kreis zur chinesischen Lehre der 5 Wandlungs-Phasen, die schnell missverstanden werden kann, wenn der Ablauf nur in einer Ebene betrachtet wird.

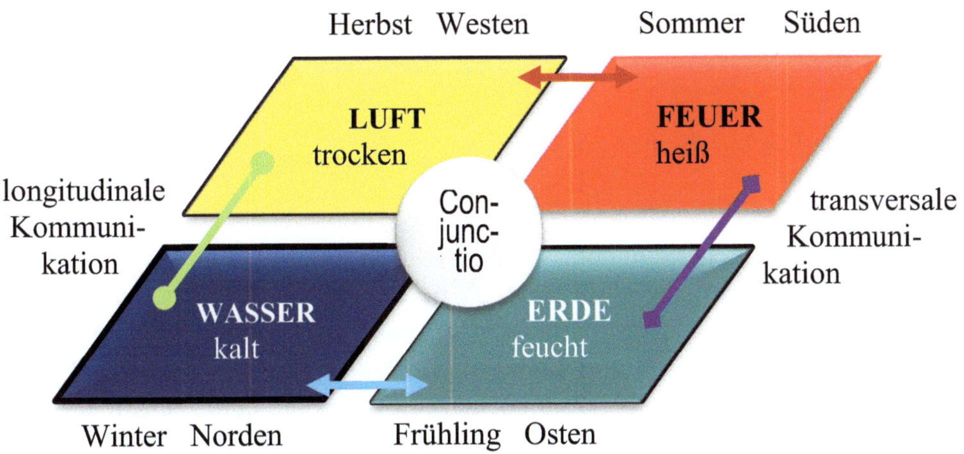

Abb.11: Das System der 4 Elemente. Luft ist der Meister des Feuers (facht an). Feuer wärmt die Luft. Wasser ist der Meister der Erde (hält sie feucht), wird aber von ihr geleitet (Flußbett, Ufer).

Die 4 Elemente befinden sich in ständiger Wechselwirkung, wobei sich ein zeitlicher Umlauf nach links ergibt (wie bei den Jahreszeiten). Gleichzeitig wird aber eine Gegenbewegung induziert nach rechts. Das ist durchaus nachvollziehbar. Im Winter gibt es nicht selten sehr warme „Sommer"-Tage und umgekehrt sehr kalte Tage im Sommer bis hin zu Hagelschauern.

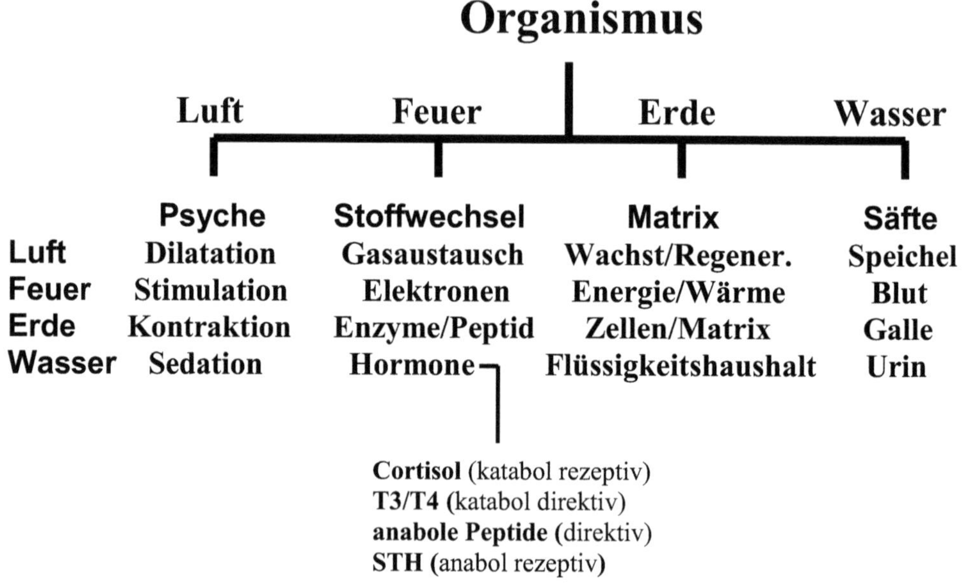

Abb. 12: Die Vierheit(en) des Lebens

Es ist unglaublich spannend, wenn man sich einmal in dieses System vertieft und versucht, die Welt um sich herum in seiner Vierheit zu erfahren. Erst dann sind „objektive" Betrachtungen möglich. Sämtliche Erscheinungen in der Realität treten 4-fach auf. Erkennen wir nur 2 oder 3 Aspekte, sollten wir nach den fehlenden suchen, da wir sonst kein reelles Abbild der Wirklichkeit bekommen. Darauf basieren die meisten Missverständnisse.

Wenn wir davon reden, dass wir in den Ausgleich kommen, dann bedeutet das konkret, eine ungestörte Beziehung zu allen 4 Elementen zu haben – keines wird bevorzugt, keines abgelehnt werden. Wer z.B. äußert, dass er Kälte nicht vertragen kann, lehnt das Wasserelement ab, das dem entspannenden Blau entspricht und sucht sich dann ersatzweise (als Kompensation) Aktivität (Rot) oder auch Zerstreuung (Gelb), statt die Ursache des Energiemangels (katabole Blockade) zu suchen. Hieraus können sehr schnell ernste Nierenprobleme entstehen.

Damit schließt sich der Kreis: Leben ist auf Dauer nur möglich, wenn es selbst dazu beiträgt, Lebensprozesse zu unterstützen.

Offenes System Mensch

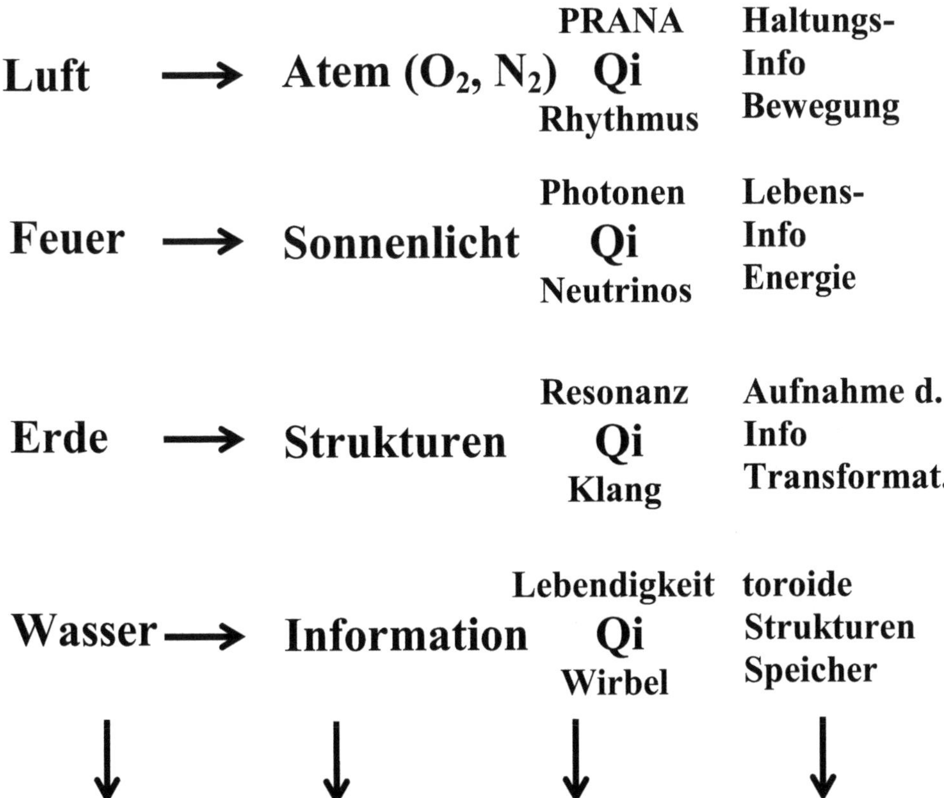

rasche Anpassungsfähigkeit an wechselnde Umweltbedingungen
Wechselwirkungen mit allen Ebenen des SEINs
Bewusstseinsentwicklung mit Erkenntnisgewinn durch Erfahrung
lebensfördernd., verantwortungsv. Handeln durch neue Einsichten

Der Lüscher-Würfel

Wenden wir uns nun dem 4-dimensionalen System der **Regulations-Psychologie** zu, dem **Lüscher-Würfel**. Dieser wurde von Prof. Dr. Max Lüscher 1953 erstmals vorgestellt und bezog sich zunächst auf die Farbzuordnungen zu psychischen Störungen. In den letzten Jahren wurde von ihm selbst der Versuch einer fachübergreifenden Analyse gemacht, was zu wieteren Zuordnungen führte. So fügte er die Miasmen der Homöopathie ein, sowie die Einzelmittel selbst.

Vor etwa 35 Jahren gelang es dem Autor, die Allgemeingültigkeit des Modells eindrücklich zu untermauern, indem eine wesentliche Erweiterung durch die Einordnung der bahnbrechenden Erkenntnisse zur Stoffwechselregulation nach Prof. Dr. Dr. Jürgen. Schole (Drei-Komponenten-Theorie) erfolgte. Zusätzlich konnten auch die wichtigsten Minerale, welche für die Funktion der Matrix wesentlich sind, mit eingefügt werden, sowie die Hauptgruppen der Ernährung.

Ein ganz neuer Impuls kam nun aus der Elektrodynamik hinzu. Bereits J. Schole hatte die Stoffwechselregulation als eine Elektronen-Donator-Akzeptor-Reaktion bezeichnet. Das Leben – damit Gesundheit und Leistungsfähigkeit – spielen sich in einem rhythmischen Wechsel von Ruhepotential (anabol) und dynamischem Elektronenfluss an den wandständigen Flavinradikalen (katabol) ab. Deshalb passten nun nahtlos die Forschungsergebnisse von Prof. Dr. Konstantin Meyl in das System, woran sich gleichzeitig die Stimmigkeit beider Disziplinen – Stoffwechsel und Elektrodynamik – ablesen ließ.

Doch damit ist noch lange nicht Schluss. Es ist erst der Anfang zu einem völlig neuen Medizinverständnis, das auf der einen Seite eine wesentliche Vereinfachung der Medizin bedeutet (vom Ganzen ins Detail, statt umgekehrt) und auf der anderen Seite einen *direkten Zugang* zur verborgenen Krankheitsursache ermöglicht, jedoch ohne umfangreiche Diagnostik!

Gleichzeitig stellt dieses Ordnungssystem der Lebenskonformen Medizin LKM ein Modell dar, mit dem sich Diagnose- oder Therapiesysteme auf ihre Richtigkeit überprüfen lassen, und außerdem sind sogar wissenschaftliche Vorhersagen möglich!
Jetzt kann damit begonnen werden, Verbindungen zu anderen ganzheitlichen Systemen herzustellen (sie wurden vorhin z.T. schon genannt), was über kurz oder lang zu einer Vereinheitlichung der gesamten Medizin führen wird. Schließlich gibt es nur eine einzige Medizin, die wirklich optimal im Einzelfall anzuwenden ist – eine kleine Auswahl aus vielen therapeutischen Möglichkeiten, die am besten auf das Individuum Mensch, das als Patient vor uns steht, zugeschnitten ist. Die rasche Umsetzung dieses Zieles ist nun durch die praktische Anwendung des 4-dimensionalen Ordnungssystems auf die *Lebenskonforme Medizin* möglich geworden.

Es liegt mit dem Lüscher-Würfel ganz offenbar ein Modell vor, das die Universalprinzipien des Lebens abbildet und an dem sich die Wechselwirkungen der Einzelkomponenten darstellen lassen.

Das Würfel-Modell ist von hohem praktischem Nutzen, denn es kann sofort am Patienten umgesetzt werden. Vor allem lässt sich daraus mit einem Blick die wahre, tieferliegende Ursache einer Gesundheitsstörung erfassen.

Aber erst durch die Herleitung dieses Systems wird die Vierdimensionalität nachvollziehbar.

Max Lüscher geht bei der **1. Dimension** von zwei Grundverhaltensmustern (Konstellation) der Psyche aus. Es sind **direktiv** und **rezeptiv**. Sie stehen sich polar gegenüber und können auch in ihrer Übersteigerung (++) erfahren werden als **suggestibel** versus **autoritär**.

Senkrecht dazu haben wir die **2. Dimension**, die sich aus **variabel** und **konstant** zusammensetzt. In ihrer Übersteigerung (++) erleben wir sie als **unstet** versus **fixiert**.

Beide Achsen lassen sich beliebig gegeneinander verschieben, so dass wie im richtigen Leben einmal mehr mit stetigem Nachdruck, das andere Mal eher abwartend passiv agiert und reagiert wird. Aus jeweils 2 Komponenten ergeben sich daraus die 4 Grundstrukturen der Psyche, die jeweils wieder Polaritäten bilden: **Dilatation** und **Kontraktion**, sowie **Stimulation** und **Sedation**. Diese werden durch die **4 Lüscher-Farben** repräsentiert.

Die horizontale „Erlebnisebene" stellt sich dadurch folgendermaßen dar:

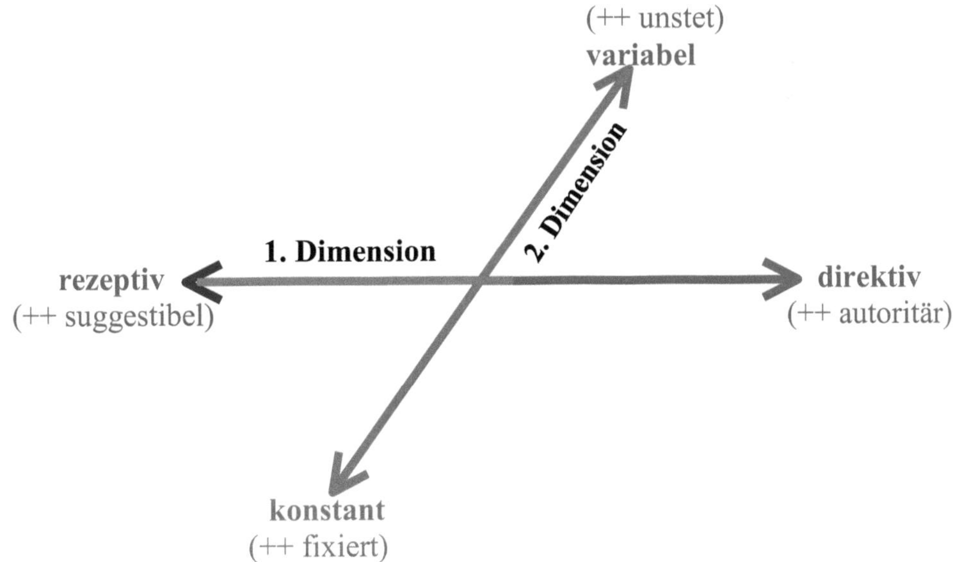

Abb.13: Objekt – Subjekt – Beziehung des Menschen

Aus **konstant-rezeptiv** wird das beruhigende dunkle **Blau**, aus **konstant-direktiv** das festigende dunkle **Grün-Blau**, aus **variabel-direktiv** das aktive **Rot-Orange** und aus **variabel-rezeptiv** das befreiende **Gelb**.

Gleichzeitig ergibt sich daraus die **3. Dimension**, die durch die Diagonalen dargestellt wird. Gelb und Grün stehen für **Separation** (Differenzierung), Blau und Rot für **Integration**. Damit sind wir bereits bei unserem Lebensprinzip. Man muss sich das so vorstellen, dass durch die ständig notwendigen Entscheidungen, die wir zwischen beiden treffen müssen, ein Durchlaufen aller 4 Aspekte erfolgt, um die Realität von allen Seiten zu beleuchten. Wir rotieren also um den Mittelpunkt herum, wobei das Zentrum die Ausgewogenheit unseres Verhaltens anzeigt, die *Mitte*.

Durch unsere Erfahrungen, die wir dabei machen, steigt der Erkenntnisgewinn, und wir beginnen zu werten und bewerten. Davon wird ganz entscheidend unser Leben bestimmt. Wir legen uns damit fest, bevorzugen bestimmte Bereiche und lehnen andere ab. Somit verlassen wir unsere Mitte nach unten oder oben, was durch die senkrechte Achse, die **4. Dimension** verdeutlicht wird. Dadurch entsteht eine Tri-Polarität.

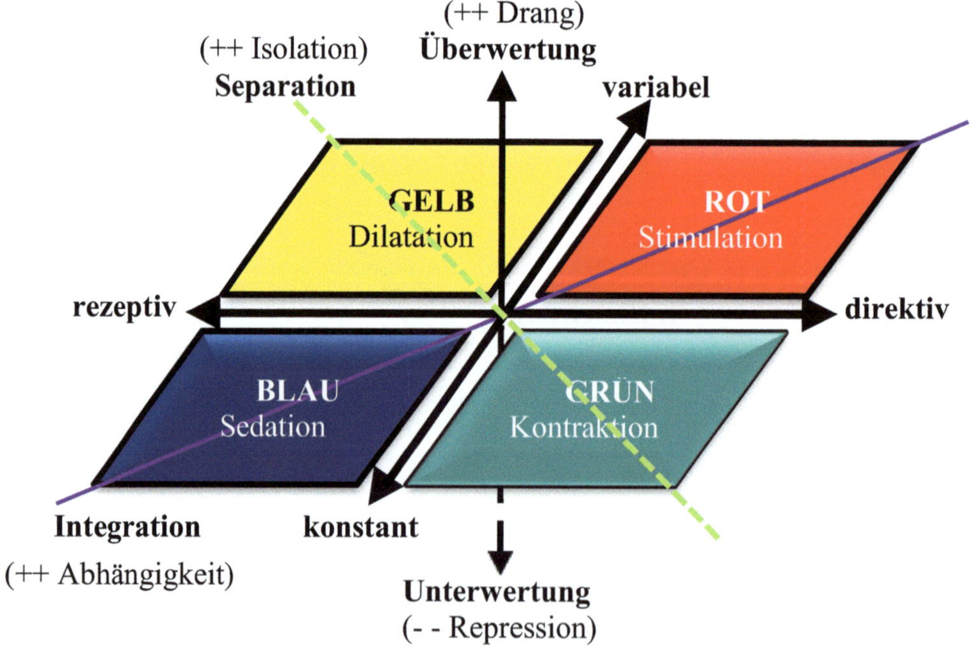

Abb. 14: Integration-Separation und Bewertung (4. Dimension)

Bei einer übersteigerten (- -) **Unterwertung** kommt es zur **Repression**, zur Unterdrückung wichtiger Lebensaspekte, woraus *Mangel* resultiert. Aus dieser dadurch entstandenen Unzufriedenheit heraus, wird versucht, dieses Defizit zu kompensieren. Es erfolgt eine **Überwertung** anderer Aspekte, die sich bis zum **Drang** (++) steigern kann, z.B. Sucht.

Wie wir später noch sehen werden, kann an dieser senkrechten Achse die Krankheitsentstehung abgelesen werden. Das vordergründige Symptom wird sich „oben" im Bereich der Überwertung in der *Kompensation* zeigen. Die Ursache hierfür ist jedoch „unten" bei der Unterdrückung zu suchen.
Dieser abgelehnte Lebensaspekt wird als „Schatten" bezeichnet. Es sind die unterdrückten Bedürfnisse. Das entspricht auf der *Stoffwechselebene der Blockade von anabol bzw. katabol, auf der Körperebene* der nicht sichtbaren tieferliegenden Ursache, die (delokalisiert!) das Symptom hervorbringt und dem *konstitutionellen Schwachpunkt (KSP)* entspricht. Dieser geht konform mit dem *homöopathischen Miasma*.

Dieser vorherige Abschnitt beschreibt die entscheidenden Zusammenhänge jeder Krankheitsentstehung! Deswegen werden die angesprochenen Funktionsebenen noch etwas genauer beschrieben.

Unter der Sichtweise (der Quantenmechanik), dass Leben nur durch eine höhere Intelligenz erschaffen werden konnte und kann, muss auch ein Sinn dahinterstecken, eine Lebensaufgabe, ein Ziel. Da wir sozusagen blind auf die Welt kommen, brauchen wir einen ständigen Führer, und das ist unsere Seele. Sie vermittelt zwischen Geist und Materie (Körper).
Wie bekommen von ihr ständig Impulse, meist in Bildern, verstärkt durch Empfindungen im Bereich des Solarplexus, die uns den Weg weisen. Leider tritt dabei oft der rationale Verstand auf und schiebt Bedenken dazwischen. Das soll uns vor unbedachten Handlungen schützen, führt aber bei verkopften Menschen nicht selten zu einer Blockade. Dadurch wird die persönliche Entwicklung gestört, denn dazu sind immer neue Anregungen nötig.

Die dadurch aufkommende Unzufriedenheit mit dem Verlauf des bisherigen Lebens wird versucht zu kompensieren, durch Ersatzbefriedigungen, Alkohol oder Drogen. Wer so an seinem Leben vorbeiläuft, agiert nicht seiner Konstitution entsprechend und kann sich dadurch leicht überfordern. Die in jedem Menschen genetisch angelegten Schwachpunkte (KSP) geraten unter Stress. Damit es nicht zu einer Entgleisung kommt, werden diese Bereiche mit *Bioplasma* „eingemauert", was zu einem erhöhten Verbrauch von Essenz-Elektronen führt.

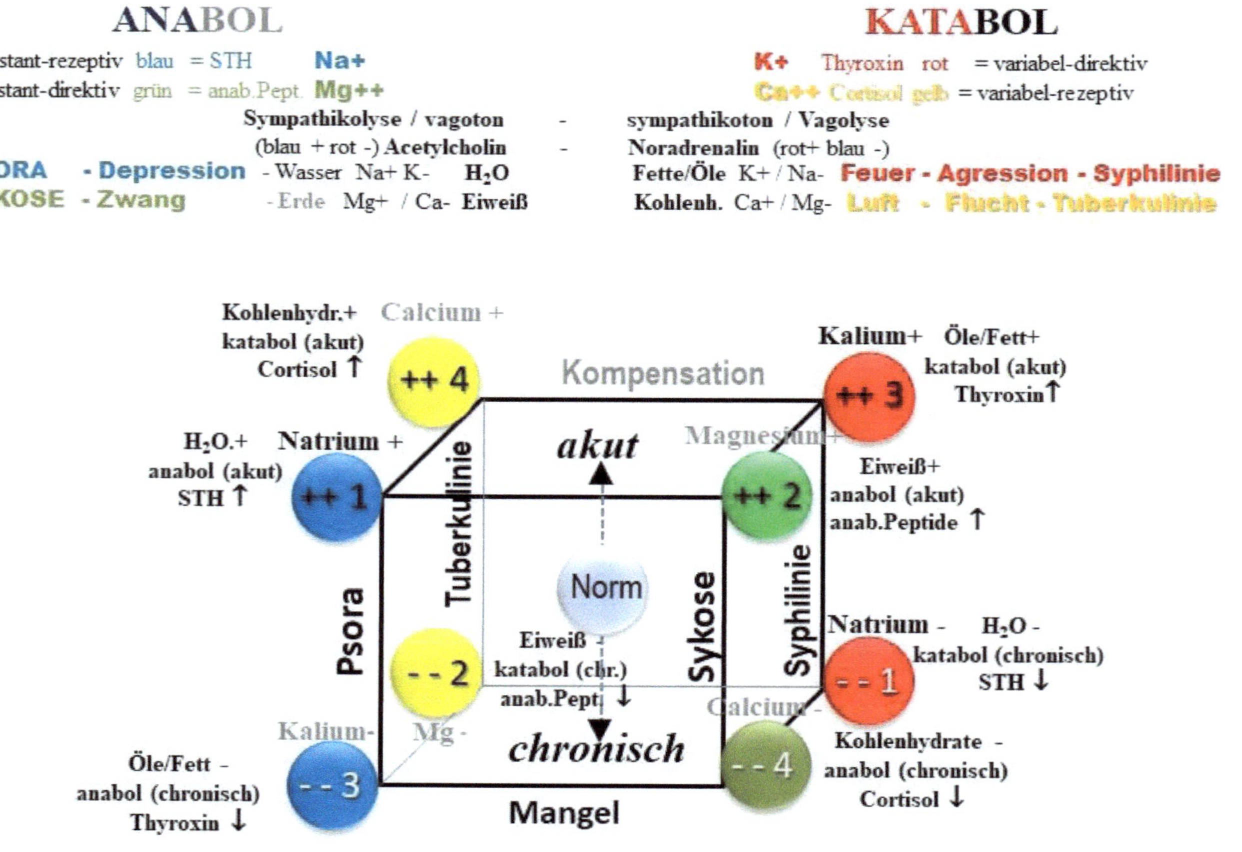

Abb. 15: Ernährung, Minerale, Miasmen & Stoffwechselregulation

Diese mit Lebenserfahrung aufgeladenen Photonen, die in den Elektronen-Tori kreisen, fehlen an anderen Stellen und schwächen das Gesamtsystem „Mensch".

Der erste Schritt in Richtung Heilung wäre deshalb, Blockaden zu lösen, indem Ängste abgebaut, Frieden geschlossen und dann mit Freude in ein neues Leben starten, mit „Lust auf Neues", was dem Lüscher-Gelb entspricht. Das geht nicht so einfach. Aber mit dem notwendigen Hintergrundwissen kann die notwendige Bewusstseinerweiterung besser erfolgen.

Um diese Zuordnung nach den Farben durchführen zu können, ist ein kompletter Lüscher-Test erforderlich. An der Mehrfachwahl gleicher Farben (Kolonnen) lässt sich Kompensation (++) und Ursache (- - = abgelehnter Teil) ablesen. Die gemessene aktuelle Stoffwechsellage entspricht dann der Kompensation, ausgedrückt durch ++.

Durch die Einordnung in den Lüscher-Würfel wird u.a. erkennbar:

1) Wo liegt die eigentliche Ursache der Erkrankung (=Mangel)?
Dazu orientieren wir uns an den unteren 4 Ecken (- -) der Abb. 15:

- Welche **genetische Anlage** (Genotyp) liegt vor?
  (ausgedrückt durch das homöopathische Miasma = Würfelkante)
- Was ist die vorliegende **psychoenergetische Grundstruktur**?
  (variabel-konstant in Wechselwirkung mit rezeptiv-direktiv)
- Was wird auf **Psycho-Ebene** abgelehnt?
  (Ruhe – Festigkeit – Aktivität – Öffnung)
- Was ist die ursprüngliche **Ausgangsstoffwechsellage**?
  (anabol oder katabol, ergibt Hinweis auf Gegenregulation)
- Welche **Hormone** (Regulatoren) sind im Mangel?
  (mit Hinweis auf insuffiziente Hormondrüsen)
- Welche **Mineralien** sind am Geschehen beteiligt?
  (das Minuszeichen unten drückt den Mangel aus)
- Welche Mangelzustände liegen in der **Ernährung** vor?
  (Kohlenhydrate – Wasser – Fette – Eiweiß)
- Besteht eine **verzerrte Realitätssicht** (Unterwertung)?
  (Zuordnung zu den Selbst-Gefühlen)
- Welches **Traumsymbol** passt zur Grundproblematik?

2) Wie erfolgt die Kompensation des Mangels?

Dazu orientieren wir uns an den oberen 4 Ecken (++) der Abb. 15:

- Was ist die **aktuelle Stoffwechsellage**?
  (führt zu den vorherrschenden Symptomen)
- Welche **Regulatoren** (Stoffwechselhormone) dominieren?
- Welche **Elektrolyte** sind im Überschuss?
- Welche **Nahrungsmittel** befinden sich im Übermaß?
- Wie wird auf **Psycho-Ebene** kompensiert?
  (Süchte – Arroganz – Angabe – Illusion)

Die Entstehung einer *neurotischen Fehlhaltung* vollzieht sich nach M. Lüscher in einfach nachvollziehbaren Schritten, die sich am Lüscher-Würfel verfolgen lassen:

- **Fehleinschätzung der Realität, gestörte Wahrnehmung**
- **egozentrische, irreal illusionär übersteigerte Ansprüche (++)**
- **Angst, dass sie nicht erfüllt werden (- -)**

Durch die Ablehnung der wahren Realität folgern egozentrisch übersteigerte Ansprüche und Illusionen (++ = Himmel), die zu einer akuten Erkrankung (= Entgleisung einer chronischen Ausgangslage = Mangel) führen können.

Am besten lassen sich diese komplexen Zusammenhänge an einem konkreten Beispiel aus der Praxis belegen.

Stellen Sie sich einen jugendlichen Allergiker vor (18 Jahre) mit dem Leitsymptom Heuschnupfen, der sich sehr heftig und hartnäckig äußert. In seinem Verhalten wirkt der Patient ruhig, eher angepasst, fast verschlafen. „Neuzeitlichen Dingen" steht er eher ablehnend gegenüber. Eigeninitiative lässt er weitgehend vermissen, ebenso Zielstrebigkeit. Er lebt in den Tag hinein. Es liegt eine Stoffwechsellage von + 50° anabol vor. Im Lüscher-Test zeigt sich (in den Kolonnen) ++1 (Blau bevorzugt) und - -2 (Grün abgelehnt).

Dann finden wir folgende Zusammenhänge (vergl. Abb. 15):

- *Blau bevorzugt* (Drang nach Ruhe und Befriedigung, Süchte)
- *Stoffwechsellage akut anabol* (erhöhte Membrandurchlässigkeit, deshalb geschwollene Schleimhäute mit allen Folgen = ++1)
- *STH erhöht* (im Verhältnis dazu Cortisol und T3/T4 niedrig)
- *Natrium erhöht* (kann auch relativer Kaliummangel sein)
- *zu viel Wasser* (weniger wasserreiche Lebensmittel essen)
- *Grün abgelehnt* (ausweichend, vegetativ labil)
- *chronisch anaboler Ausgangsstoffwechsel* (mit akutem Schub)

- ***wenig anabole Peptide*** (keine Reserven, Erholung nötig = - -2)
- ***Mangel an Magnesium*** (relativer Calciumüberschuss möglich)
- ***Mangel an Eiweiß*** (sollte dafür Kohlenhydrate meiden)
- ***rezeptiv empfangend*** (passiv, im Gegensatz zu direktiv tun)
- ***Selbstzweifel*** (fehlende Selbstachtung)
- ***Traumsymbol die wendige Schlange*** (steht für Anpassung)

Tuberkulinie weist auf *Schwäche* hin, **Psora** auf *Depression*, **Sykose** auf *Zwang* und **Syphilinie** auf *Aggression*. Das alles kann am Lüscher-Würfel abgelesen werden. Dafür ist ein Aufwand von nur wenigen Minuten erforderlich.

Für die Therapie ergeben sich weitreichende Konsequenzen:
- ***Stoffwechselausgleich mit SRT, ZMR. MRT, MORAnova***
- ***Farb-Ton-Therapie mit Grün und Blau*** (im Wechsel)
- ***Integration des Schattens*** (entspricht dem Grün)
- ***Heraustreten aus der Passivität in die Aktivität***
- ***Abbau der eigenen Überwertung*** (Abbau von Süchten)
- ***Aufbau von Selbstachtung*** (durch Erfolgserlebnisse)
- ***Vermeidung von Kohlenhydraten*** (in der Akutphase)
- ***Zufuhr vollwertigen Eiweißes*** (kein Zucker!)
- ***Aufbau von Reserven durch Rhythmen*** (Intervalltraining)
- ***Einhaltung von regelmäßigen Pausen*** (Ordnung)
- ***Magnesiumgaben hochdosiert***
- ***Kochsalz vermeiden***

Hieran wird deutlich, dass die *Allergene* als solche bei dem Patienten keine Primärrolle spielen, sondern im ganzheitlichen Denken in den Hintergrund treten. Der Hauptgrund der Pollinosis ist bei diesem Patienten in der unzureichenden Selbstachtung durch Unterwertung des eigenen Selbst zu suchen.

Die Empfehlung an den Patienten wäre: *Mit Ernsthaftigkeit eigene Ideen verwirklichen, um durch Erfolgserlebnisse die Selbstachtung zu fördern.*

Orientieren müssen wir uns also immer auf der unteren Ebene (- -), da der Mangel aufgefüllt werden sollte. Wird hier kausal angesetzt, kann echte Heilung erreicht werden. *Kausal* bedeutet hier (wie grundsätzlich in der Lebenskonformen Medizin) Behandlung auf allen 3 Ebenen des SEINS *gleichzeitig*. Das heißt dann nicht nur Schluss mit den Krankheitssymptomen, sondern Entwicklungssprung durch Erkenntnisgewinn. Dann hat eine Erkrankung auch ihren *Sinn* erfüllt.

Zuordnungen

Blau konstant- rezeptiv	Grün konstant- direktiv	Rot variabel- direktiv	Gelb variabel- rezeptiv
Ruhe	Festigkeit	Aktivität	Öffnung
- - selbst- unzufrieden	Ableh Selbst- zweifel	nung: Selbst- bedauern	- - Selbst- zwang
+ + Süchte	Kompen Arroganz	sation: Angeber	+ + Illusion
anabol STH	anabol Peptide	katabol Thyroxin	katabol Cortisol
Psora	Sykose	Syphilinie	Tuberkulinie
Depression	Zwang	Aggression	Flucht
Natrium	Magnesium	Kalium	Calcium
Wasser	Eiweiß	Fett/Öle	Kohlenhydr.
Sympathikolyse	Vagotonie	Sympathikotonie	Vagolyse

Tabelle 1: Zuordnung nach der Vierheit (Lüscher/Köhler)

Konfliktstrukturen

(entspricht den Verbindungen der Ecken im Würfel)

Achse Gelb:	**++ 4** **Illusion, Flucht** dilatiert, Kollaps **akut katabol** **Cortisol ↑**	**- - 4** **Besorgtheit, ängstlich** zugeschnürt, Enge **chron. anabol** **Cortisol ↓**
Achse Rot:	**++ 3** **Aggressivität** gereizt **akut katabol** **Thyroxin ↑**	**- - 3** **Resignation** erschöpft **chron. anabol** **Thyroxin ↓**
Achse Blau:	**++ 1** **Drang nach Ruhe** und Befriedigung **akut anabol** **STH ↑**	**- - 1** **Unzufriedenheit, ruhelos** agitiert **chron. katabol** **STH ↓**
Achse Grün:	**++ 2** **überheblich** gespannt **akut anabol** **anab. Peptide ↑**	**- - 2** **ausweichend** vegetativ labil **chron. katabol** **anab. Peptide ↓**

Wenn das Prinzip einmal verstanden und in den Praxisablauf integriert wurde, steht uns ein Instrument zur Verfügung, das nicht nur komplexe Betrachtungen zur Krankheitsentstehung ermöglicht. Es kann außerdem abgelesen werden, wie die Einzelbefunde zugeordnet werden müssen und ob das Therapieregime in sich stimmig ist, d.h. synergistisch wirkt.

Es ergeben sich aber auch neue komplexe Betrachtungsweisen für die *Konfliktstrukturen*, in Verbindung mit der Stoffwechsellage.
Diese werden im Lüscher-Test durch die Kolonnen ermittelt. Auf der linken Seite werden die bevorzugten Anteile aufgesucht (die als Kompensation der

abgelehnten zu verstehen sind). Rechts stehen die nicht gelebten Psychostrukturen. Zu beachten ist, dass der linke Bereich aus dem rechten resultiert, d.h. die Folge einer Vermeidungsstrategie ist (Schatten).

Wenn also wie im o.g. Beispiel ++1 gewählt wird, dann nur deshalb, weil Grün, also Nr. 2 abgelehnt wird. Die Ursache liegt also in der mangelnden Selbstachtung, der Ablehnung von Ernsthaftigkeit und im Fehlen innerer Festigkeit. Dort muss also angesetzt werden. Immer sollte der schwächere Teil unterstützt und nicht das Dominierende bekämpft werden.

Man erkennt sehr deutlich, dass bei den Konflikt-Strukturen auf der rechten Seite im Bereich der Hormone immer eine Mangelsituation herrscht. Das kann bedeuten, dass zu wenig Hormone ausgeschüttet werden (was speziell bei STH zu beachten ist). Es kann aber auch ein Hinweis auf die Erschöpfung der entsprechenden Hormondrüse sein. In letzterem Falle muss diese aktiv unterstützt werden, evtl. sogar durch vorübergehende Hormonsubstitution, sonst ist keine Normalisierung des Stoffwechsels und damit Heilung möglich.

Aus den *Selbstgefühlen* (der Selbststeuerung nach Max Lüscher) resultiert das Verhalten, die *ethische Steuerung*.

Selbstgefühle		**ethische Steuerung**	
Blau -	Zufriedenheit	**Blau** -	eigene Zufriedenheit
Grün -	Selbstachtung	**Grün** -	Ernst
Rot -	Lebhaftigkeit	**Rot** -	Selbstvertrauen
Gelb -	Heiterkeit	**Gelb** -	eigene Freiheit

Eine besondere Bedeutung kommt beim Lüscher-Test jedoch auch den indifferenten, nicht abgelehnten Farben zu. Das ist die „Normalität". Dieser Aspekt wird nicht hinterfragt. So ist man eben. Wenn Veränderung gefordert wird, sollte bedacht werden, dass hier der Grund für die satte Zufriedenheit liegt, für die Gewohnheit, die sich immer als Hemmnis einem Umdenkungsprozess in den Weg stellen wird.

Auch eine noch so gezielt ansetzende Psychotherapie wird keinen Erfolg vermelden, wenn auf Körperebene die Voraussetzungen nicht gegeben sind. Tiefgreifende Veränderungen brauchen anhaltende Krisen!
Ohne chronische Belastung keine akute Erkrankung.

Diese ist jedoch verdeckt im Hintergrund. Das vordergründige Symptom lenkt eher davon ab. Über die Lüscher-Farben ergibt sich nun ein direkter Zugang.

Zusammenfassend lässt sich also sagen, dass mit der Einordnung der Grundkomponenten des Zellstoffwechsels in den 4-dimensionalen Lüscher-Würfel ein neues Kapitel in der Medizin begonnen wurde. Hier treffen mathematisch-geometrische Gesetzmäßigkeiten mit den Grundbausteinen des Lebens zusammen, welche für Struktur und Funktionsabläufe verantwortlich sind. Gleichzeitig zeigt sich an dem Würfel-Modell, dass die Zeit selbst nicht die 4. Dimension darstellt, sondern übergeordnet ist.

Die Diagonale im Würfel (zwischen ++ und - -) zeigt die Lebensachse, auf die sich alle Ereignisse projizieren, sowie die von den Selbstgefühlen gesteuerten Handlungen als Reaktion darauf, und zwar über die hormonellen Regulatoren. Da Hormone die Botenstoffe der Seele sind, wurde damit das fehlende Zwischenglied zwischen Psyche und Soma, die fehlende Dimension gefunden, durch welche erst eine ganzheitliche Betrachtung des Menschen möglich wird.

5. Die Regulation des Zellstoffwechsels und ihr Stellenwert

Auch wenn es für manche Ohren zunächst ungewohnt klingt: Die Regulation des Zell-Stoffwechsels hat die oberste Priorität in der gesamten Medizin! *Sämtliche* Therapieverfahren müssen sich an ihrem Einfluss auf den Zellstoffwechsel messen lassen. Ob es nun Schulmedizin ist, die angewandt wird, Naturheilverfahren oder Psychotherapie – wenn es nicht gelingt, eine festgefahrene, entgleiste Stoffwechsellage positiv zu beeinflussen, ist die gewählte Methode für den Patienten nicht geeignet.

Mit der Messung der Zellstoffwechselregulation haben wir ein Instrument in der Hand, mit dem sich die Wirksamkeit eines Therapieverfahrens direkt am Patienten ganz individuell nachweisen lässt.

Das ist schon etwas ganz Besonderes. Aber es geht noch weiter. Wir können damit auch hervorragende Verlaufskontrollen durchführen, sowie Vorsorgeuntersuchungen. Durch mehrere Messungen, oder einen Provokationstest, lassen sich Regulationsstarren erkennen. Von der gemessenen Stoffwechsellage können ganz gezielte Ernährungsempfehlungen abgeleitet und gleichzeitig die Einhaltung von Diätvorschriften überwacht werden.

Dies alles weist der Zellstoffwechselregulation ihren zentralen Stellenwert in der Medizin zu. Sie ist dabei nicht nur das Verbindungsglied aller Fachrichtungen, sondern führt auch Schulmedizin und Komplementärmedizin zusammen, denn beide müssen sich an den Auswirkungen auf den Patienten orientieren. ***Der Zellstoffwechsel ist das allgemeine Bezugssystem.***

Die Abb.16 zeigt sehr deutlich, dass sich alle Bereiche der Medizin und des täglichen Lebens um die Zellstoffwechselregulation herum gruppieren und damit ein Zusammenhalt, eine Bezugsplattform gebildet wird. Nimmt man diesen zentralen Teil heraus, hängt alles andere zusammenhanglos im Raum. Das ist die Situation, in der wir uns heute befinden, welche durch die Ausweitung des Spezialistentums noch weiter verstärkt wird. Was uns fehlt, ist das vereinigende, das verbindende Element, das gemeinsame Bezugssystem.

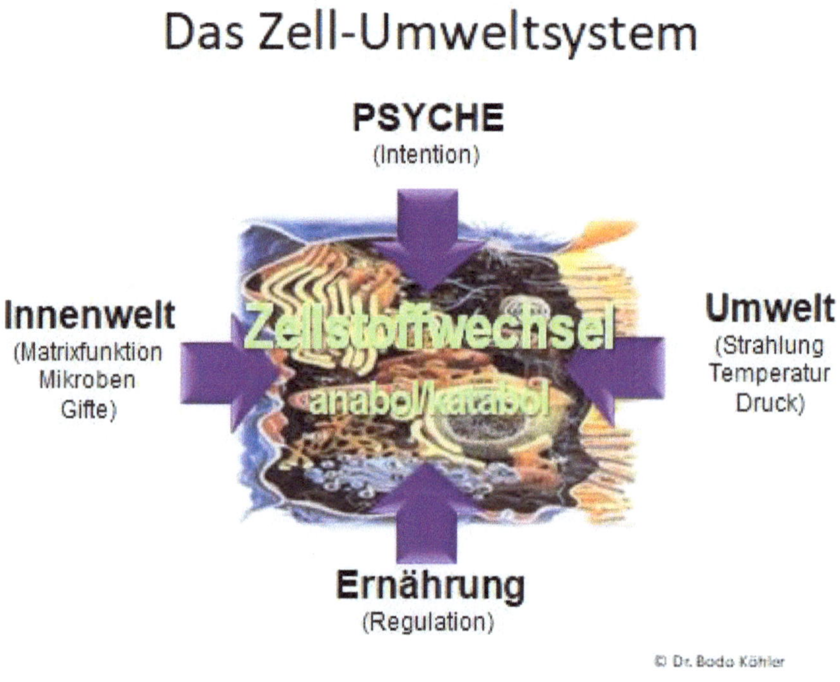

Abb. 16: Die zentrale Stellung der Zellstoffwechselregulation in der Medizin

Jede chronische Erkrankung ist der Ausdruck einer Entgleisung des Zellstoffwechsels mit Verlust der Anpassungsfähigkeit, entweder lokal oder allgemein.

Der Grund hierfür kann auf allen Ebenen liegen. Wenn ein seelisches Dauerproblem zu einer Stagnation im Lebensprozess geführt hat, ist dies für eine Stoffwechselentgleisung ebenso relevant wie ein energetisches Defizit durch den Mangel an π-Elektronen (Bioplasma) und damit verbundener Verarmung an Sonnenphotonen. Es können aber auch weitreichende Zerstörungen notwendiger Gewebeanteile verantwortlich sein, insbesondere der hochempfindlichen Lipoidmembranstrukturen, verbunden mit einem drastischen Absinken des Ordnungsgrades im Gewebe (Entropie), was sich auf die Informationsübertragung ungünstig auswirkt. Diese Situation finden wir bei allen chronischen Entzündungen bis hin zum Krebs.

Im Verständnis der Zellstoffwechselregulation liegt also eine große Chance, um die Zersplitterung durch das Spezialistentum, den Methodenstreit zwischen den unterschiedlichen Auffassungen, sowie die wachsende Unüberschaubarkeit der Medizin endlich zu überwinden. Das Erlernen des Arztberufes und die Einordnung der verschiedenen Symptome eines Patienten könnte wesentlich vereinfacht werden. Es lohnt sich also, die Grundlagen näher zu studieren.

Stoffwechsel

Was ist darunter zu verstehen?
Fragen wir den Patienten nach einer Stoffwechselstörung, denkt er meist an seine Verdauung. Sprechen wir mit einem Kollegen, dann geht es meist um Diabetes. Niemand weiß eigentlich, was mit Stoffwechselregulation gemeint ist.

An dieser Stelle sei auch darauf hingewiesen, dass selbst in der „offiziellen" Meinung (der Spezialisten) zur Stoffwechselregulation sehr viele Ungereimtheiten auftauchen. Ein Grund liegt in der bisherigen Annahme, dass durch Umbauten von anabolen zu katabolen Enzymen und umgekehrt – wobei Co-Enzyme eine Rolle spielen – Stoffwechselvorgänge gebremst oder beschleunigt würden (allosterische Beeinflussung der Phosphofruktokinase). Das wurde als *Pasteur-Effekt* bezeichnet.

Nach heutigen Erkennt-nissen zeigt sich aber, dass der Pasteur-Effekt in erster Linie vom **Redox-Status der Zelle** abhängig ist und auch *negativ* werden kann. Er wird deshalb heute als „Änderung der Synthesegeschwindigkeit durch Variieren des O_2-Partialdruckes, bei gleichbleibender Enzymkonzentration" definiert.

Hoher O_2-Partialdruck (der jedoch durch einen Sauerstoff-*Sog* (!) entsteht, auf Grund der ***Auto-Oxydation*** hoch-ungesättigter Fettsäuren), bedeutet hohe Konzentration an Elektronenakzeptoren für die Atmungskette und damit verbundene verstärkte ATP-Bildung. Anabolie und damit Wachstum, Antikörper-Bildung usw. setzt die Hemmung des Pasteur-Effektes voraus. Das bewirken die anabolen Peptide in den Zellen. Die Verbindung Stoffwechsel – Matrix erfolgt über das Nährstoffangebot. Ist das Molekularsieb nicht durchlässig, gibt es kein anaboles Wachstum.

Das Glutathionsystem kann als Spiegelbild des Redoxsystems gesehen werden mit nahtloser Interkonversion (als Arbeitsteilung zu verstehen). Hier zeigen sich direkte Zusammenhänge mit dem Funktionszustand des Immunsystems. Doch dazu später.

Basisregulation

Der anabole Synthese- und der katabole Energie-Stoffwechsel sind miteinander verknüpft und bedingen sich gegenseitig. Keiner von beiden kann korrekt beschrieben werden, ohne gleichzeitige Berücksichtigung des Partners (YIN-YANG-Prinzip). Ihre Aktivität ist im Ruhezustand gleich. Sie wird durch die sog. ***Basisregulation*** gewährleistet, welche durch Oxydations- und Reduktionsvorgänge gekennzeichnet ist, durch den Austausch von Elektronen (Elektronendonator-Akzeptor-Reaktionen), ein ständiges Geben und Zurückgeben. Das **Redox-Potential** bestimmt die Basisregulation und gewährleistet damit den „Alltagsstoffwechsel" der Zellen.

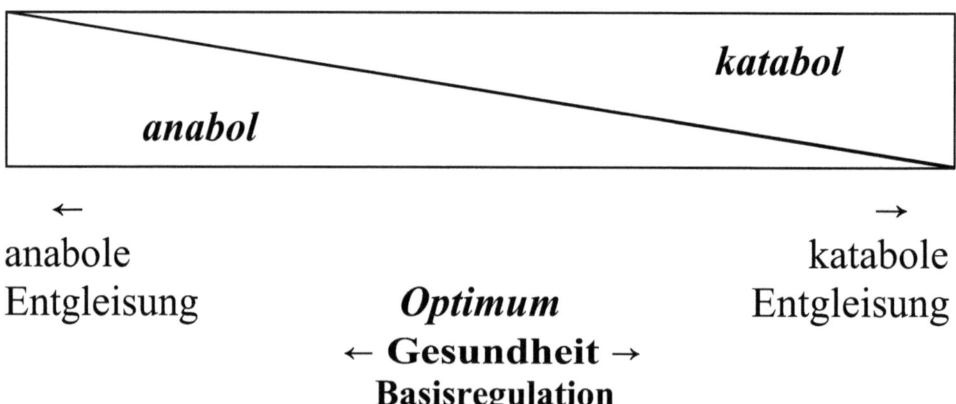

Abb. 17: Das polare Prinzip der Zellstoffwechselregulation

Wenn man bedenkt, dass in jeder Zelle pro Sekunde(!) 30.000 bis 100.000 chemische Reaktionen ablaufen (das sind 10^{18} Reaktionen pro Sekunde im Gesamtorganismus – eine unaussprechlich große Zahl), dann stellt sich natürlich die Frage nach einer intelligenten, ausreichend schnellen Steuerung. Rein rechnerisch müssen die Reaktionen innerhalb 1 Nanosekunde (10^{-9} Sekunden) getriggert werden. Dazu sind nur **Photonen** in der Lage, welche aus dem Sender-Empfänger-System DNS kommen. Deren laserartigen Impulse steuern diese Abläufe. Photonen bringen Elektronen in höhere Umlaufbahnen (Anregungszustand), wodurch sie reagibler mit Nachbaratomen werden. Damit kann die Basisregulation ohne, oder nur mit minimaler Einschaltung von Hormonen ablaufen.

Kommt es nun zu Reizbelastungen – das kann Stress sein, aber auch eine Belastung durch Toxine, Mikroben, Viren usw. – dann müssen die übergeordneten hormonellen Regulatoren stärker in Aktion treten, um möglichst rasch eine angemessene Adaptation an die Belastung herbeizuführen. Dabei werden nicht beide Stoffwechselanteile gleichzeitig „hochgefahren", sondern nacheinander. In der Zeitverzögerung, dem „Hinterherhinken" liegt der Krankheitswert. Im ausgeruhten Zustand – mit entsprechenden Reserven an Cortisol und anabolen Peptiden – ist der Ausgleich auf höherem energetischen Niveau bereits nach 1 Stunde (!) erfolgt. Sonst dauert es 4-5 Tage und läuft meist mit den Symptomen einer akuten Erkrankung (die als Heilreaktion verstanden werden muss!) nach der „Alarmreaktion" nach Selye ab.

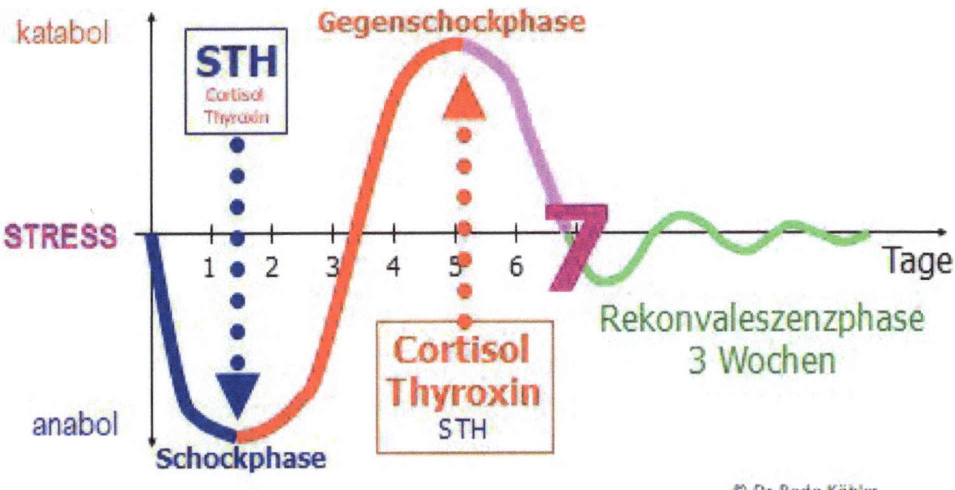

Abb. 18: Alarm-Reaktionsphasen nach Selye

Dabei wird zunächst eine „Schockphase" durchlaufen, die parasympathicoton und damit *anabol* verläuft, um dann am dritten Tag in die sympathicotone „Gegenschockphase", welche *katabol* verläuft, überzugehen. Nach genau 1 Woche ist der Prozess (die akute Heilreaktion) üblicherweise abgeschlossen. Es schließt sich noch eine dreiwöchige „Rekonvaleszenzphase" an.

Die akute anabole Phase ist gekennzeichnet durch die klassischen Entzündungszeichen Rubor, Tumor, Calor, Dolor. Funktionelle Merkmale sind neben einer hohen Produktionsrate an Antikörpern die **erhöhte Membranpermeabilität.** Es tritt verstärkt Flüssigkeit in das Gewebe aus mit allen Folgen. Der Patient hat meist hohes Fieber, friert aber dabei (Schüttelfrost), ist müde und apathisch.

Der Übergang in die katabol gesteuerte Gegenschockphase ist mit einem Fieberabfall am dritten Tag, weiterhin Hitze, aber jetzt mit Schwitzen verbunden. Der Patient ist meist unruhig. Nach einer Woche sind die Symptome verschwunden. Zurück bleibt noch eine gewisse Schwäche. Es besteht allerdings Rückfallgefahr am 8. Tag!
Das kann nochmals zu Symptomen führen, die unbedingt Anlass für eine Nachbehandlung geben sollten. Denn sonst kann es zu einem schleichenden Verlauf (z.B. Post Covid), oder aber zu einer massiven Verschlimmerung kommen. Mit der Biophysikalischen Informations-Therapie BIT ist das leicht beherrschbar, aber nur wenn unter Kenntnis der Alarmreaktion sofort am 8. Tag interveniert wird.
Komplikationen dieser Art treten aber nur auf, wenn die Schockphase nach Selye nicht voll ausagiert werden kann, d.h. wenn das heilsame hohe Fieber fehlt, oder unterdrückt wird, was leider Standard der Schulmedizin ist.

Unwissen über das Thema Stoffwechselregulation kann Leben kosten!

Pathologisch wird es auch, wenn der Patient in der katabolen Phase steckenbleibt.

Drei-Komponenten-Regulation

Nach J. Schole kann nur dann eine Stoffwechselregulation erfolgen, wenn 3 Komponenten als sog. „Basisregulatoren" *gleichzeitig* im Einsatz sind: **Schildrüsenhormone** und **Cortisol** (aktivieren die Flavinenzyme in den Mitochondrien und wirken deshalb katabol), sowie **STH**, bzw. die **anabolen Zellpeptide** (hemmen die Flavinenzyme).

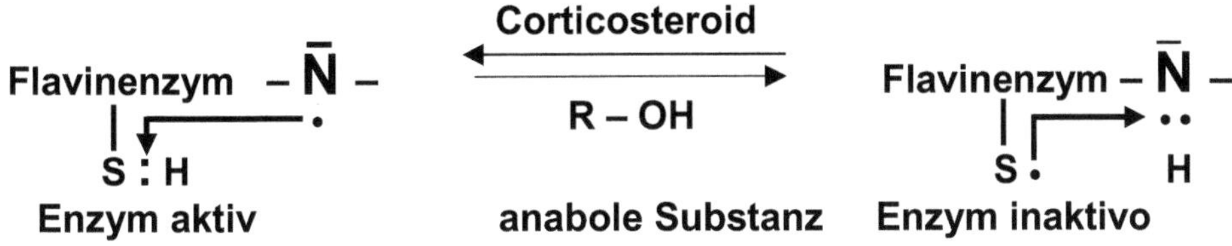

Cortisol → Aktivierung membranständiger Flavinenzyme

Anabole Peptide können die katabole Aktivität der Mitochondrien nur um 20% senken, da sie die Radikale im Inneren nicht erreichen können. Besonders wirksam ist die OH-Gruppe des Tyrosins.

Thyroxin → Aktivierung der Atmungskette, indem sie als Elektronenpumpe den Elektronenfluss und damit die ATP-Bildung in der Atmungskette steuern. Damit wird verminderter O_2-Druck kompensiert.

Es existieren 2 Atmungsketten – in den Mitochondrien und im Cytosol. Der **Zellkern** hat ein eigenes Elektronentransportsystem.

Die Latenzzeit der Schilddrüsenhormone kann durch Cortisol aufgehoben werden. Die Aktivierung der Atmungskette ist nur möglich bei gleichzeitiger Stimulierung der NADH-Ubichinon-Reduktase. Wird diese jedoch gehemmt, ist die Schilddrüse inaktiviert. Dies kann z.B. erreicht werden durch 6-wöchige Protein-Karenz.

Das *Verhältnis* der einzelnen Komponenten zueinander, d.h. **die Höhe der Regulatorspiegel** bestimmen die vorherrschende Stoffwechsellage (anabol – katabol). Es werden unterschiedliche Genbereiche aktiviert und damit die Induktion bestimmter Enzyme bewirkt, die für die vorliegende Stoffwechsellage benötigt werden. Die **Enzymmenge** hängt also von der Höhe der Regulatorspiegel ab. Diese wird daher vom *schwächsten* Partner bestimmt. Das, was vorherrscht, ist also immer aus einem *Mangel* entstanden (vergl. Abb. 22) – ein häufig anzutreffendes Prinzip.

Durch das Abdichten der Lysosomen-Membran (geringere Freisetzung von Proteasen, Ribonucleasen etc.) sowie steigendem Substratspiegel erfolgt eine *Stabilisierung* der Situation.

Rezeptoren

Die mechanistische Vorstellung des Andockens von bestimmten Stoffen ist nach den heutigen Erkenntnissen nicht länger haltbar. Wenn tatsächlich für sämtliche Substanzen Rezeptoren vorhanden wären, würde die Oberfläche einer Zelle gar nicht ausreichen.

Vielmehr werden die Rezeptoren von den Zellen aktiv auf- oder abgebaut, je nachdem, was die Zelle gerade benötigt. Ein aktiver, intelligenter Prozess! Sie enthalten außerdem Proteinkinasen, weshalb sie selbst mit den Regulatoren wechselwirken können und eine Separation für Kern und Cytoplasma möglich ist (über Phosphorylierung).

Durch eine allgemeine Dephosphorylierung kehrt sich die Wirkung sofort um, so dass sehr schnell von anabol auf katabol umgeschaltet werden kann (und umgekehrt).

Praxistipp:

Wir wissen um das Problem der Nebennierenerschöpfung bei chronischen Erkrankungen, die schon nach wenigen Wochen auftreten kann. Wenn nun aber kein, oder zu wenig Cortisol produziert wird, <u>kann</u> sich der Zellstoffwechsel nicht mehr normalisieren, weil eben alle 3 Komponenten in voller Höhe vorhanden sein müssen.

Das ist der Grund, warum viele Asthmatiker oder Rheumapatienten nicht mehr ohne Cortison auskommen.

Ähnliches trifft aber auch für die Schilddrüse zu. Es ist heute mit den üblichen Untersuchungsmethoden *nicht* möglich, eine sog. Dysthyreose zu verifizieren. Die den Tagesschwankungen nicht angepasste Ausschüttung von Schilddrüsenhormonen zeigt sich leider nicht in den Blutwerten, weil die Spanne des Normbereichs zu groß ist. Wir sehen aber sehr viele solcher Patienten in der Praxis mit den typischen Symptomen einer solchen Störung. Auch hier muss davon ausgegangen werden, dass die Stoffwechselregulation nicht korrekt erfolgen kann. Wer dies nicht beachtet und die Hormondrüsen im Falle der Insuffizienz nicht unterstützt (Organampullen, energetische Behandlung), oder entsprechend substituiert, kann nicht erwarten, dass der Patient geheilt wird!

Durch die besondere räumliche Struktur der Rezeptormoleküle können sie mit ganz spezifischen Schwingungsfrequenzen in Resonanz gehen, wodurch subtile Steuerungsvorgänge ermöglicht werden. Dies wird auch durch die

Praxis bestätigt. Der Stoffwechsel einer Zelle lässt sich bioenergetisch von außen einregulieren durch die Übertragung der gerade notwendigen Informationen der Regulatoren. Dies ist mit VEGA-SRT, ZMR 703, MRT 503 und EQ 103 problemlos möglich. Die Umstellung dauert maximal 2 Minuten.

Dieses kompliziert erscheinende Zusammenspiel lässt sich sehr einfach am Beispiel der Kugel erklären, die sich auf einer gekrümmten Ebene befindet, und zwar genau am Scheitelpunkt. Dort bleibt sie stehen, wenn keine Kräfte auf sie einwirken. Es genügt jedoch ein minimaler Impuls, um sie zum Rollen zu bringen (Basisregulation durch Elektronen). Wenn sie sich noch nicht weit von der Mitte entfernt hat, genügt wiederum eine geringe Kraft, um sie anzuhalten, bzw. zur Mitte zurück zu rollen. Hat sie jedoch schon eine weitere Strecke zurückgelegt (Anpassung an starke Belastung), dann erfordert es größere Anstrengungen, um den Ausgangszustand wieder zu erreichen. Es werden die übergeordneten hormonellen Regulatoren stärker beansprucht (dargestellt durch die waagerechten Pfeile).

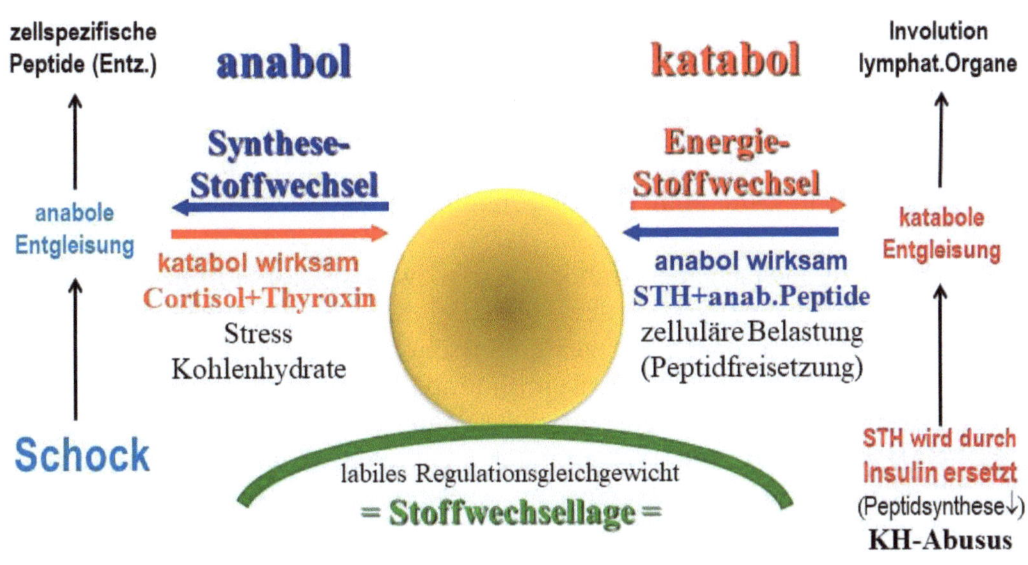

Abb. 19: Regulation des Zellstoffwechsels und Entgleisungen

Dies ist bis zu einer bestimmten Grenze möglich. Wird diese überschritten (Dauerbelastung), dann kommt es zur Stoffwechselentgleisung (anabol oder katabol), und die Erkrankung wird chronisch. Hier ist Hilfe von außen nötig. Um welche es sich dabei handeln sollte, kann an den waagerechten Pfeilen abgelesen werden.

Wurde der Stoffwechsel auf Dauer nach **anabol** verschoben, dann fehlt es (der Mangel!) an *kataboler* Aktivität. Die Patienten fallen auf durch chronische Müdigkeit bis hin zur Depression, Abwehrschwäche, fehlende Körperwärme und pastöses Gewebe. Sie neigen zu Verlangsamung, chronischen Entzündungen, Versteifung und Verhärtung (Rheuma, MS, Lebercirrhose).

Cortisol und Schilddrüsenhormone wirken *katabol* und können den Prozess günstig beeinflussen, jedoch nur, wenn noch Cortisol-Rezeptoren am Kern vorhanden sind und auch ausreichend STH ausgeschüttet werden kann.
Liegt eine **katabole** Stoffwechselentgleisung vor, dann fehlt es entsprechend an *anaboler* Aktivität. Die vordergründigen Symptome sind degenerative Erscheinungen (alle „-osen") sowie Entartungen bis hin zu Krebs, zentrale Wärme bei peripherer Kälte (falls Übersäuerung vorliegt), keine Reserven, schnelle Erschöpfbarkeit. Hinzu kommen oftmals Vergesslichkeit und Konzentrationsstörungen bis hin zur Demenz.

Bei beiden Stoffwechsellagen versucht der Organismus mit einer Gegenregulation auszugleichen, was die ursprünglichen Symptome verschleiern kann. Eine anabole Entgleisung wie z.B. ein Zahngranulom führt nicht selten zu katabolen Symptomen wie Herzrhythmusstörungen, Unruhezuständen etc. Deshalb sollte immer an eine Herdbelastung gedacht werden.

Davon zu unterscheiden sind katabole (bzw. anabole) Stoffwechsellagen, in denen noch reguliert werden kann. Bei Kindern zählt ADHS dazu, jede Form von Nervosität, Konzentrationsschwäche, Lernschwierigkeiten usw. Helfen würde hier das Wachstumshormon STH, bzw. die anabolen Peptide in der Zelle, wenn sie ausreichend gebildet werden. Die Ausschüttung von STH ist jedoch meist blockiert durch 2 Faktoren – **Kohlenhydratabusus** und **Psychodauerstress** (siehe später). Aber STH allein würde auf Grund der Drei-Komponenten-Lehre keinen Effekt erzielen, sondern nur zusammen mit Cortisol und Schilddrüsenhormonen, die in ausreichender Höhe vorhanden sein müssen.

Zu den vorherrschend anabolen Stoffwechsellagen gehören rezidivierende Entzündungen und das große Spektrum der Allergien.

Vom Gesamtdurchschnitt der chronisch Kranken haben ca. 80% eine katabole Stoffwechsellage, meist als Gegenregulation einer (lokalen) anabolen Entgleisung, weshalb hier die häufigsten Erkrankungen zu finden sind: Von den Herz-Kreislauf-Krankheiten, über tumoröse Entartungen, bis hin zur Colitis ulcerosa, M. Crohn, chron. Pyelonephritis usw. Da es hier primär darum geht, die anabole Aktivität über STH-Ausschüttung zu steigern, verdient dieser Punkt besonderes Interesse (vergl. Abb. 22).
Neben dem Glutathion-System und dem Redox-System existiert noch das Sulfhydril-Disulfid-System. Die Reduktion der Schwefel-Radikale, bzw. der sich daraus bildenden gemischten Disulfide ist mit einer NADPH-abhängigen Glutathionreduktase möglich.

Anabole Effekte

Der anabole Effekt einer Substanz resultiert aus dem Impuls, der in der Lage war, die Radikalkonzentration zu vermindern. Dies wird bewirkt durch trope Hormone (zunächst im Cytosol), was zu einer Erhöhung der Membranpermeabilität für Na, K, Ca, sowie einer Steigerung der Glykolyse und Syntheserate führt.

Anabole Peptide sind Radikalfänger und hemmen den cortisolinduzierten Katabolismus. Sie sind gewebespezifisch. Ihre Funktion wird unterstützt durch

- **fettlösliche Vitamine (einschließlich B12)**
- **biogene Amine (Serotonin, Histamin)**
- **Prostaglandine, Leukotriene**
- **Ginsenoside**
- **Schwermetallverbindungen CuSO$_4$, Arsenik**
- **Stoffe mit Hydroxyl- und Aminogruppen**
- **Nitrile und Stickstoffoxyde**

Stark anabol unterstützend wirkt SH-Glutathion.

Die Bildung von Fett durch die Induktion der Fettsäurensynthase (Malatenzym) und der Alpha-Glycerophosphatdehydrogenase durch Insulin ist abhängig von T3 und Cortisol. Glucagon hemmt diese Induktion.

Spezielle Hormonwirkungen
Adiuretin (Vasopressin) wirkt katabol.
Glucose und Glykogen werden durch das Zusammenspiel von **Corticosteroiden + Insulin** (= anaboles Peptid) gebildet. **Glukagon** hat nur unterstützende Funktion.

STH + Insulin induzieren die Bildung von **Somatomedinen** in der Leber, die besonders im Binde- und Stützgewebe (Knorpel!) eine Rolle spielen. Sie bewirken als anabole Peptide die Bereitstellung des „fibroblast growth factor" (= second messenger).

Somatostatin hemmt die STH-Ausschüttung. Es wird durch Insulin aktiviert und steigt immer gleichzeitig mit dem Insulin an. Es wird im Hypothalamus, den Delta-Zellen des Pankreas und im MD-Trakt gebildet und oszillierend freigesetzt.

Adrenalin + Noradrenalin setzen sehr rasch Thyroxin frei, worüber eine tiefgreifende katabole Regulation möglich ist. Ohne Sympathicus kann man überleben, nicht jedoch ohne Nervus vagus.

Die Aktivierung der Flavinenzyme und damit cortisonähnliche Effekte bewirken katabole Ketogruppen
- **Methylxanthine**
- **Isopropylaminodihydropyrogallol**

Die cortisonähnliche (nur schnellere) Wirkung von cAMP:
- **schnelle Steigerung der Glykogenolyse**
- **der Lipolyse**
- **der Glconeogenese**

Das „ineinander geschachtelte" Funktionsprinzip der Stoffwechselregulation macht es auf den ersten Blick schwierig, eindeutige Aussagen über die vorliegende Situation beim Patienten zu machen. Wir haben nicht gelernt, polar zu denken, was hier notwendig ist. Außerdem müssen wir nicht nur 2, sondern tatsächlich 12 verschiedene Stoffwechsellagen auseinanderhalten, weil sich akute Prozesse chronischen überlagern können.

Dann ist die Symptomatik oft nicht eindeutig. Hier hilft einzig und allein die lokale Messung weiter.

$$\text{Stoffwechsellage} = \frac{\text{Synthesestoffwechsel}}{\text{Energiestoffwechsel}}$$

Aber auch der Organismus selbst macht es sich nicht einfach, weil beide Wege, Synthese- (SSW) und Energiestoffwechsel (ESW) *nebeneinander* in einer Zelle bewerkstelligt werden müssen. Dazu ist das *reduzierende Milieu* des anabolen, gleichzeitig aber auch das *oxydierende Milieu* des katabolen Stoffwechsels erforderlich. Es ist ein generelles Problem der Einzelzelle und aller vielzelligen Organismen. Das ist nur mit räumlicher Trennung durch Membranen zu lösen.

Anabole Aktivität spielt sich im *Cytosol* ab und wird vom Zellkern gesteuert. Katabole Aktivität wird in den *Mitochondrien* ermöglicht und ebenfalls vom Zellkern gesteuert, obwohl sie eine eigene DNS haben.

Die Rolle der Strukturfette

An dieser Stelle soll etwas zu den Strukturen gesagt werden, denn es betrifft die Zellen selbst. Es geht hier insbesondere um die Rolle jener Fettsäuren, die nicht frei im Gewebe herumschwimmen, sondern in Zellmembranen eingebaut sind und dort wichtige Aufgaben erfüllen. Leider wird der Stellenwert des *hochdynamischen* Fettstoffwechsels völlig unterschätzt. Wir sollten uns einmal die Frage stellen, warum so viele Strukturen des Organismus direkt aus Fett, oder aus seinen Derivaten bestehen. Fett ist bekanntermaßen ein exzellenter Energiespeicher (vergl. Kap. 2). Das Besondere am Fett besteht aber darin, dass es sehr reaktionsfreudig ist und sich besonders leicht verstoffwechseln lässt, und zwar durch verschiedene Wege.

Bei dieser Gelegenheit muss auch den *Zellmembranen* eine komplexere *Funktion* zugeschrieben werden, als es gemeinhin geschieht. Ihre komplizierte Struktur kann nur in der Dynamik verstanden werden, mit welcher sie derart vielfältige Aufgaben erfüllt. Ihre hohe Funktionalität geht aber leider auf Kosten der Stabilität. Hier liegt der eigentliche Schwachpunkt der Zelle. Wenn das Membranpotential von −70 bis −90 mV nicht mehr aufgebaut werden kann, ist auch kein Stoffwechsel mehr möglich. Dann sind wir mit jeder Regulationsmedizin am Ende.

An dem speziellen Membranaufbau sind Fette in besonderer Weise beteiligt. Die Doppel-Lipoidstruktur ist nämlich nicht zufällig aus cis-Fettsäuren (Linol- und Linolensäure) aufgebaut. Durch ihre besondere räumliche Anordnung binden diese Fette eine große Zahl freier Ladungsträger an sich, die sog. π-Elektronen (vergl. Kap. 2). Diese haben eine hohe Affinität zum tieffrequenten Sonnenlicht (rotes Spektrum, λ 630 nm), mit welchem sie in Resonanz treten, das nicht gerade zufällig eine hohe Eindringtiefe in das

Gewebe besitzt Dadurch können die Zellen (vor allem die Haut) Sonnen-energie direkt aufnehmen. Diese Bausteine wirken also wie „Solarbatterien", was eine kaum beachtete Besonderheit des Organismus darstellt.

Die Linolsäure ist auch in vielen anderen Strukturen nachweisbar (Proto-plasma, Nervenzellen usw.) und als Elektronenspender aktiv, um lebensnot-wendige, energieverzehrende Prozesse (in Verbindung mit Sonnenlicht und Sauerstoff) zu fördern. Sie liefern vor allem Energie für die notwendige Entgiftung, einschließlich der Elimination von Schwermetallen und regulieren durch ihr basisches Verhalten den Säure-Basen-Haushalt. Trans-Formen der Fette stoppen diese Vorgänge, so dass wir hier wieder ein polares Verhalten erkennen können. Die cis-Form ist wegen ihrer Reakti-onsfreudigkeit (= Autoxydation, reagiert u.a. sofort mit Sauerstoff) sehr unbeständig und muss deshalb, da sie essentiell ist, von außen ständig ersetzt werden. Dies wird gefördert durch Cortisol, jedoch durch Östrogene gehemmt.

Die **Strukturfette** spielen jedoch noch aus einem anderen Grunde eine wichtige Rolle: Sie stellen einen starken Isolator dar, d.h. sie können durch Ausbildung einer Doppelmembran Kondensatorfunktion übernehmen (nicht zu verwechseln mit der guten Leitfähigkeit der Lipoproteide!). In diesem Zusammenhang sind sie für die Elektrodynamik in unserem Organismus von entscheidender Bedeutung. Je nachdem wie sie sich aufgeladen haben, bilden sie den Boden für die lebensnotwendigen *Potentialwirbel*. Diese werden durch Bewegung induziert und hängen von der Leitfähigkeit ab. Je schlechter diese ist, umso mehr Wirbel können sich bilden.

Die cis-Linolsäure bindet durch ihre Affinität zu Sulfhydrylgruppen u.a. an Glutathion und Cystein, was für die Zellentgiftung von Bedeutung ist. Bei den Entgiftungs- und Entsäuerungsvorgängen (Pufferwirkung) werden sie jedoch selbst verbraucht, bzw. geschädigt. Freie Radikale, Schwermetalle, Toxine und andere chemische Substanzen (Medikamente!), aber Mikro-wellen und auch energiereiche Strahlen (Radioaktivität, Röntgen), ja selbst (erhitzte) gesättigte Fette (z.B. Polyöle in Fischkonserven oder Mayonaise sowie erhitzte Salatöle), oder gehärtete Fette in der Margarine, sowie Konservierungsstoffe, Pökelwurst und Nitrite zerstören diese ungesättigten Fette, woraus Alterungsprozesse und Zellentartungen resultieren. Diese Milieuveränderung bietet außerdem einen Nährboden für die verschieden-sten Parasiten.

Eine lokale Übersäuerung ist ein untrügliches Zeichen für die Verarmung an ungesättigten Fettsäuren, aber auch an freien Elektronen.

Die Zerstörung der Fettsäuren und das Auftreten der unphysiologischen *trans*-Formen schafft ein neues Problem. Die Fette sind meist an Eiweiße gebunden (Lipoproteide), wodurch sie wasserlöslich sind. Weitere wichtige Eigenschaften sind die Anregung der Schleimsekretion der Drüsen und Verbesserung der Fließeigenschaften des Blutes und damit der Kapillardurchblutung. Durch die Zerstörung verklumpen sie und gehen von der flüssigen in die feste Form über. Dadurch treten lokale Stase mit Lymphstauungen oder Mikrozirkulationsstörungen auf.

Eine Veränderung der Fette selbst durch schädigende Einflüsse, oder die häufige Zufuhr von *trans*-Formen und anderen gesättigten Fettsäuren begünstigen das. Wegen der katabolen Stoffwechsellage des Endothels treten diese auch an der Gefäßinnenhaut auf und bilden die Vorreiter der Arteriosklerose (siehe dort). Atheromatöse Plaques sind das typische Merkmal der belastenden Verfestigung der Fette. Gleichzeitig sinkt die Leistungsfähigkeit (wegen des Ausfalls der „Solarbatterie"). Die Leistung des Immunsystems wird durch die fehlende Bindung an Glutathion und Cystein ebenfalls reduziert, mit allen Folgen.

Praxistipp:

Um diesen Degenerationsprozess aufzuhalten, ja sogar umzukehren, sollten verstärkt hochungesättigte Fettsäuren in Verbindung mit Eiweiß zugeführt werden. Dies wird mit der Öl-Eiweißkost nach Budwig erreicht (siehe unter „Ernährung"), womit die gesundheitsfördernden Lipoproteide zugeführt werden. Die Erfahrungen bei allen degenerativen Leiden, bis hin zu Krebs, sind hervorragend, weshalb eine solche Kost in keiner Ernährungsempfehlung fehlen sollte.

Die Wirkung wird jedoch wesentlich gesteigert, wenn parallel Sonnenlichtbestrahlung erfolgt. In der kalten Jahreszeit kann dies mit speziellen Lampen unterstützt werden, z.B. mit Infrarotlicht.

Der Abbau der Fettablagerungen wird durch Enzyme und milchsauer vergorenes Gemüse unterstützt.

Alles, was zerstörend auf die Fette wirkt, lähmt gleichzeitig die Zellatmung und führt zu innerer Erstickung. Das muss nicht immer zum Zelltod führen, sondern kann die Zelle zum Umschalten von der aeroben Glykolyse auf Gärung veranlassen. Das finden wir bei der Krebszelle. Schon Otto Warburg postulierte als primäres Krebsmerkmal eine Störung in der Atmungskette. Ihm fehlte allerdings noch ein wichtiger Baustein – die hoch ungesättigten Fettsäuren.

Vegetatives Nervensystem

Durch Vernetzung mit dem **Vegetativum** wirken sich zusätzlich modulierend Acetylcholin (anabol) sowie Noradrenalin (katabol) aus. Dies zeigt sich insbesondere dann verstärkt (katabol), wenn vermehrt *Dauerstressfaktoren* vorliegen (Herde, Toxine usw.).

Die optimale Funktion der speziellen Regelkreise ist nur auf der Grundlage einer stabilen Basisregulation gewährleistet.

Das bedeutet für die Praxis, dass bei Funktionsstörungen <u>jeder Art</u> zuerst die Stoffwechselregulation angeschaut und evtl. korrigiert werden muss, bevor ins Detail gegangen werden kann, z.B. an eine Herdsanierung. Oftmals löst sich dann das Problem von selbst.

Hochinteressante Vernetzungen ergeben sich mit den **Sexualhormonen** – Östradiol (anabol)/Progesteron (katabol) und Testosterol (anabol)/Corticosteroid (katabol). Auftretende Insuffizienzen der Hormondrüsen (Klimakterium des Mannes oder der Frau) wirken sich dementsprechend aus.

Die Frau unterscheidet sich (auch) in dieser Beziehung nachhaltig vom Mann. Sie hat nämlich 2 Hormone, die sie belastbarer in Stresssituationen machen: Cortisol <u>und</u> Progesteron.

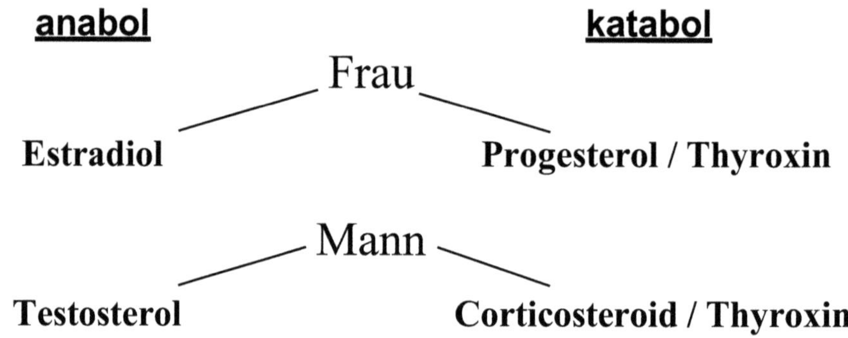

Der Grund ist leicht nachvollziehbar. In der Schwangerschaft steigen die Östrogene stark an, was den Stoffwechsel auf anabol schaltet. Um die nötige Energie bereitzustellen, müsste nun auch die katabole Aktivität über Schilddrüse und Nebenniere gesteigert werden. Die Schilddrüse ist zwar zu dieser Dauerbelastung (normalerweise) in der Lage, nicht jedoch die Nebenniere.
Um diese zu schonen, erledigt diese Aufgabe das Progesteron. Wenn die Frau nicht schwanger ist, kann sie bei starkem Stress darauf ausweichen und schont damit ihre Nebennieren.

Praxistipp:

Bei einer Frau mit Gewichtsproblemen sollten die Hormonspiegel am 10. und am 20.Tag bestimmt und die Östrogene (Estriol, Östrol und Estradiol) zum Progesteron in Relation gesetzt werden. Bei Progesterolmangel sollte substituiert werden, z.B. mit natürlichem Hormon aus der Yams-Wurzel. Natürliche Östrogene (ebenfalls im Handel erhältlich) stammen u.a. aus dem Granatapfel.

Weiterhin sollte konsequent Stressabbau betrieben werden. Das bezieht sich aber nicht nur auf den äußeren Stress, sondern auch auf inneren „Dauer-stress" durch Herde, Toxine usw.

Als Drittes müssen die kurzkettigen Kohlenhydrate aus der Nahrung elimi-niert werden, weil sie verhindern, dass genügend STH ausgeschüttet werden kann, das nach der Drei-Komponenten-Theorie für eine Normalisierung des Zellstoffwechsels unabdingbar ist.

Regelmäßige sportliche Dauerbelastung (nicht unter ½ Stunde) führt zur Fettverbrennung über die Muskulatur.

Die polare Stoffwechselregulation hat weitere praktische Auswirkungen. Wir können sehr oft beobachten, dass klimakterische Frauen verstärkt zu Übergewicht neigen und große Mühe haben, ihr Gewicht zu halten. Bei den Laboruntersuchungen zeigt sich i.d.R. ein Abfall von Progesteron (schon ab dem 42. Lebensjahr!) bei noch normaler Östrogenproduktion, oder nur leichter Verminderung. Das heißt, die anabol wirkenden Hormone überwie-gen mit allen Folgen – auch chronischen Entzündungen. Progesteron kann dann sehr hilfreich sein.

Ein weiterer Faktor ist das ständige Bestreben des Organismus nach innerer Stabilität. Wenn eine Frau verstärktem Stress ausgesetzt ist, der katabol wirkt, regelt der Stoffwechsel verstärkt anabol nach, um die Abweichung von der Norm wieder auszugleichen. Damit geht die Schere auf. Leber und Fettgewebe sind hochgradig anabol, der übrige Organismus hingegen katabol eingestellt. Das ist die gleiche Konstellation, die wir bei jedem Pykniker finden.

Kommt die gestresste Frau nun in die Ruhe (z.B. nachts oder am Wochen-ende), dann überwiegt die anabole Aktivität, und das Gewicht steigt.

Nun ist auch bekannt, dass STH, welches einen überwiegend katabolen Stoffwechsel (Herz-Kreislauf-Erkrankungen, Krebs u.ä.) in die Normalität überführen könnte, dann nicht freigesetzt werden kann, wenn der Insulinspiegel hoch ist (durch zu viele Kohlenhydrate), oder Psychodauerstress herrscht (hemmt STH-Releasing-Hormon).

Es gilt die Beziehung

Insulin ↑   ⇔   STH ↓

Kohlenhydrate   Immunschwäche
Psychodauerstress   Antikörper-Mangel

Da wir es heute in der Praxis mit etwa 80% katabolen Stoffwechsellagen zu tun haben, empfiehlt sich bei all diesen Patienten – therapeutisch oder prophylaktisch (z.B. beim stressgeplagten Manager) eine strikte 6-wöchige **Kohlenhydratrestriktion** einzuhalten. Dazu gehören Kartoffeln, gekochte (!) Karotten, Industriezucker, Getreide (Pasta, Brot), Reis und Mais.

Nach Ablauf dieser Zeit kann alles wieder gegessen werden, allerdings deutlich reduziert, bzw. ersetzt durch Vollkornprodukte. Dadurch wird erreicht, dass der Insulin- und Somatostatin-Spiegel absinkt und STH wieder ansteigen kann. Dadurch kann endlich die anabole Gegenregulation in Gang kommen.

Es gibt allerdings 3 Kontraindikationen (da es sich hier um klassische *anabole* Entgleisungen handelt: Lebercirrhose, Sarkoidose und den rheumatischen Formenkreis. Weiterhin sollte beachtet werden, dass Schwerkranke nur unter ärztlicher Aufsicht mit der Diät beginnen sollten, da anfangs (wegen der Gegenregulation zum STH) vermehrt Cortisol ausgeschüttet werden muss, dies aber bei einer erschöpften NNR nicht geschehen kann. Diese Situation sollte rechtzeitig erkannt und durch Gegenmaßnahmen (Stoffwechsel-Regulations-Therapie SRT, ZMR 703, MRT 503) abgefangen werden. Es können auch anabole Peptide zusammen mit Cortison (low dose, z.B. Cortison D 6-Tabletten) verabreicht werden, um Umstellungsprobleme leichter zu beherrschen.

Die Resultate dieser Ernährungsumstellung werden gewöhnlich subjektiv als sehr positiv empfunden. Bei Blutuntersuchungen lassen sich manchmal ebenfalls erstaunliche Resultate bemerken. Es können sich z.B. niedrige <u>und</u> hohe, entzündungsbedingte Eisen-Spiegel normalisieren. Auch die Polyglobulie spricht gut an.

Erhöhte Triglyzerid-Spiegel als echte Risikofaktoren fallen drastisch ab, ebenso Blutzucker und Insulin. Ein latenter Diabetes kann sich darunter normalisieren.

Die Antikörperproduktion verringert sich, wodurch sich Autoimmunkrankheiten normalisieren können.
Gleichzeitig sinkt das Krebsrisiko und Altersprozesse verlangsamen sich, da anabole Regenerationsprozesse wieder möglich sind. Das betrifft auch die Blutgefäße, weshalb sich arteriosklerotische Veränderungen nachweislich zurückdrängen lassen und sich sogar ganz auflösen können.

Wird zur KH-Diät gleichzeitig die Fettzufuhr erhöht (durch Budwigs Öl-Eiweiß-Kost), dann erfolgt die Umstellung des Stoffwechsels oft schon nach 4 Wochen.

Die kohlenhydratreduzierte Kost kann auch länger eingehalten werden, und zwar als Gesundheitsfürsorge, Alters- und Krebsprophylaxe.

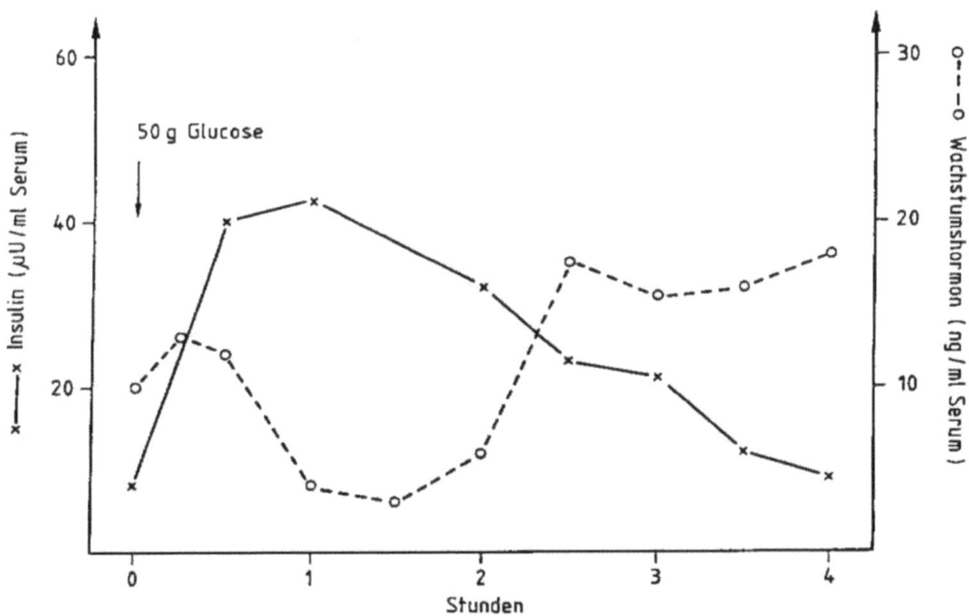

Abb. 20: Beeinflussung des Serumspiegels von STH durch die Zufuhr von Glucose. Beide Kurven – STH und Glucose – gleichen sich spiegelbildlich (aus Schole/Lutz „Regulationskrankheiten").

Vernetzung mit anderen hormonellen Regelsystemen

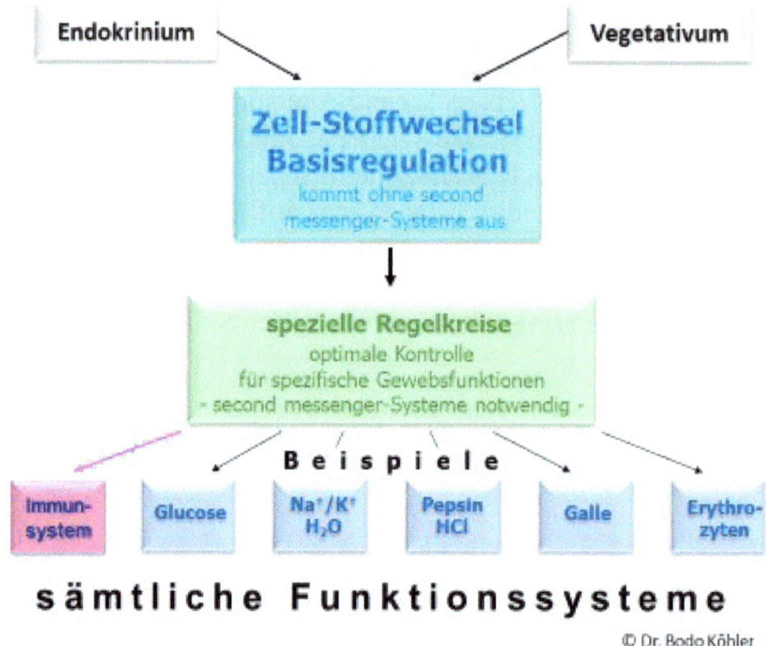

Abb. 21: Abgrenzung der Basisregulation von den speziellen Regelkreisen

Wie aus der folgenden Abb. 22 hervorgeht, gibt es aber noch eine ganze Reihe anderer Faktoren, die zu einer Hemmung der ausgleichenden Komponente beitragen können. Aus dieser Sicht kann der Grund einer *nicht erfolgten Heilung* (nicht der Erkrankung selbst!) immer darin gesucht werden, dass die *ausgleichenden Kräfte* aus verschiedenen (!) Gründen *nicht wirksam werden können*.

Gesundheit liegt genau in der Mitte zwischen anabol und katabol, wobei sich eine Oszillation um diesen Mittelwert durch zirkadiane Rhythmen ergibt. Die Merkmale einer chronischen Erkrankung zeigen sich in einem Verlust der Rhythmik (durch welche nach H. Heine die Homöostase hergestellt wird), sowie der Unmöglichkeit, von selbst in den Ausgleich zu kommen. Sie kann deshalb als *anabol* oder *katabol* eingeordnet werden, je nachdem, welcher Schenkel überwiegt.

> **Praxistipp:**
> Hier lässt sich klar erkennen, warum der Hyperinsulinismus zu einer chronischen Abwehrschwäche führen muss. Dies finden wir z.B. bei Kindern, die viele Süßigkeiten essen. Man erkennt sie oft daran, dass sie eine ständig laufende Rotznase haben. Es sind die sog. Lymphatiker.
>
> Aber auch der Diabetiker reiht sich hier ein, weil oftmals nicht die Erschöpfung des Pankreas zugrundeliegt, sondern eine Insulinresistenz bei erhöhten Blutzuckerwerten.
>
> Kinder, die Wachstumsprobleme haben (STH-Mangel!) sollten nur sehr zurückhaltend mit Kohlenhydraten ernährt werden. Bei den anderen, die unkontrolliert in die Länge schießen, würde sich umgedreht die erhöhte Zufuhr bremsend auswirken. Über den gezielten Einsatz der Ernährung kann also eine Steuerung des Längenwachstums erfolgen, durch die damit verbundene Stoffwechselnormalisierung gleichzeitig jedoch auch eine Reduktion der meist damit verknüpften Infektanfälligkeit.

Leider sind die Bezeichnungen irreführend. Eigentlich müssten Krankheiten danach benannt werden, wo der Mangel liegt, weil dort auch therapeutisch angesetzt werden muss. Die Zuordnung „anabol" bedeutet, dass dieser Zustand vorherrscht (z.B. Asthma bronchiale) und verleitet dazu, ein „Anti"-Mittel einzusetzen. Die Blockade liegt jedoch auf der katabolen Seite und müsste primär dort durch *Unterstützung* gelöst werden!

> **Praxistipp:**
> Zu beachten ist hier beispielsweise die Wirkung von Alpha-Blockern. Sie hemmen die anabole Aktivität und fördern damit den Katabolismus. Empfohlen werden diese aber z.B. bei Bluthochdruck, einer katabolen Störung, wodurch ein normaler Stoffwechselausgleich völlig verhindert wird.
> Auf der anabolen Seite (z.B. bei Rheuma, Asthma etc.) verhält es sich ähnlich mit der Verordnung von Antibiotika. Durch die Zerstörung der Darmflora wird jeder Heilungsvorgang unterdrückt, da der katabole Stoffwechsel blockiert wird.
> In beiden Fällen verhindern psychische Belastungen die Ausschüttung von Regulatoren. Im Falle anaboler Erkrankungen ist es das Cortisol, im anderen Fall das STH-Releasing-Hormon. Eine Mitbehandlung der Psyche, auch durch Phytotherapie oder Bach-Blüten ist deshalb zwingend notwendig.

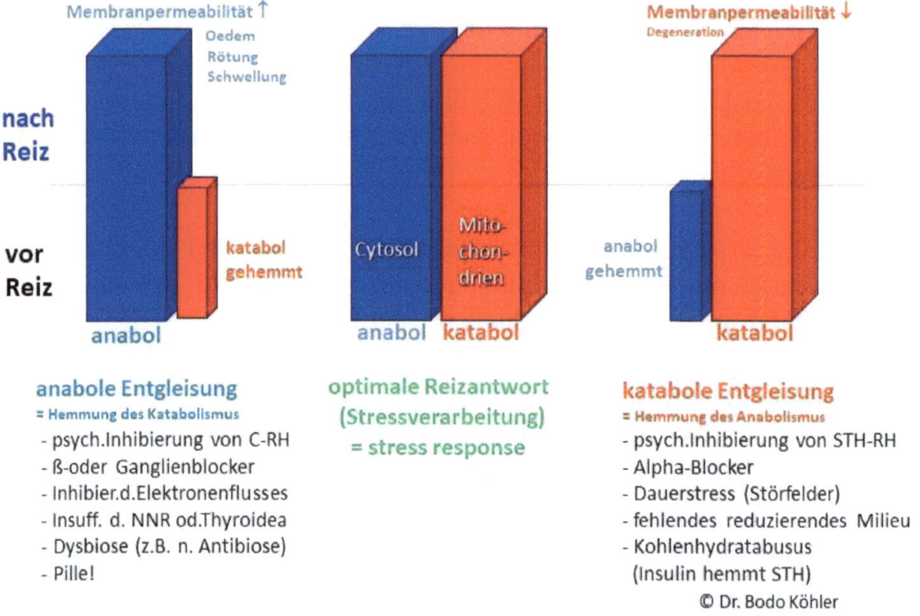

Abb. 22: Stoffwechselregulation und unzureichende Belastungsadaptation, links des katabolen, rechts des anabolen Schenkels

Elektrolyte

Die Forschungen über das Grundregulationssystem n. Pischinger haben gezeigt, dass vier Hauptelektrolyten (Na, K, Ca, Mg) eine besondere Bedeutung zukommt, da sie das polare Reiz-Antwort-Verhalten der Matrix beeinflussen. Die Verabreichung einzelner Fraktionen wirkt sich deshalb direkt auf die Stoffwechselregulation aus. Natrium und Magnesium wirken anabol, Kalium und Calcium katabol. Das ist der Grund, warum Magnesium bei den (katabolen) Herzerkrankungen ebenso mit Erfolg eingesetzt wird, wie Calcium bei der (anabolen) *akuten* Allergie.

Minerale

Absichtlich soll hier zwischen Elektrolyten und Mineralien unterschieden werden. Wir kennen insgesamt 81 Elemente (3^4), die im Periodensystem nach einem 7er System geordnet sind (4 +3). Aber jeweils 4 bilden eine Art Plattform (vergl. 4 Elemente), und stehen miteinander in direkter Wechselbeziehung.

Praxistipp:
Bei der Verordnung von den heute so beliebten orthomolekularen Präparaten sollte verstärkt darauf geachtet werden, in welchem Verhältnis die 4 Hauptminerale enthalten sind. Sind Natrium und Kalium, bzw. Calcium und Magnesium ausgewogen, verhalten sie sich neutral, d.h. sie werden den Stoffwechsel nicht verändern. Ist jedoch ein stoffwechselbeeinflussender Effekt gewünscht, was bei chronischen Krankheiten i.d.R. zutrifft, dann sollte die Mischung entsprechend verändert werden.
Von ganz besonderer Relevanz ist dies für die katabole Krebserkrankung, weil hier (katabol wirkende) Calciumgaben absolut verboten sind.

Die 4 Hauptmineralien Na – K, sowie Mg – Ca stehen in einer polaren Beziehung zueinander, sind aber nochmals untereinander vernetzt, weil auch sie dem Gesetz der Vierheit gehorchen. Spätestens seit der Matrixforschung durch Pischinger, aber sicherlich aus der Erfahrung heraus schon viel früher

ist bekannt, dass sie auf das Reiz-Antwort-Verhalten der Matrix neben der Fibrozytenladung und dem gerade vorliegenden Hormonmuster einen entscheidenden Einfluss ausüben. Dies bezieht sich natürlich auch hier auf die Umschaltung anabol – katabol. Reize können eine bestimmte Stoffwechsellage vertiefen bzw. fixieren, aber auch zu einer Umkehrung führen. Liegt eine katabole Stoffwechsellage vor, dann kann durch gezielte Bewegung, aber auch durch Klopfmassage ein starker anaboler Reiz gesetzt und als Folge davon eine Heilreaktion initiiert werden.

Alle anderen Elemente spielen im Organismus auch eine Rolle, was meist erst dann bemerkt wird, wenn ein Mangel auftritt (vergl. Selen und Krebs). Es ist deshalb keinesfalls von untergeordneter Bedeutung, wenn tatsächlich *alle* Elemente in den Lüscher-Würfel eingeordnet würden, da auf diese Weise die Orthomolekulare Medizin unter einem neuen Aspekt aufgewertet werden könnte. Viele Kombinationspräparate müssten dann überdacht, aber auch über freie Kombinationen könnten mit mehr wissenschaftlichem Hintergrund nachgedacht werden, welches der Elemente das 81. ist und somit eine ganz besondere Bedeutung hätte, weil es herausfällt aus dem System. Es könnte z. B. sein, dass dieses eine Art Kontrollfunktion hat.

Ein ganz neuer Aspekt kristallisiert sich nun durch die Forschungen von K. Meyl heraus, weil nämlich der *Leitfähigkeit* des Gewebes von dessen Zusammensetzung an Mineralstoffen abhängt. Ihr kommt deshalb eine große Bedeutung zu, weil die Ein- und Ausrollvorgänge der Potential-Wirbel direkt davon abhängen.

Wenn wir von Leitfähigkeit sprechen, geht es erneut um den freien Fluss der Elektronen im Gewebe. Sie sind mit Photonen aufgeladen (bzw. entstehen überhaupt erst aus ihnen), die im Laufe des Lebens mit immer mehr Erfahrung programmiert wurden. Sie bilden die Elektronen-Tori, die in ihrer Gesamtheit als Bioplasma (das CHI der Chinesen) bezeichnet werden.

Daran wird deutlich, dass Kenntnisse in Elektrodynamik erforderlich sind, um sich Lebensprozessen mit dem richtigen Ansatz zu nähern. Im Medizinstudium ist das nur ein marginales Thema. Dieses Defizit sollte von jedem wissbegierigen Therapeuten unbedingt aufgefüllt werden!

Es ist also noch viel Arbeit zu leisten. Wir stehen gerade an einem hoffnungsvollen Neubeginn.

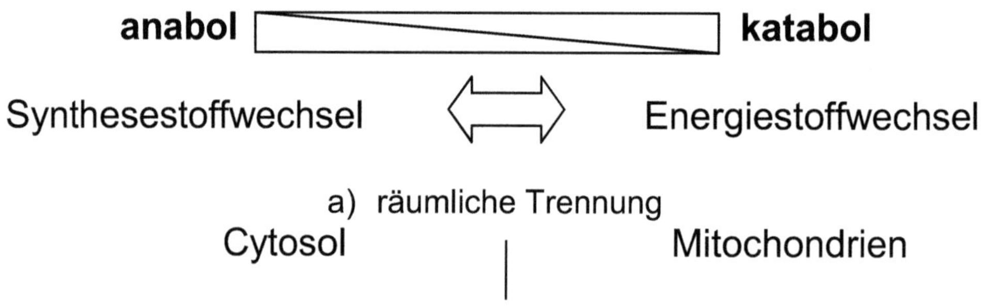

Abb. 23: Optimale Einstellung des Redoxpotentials durch 3 Systeme

Optimale **Relation** und ausreichende **Höhe** der Regulatoren ermöglichen eine optimale **Stoffwechsellage** (optimales Redoxpotential im Cytosol, in den Mitochondrien und im Zellkern).

Wegen der Komplexität der Zusammenhänge und deren eminenter Wichtigkeit werden hier die **zusammenfassenden Ausführungen** von J. Schole wörtlich wiedergegeben:

„Aufbauend auf dem Pasteur-Effekt, als dem elementarsten Regulationsprinzip, sprechen alle experimentellen Fakten und alle Indizien dafür, dass die **Basisregulation** in allen Zellen eines höheren Organismus über das **Redoxpotential** erfolgt, ergänzt durch die Möglichkeiten der **Interkonversion** und **Allosterie**. Die „**Second-Messenger-Systeme**" werden nicht für die Basisregulation, sondern für sehr schnelle Reaktionen, z.B. in speziellen Regelkreisen eingesetzt, wodurch das gesamte Regulationssystem eine enge Vernetzung erfährt. Die Basisregulation erfolgt durch **Drei-Komponenten-Systeme**: Corticosteroide und Schilddrüsenhormone regulieren als **katabole Komponente** den Energiestoffwechsel (in den Mitochondrien und Zellkern) und durch Somatotropin bereitgestellte Peptide als **anabole Komponente** den Synthesestoffwechsel im Bereich des Cytosols und Zellkerns (**3 Haupstoffwechselhormone des Endokriniums**).

Ein zweites System, das – mit dem Endokrinium eng verknüpft – zur *Modulation* dieser Basisregulation eingesetzt wird, besteht aus dem Noradrenalin als **kataboler** und dem Acetylcholin als **anaboler** Komponente (**Vegetativum**). Die Komponenten beider Systeme müssen in optimaler Relation zueinander in ausreichender Höhe in den Zellen vorliegen, um einen optimalen und ausreichend stabilen stationären Zustand zwischen Energie- und Synthesestoffwechsel und damit einen für die verschiedenen Zellkompartimente idealen Redox-Status zu garantieren (**optimale – stabile „Stoffwechsellage"**; entspricht dem Begriff „Gesundheit").

Bei der **positiven Belastungsadaptation** werden die Hauptstoffwechselhormone innerhalb einer Stunde aus den Depots bereitgestellt, unter hochsignifikanter Steigerung der Funktiontüchtigkeit des Organismus. Bei längerer Belastung erfolgt unter Beteiligung des Zellkerns eine Anpassung der Enzymmuster, Mitochondrienzahlen etc. an die neue Situation. Bei bevorzugter Bereitstellung einer Komponente kommt es zu **regulativen Entgleisungen**, die als Regulationskrankheiten bekannt geworden sind (**negative Belastungsadaptation**; entspricht dem Begriff der „**Chronischen Krankheit**").

Bei starken psychischen Belastungen ist die Somatotropin- bereitstellung gestört („Adaptationssyndrom"), beim Schock die Bereit- stellung der Corticoide. Dazwischen gibt es für alle Gewebsbereiche alle Übergänge.

Die Kenntnis der Konzentration und damit der Wirksamkeiten beider endokriner und beider vegetativer Komponenten in einem Organismus ist daher in der Medizin für die Diagnostik, Therapie und Prophylaxe von außerordentlicher Bedeutung." (Zitatende)

Möglichkeiten der Reizanpassung (Adaptation)

Der Organismus benutzt 2 Wege, um sich an äußere Belastungen anzupassen. Einer ist ausgesprochen effektiv, weil die Gesamtzeit bis zur vollständigen **Belastungsadaptation** nur 1 Stunde beträgt. Dies funktioniert jedoch nur, wenn die Hormonspeicher in der Nebenniere voll sowie ausreichend anabole Peptide in den Zellen vorhanden sind. Dieses Gesundheitspotential treffen wir leider immer seltener an. Dann könnten selbst Bakterien oder Viren ohne Auftreten von Symptomen abgewehrt werden. Das Bestreben sollte deshalb immer sein, volle Speicher zu haben, was aber nicht durch Ruhe, sondern nur durch Abwechslung von Belastung und Entlastung erreicht werden kann, also Rhythmus.

Akute Erkrankungen *entstehen nur, wenn die Cortisolspeicher, bzw. anabolen Peptide durch Stress erschöpft sind*, weil dann eine *Belastungsadaptation* nach der Sofortreaktion (Dauer 1 Stunde) nicht mehr möglich ist. In diesem Fall erfolgt „Stufe 2" des Abwehrprogramms, die *Alarmreaktion nach Selye*, welche 7 Tage dauert. Die hierbei auftretenden Symptome (Fieber, Schwitzen etc.) dürfen nicht unterdrückt werden.

Der zweite Weg geht mit dem Auftreten akuter Symptome einher und muss als *Heilreaktion* verstanden werden, damit sich der Organismus auf diese Weise von seinen Eindringlingen befreien kann. Das läuft nach dem Schema der Abb. 18, der Alarmreaktion nach Selye ab. Hier muss zunächst die Produktion der anabolen Peptide auf der einen Seite und des Cortisols auf der anderen Seite hochgefahren werden, bevor der Stoffwechsel optimal einreguliert werden kann. Trotzdem ist auch dieser Weg eine physiologische Variante. Wer hier Allopathika zur Fieberunterdrückung oder Antibiotika einsetzt, hat nicht nur das Prinzip falsch verstanden, sondern schadet seinen Patienten nachhaltig. Der Zeitrhythmus wird dadurch gewaltsam durchbrochen und das freie Sich-Einpendeln um die Mittellage verhindert. Die Folgen sind starre Stoffwechsellagen, entweder anabol oder katabol, ohne die Fähigkeit, sich rasch an wechselnde Umweltbedingungen anpassen zu können.

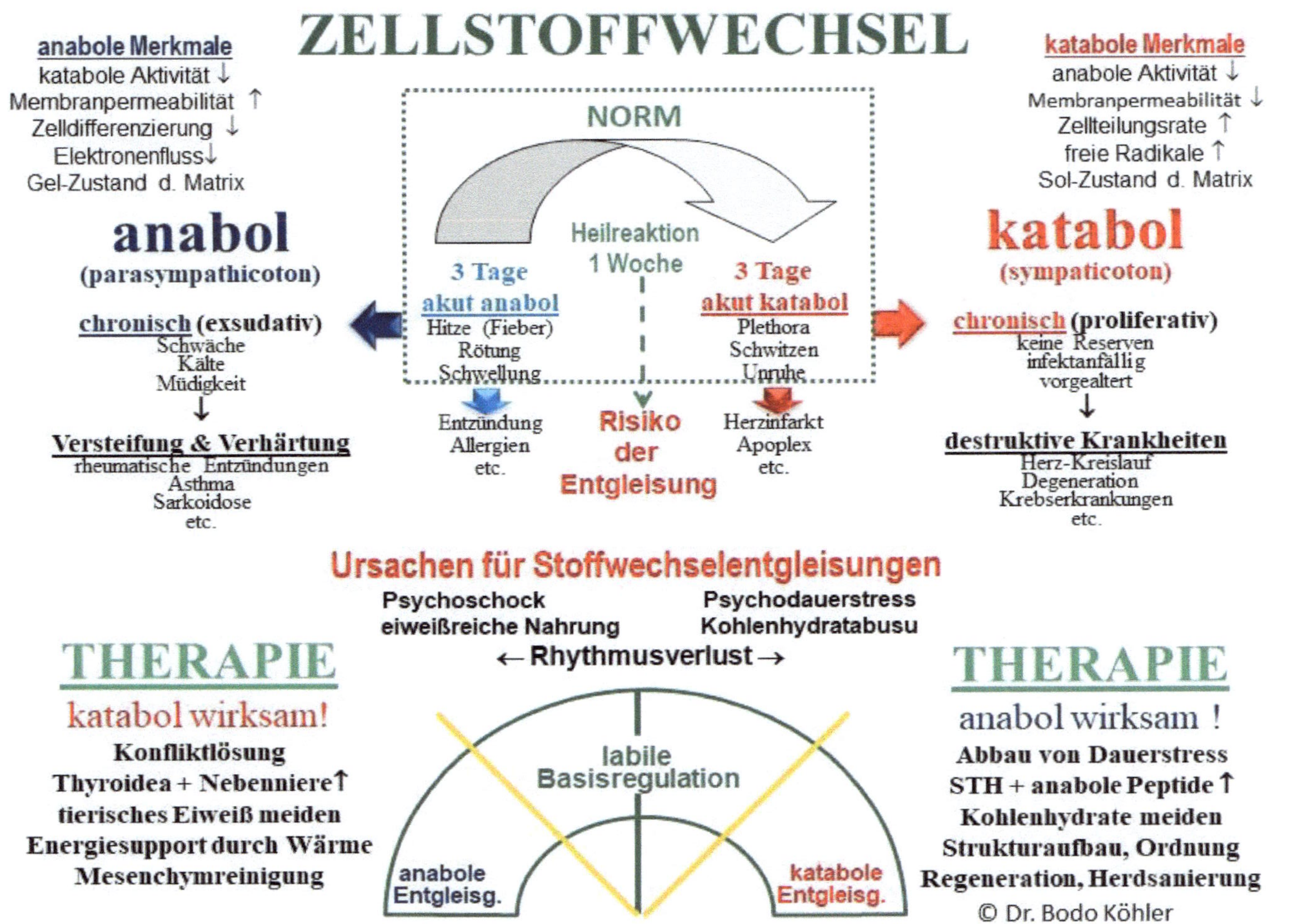

Abb. 24: Stoffwechselregulation und chronische Zustände

Die 2 Phasen unterscheiden sich nicht nur in der Zeit, sondern auch durch die unterschiedliche Aktivität der Stoffwechsellagen zu Beginn.

Bei der *schnellen Phase* kommt es primär zu einer erhöhten *katabolen* Aktivität, was mit Sympathicotonie, bei der *verzögerten* primär zu einer erhöhten *anabolen* Aktivität, was mit Parasympathicotonie einhergeht. Alle akuten Erkrankungen, so wie wir sie kennen, folgen diesem Schema (vergl. Abb. 18 Seite 81).

Stoffwechselanpassung

schnelle Phase (symptomlos)	verzögerte Phase (akute Heilreaktion)
- Entleerung der Corticoid-Depots = 30 Minuten	- Steigerung der Corticoid- und Peptidproduktion
- Freisetzung anaboler Peptide durch STH = 60 Minuten	- schneller Anstieg der Peptide in der Zelle
	- optimaler Regulatorspiegel nach 4 - 5 Tagen

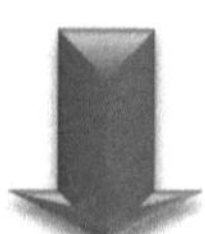
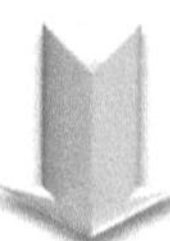

positive Belastungsadaptation	positive Belastungsadaptation

Abb. 25: Die zwei physiologischen Wege der Stoffwechselanpassung

In der Literatur findet man manchmal missverständliche Angaben. Das liegt jedoch an der Interpretation der Messergebnisse. Selbstverständlich finden wir in einer katabolen sympathicotonen Phase auch anabole Aktivität, weil die Stoffwechselregulation nach polaren Gesetzen abläuft. Entscheidend für die Symptomatik (nicht für die Therapie!) ist jedoch, was überwiegt.

> **Praxistipp:**
> Der Organismus kann auf jeden Reiz mit der schnellen oder der verzögerten Phase reagieren. Der Unterschied beträgt aber fast 1 Woche! Im ersten Fall spürt man nichts, im zweiten Fall zeigen sich akute Symptome.
> Das Ziel sollte deshalb sein, möglichst nur noch mit der schnellen Phase zu reagieren. Erreicht wird dies dadurch, indem die Hormonspeicher aufgefüllt werden. Dies ist jedoch nicht durch Ruhe (Faulenzen) zu erreichen, sondern durch Intervalltraining. Dies kann auf allen Ebenen – von der Psyche über Ernährung, bis hin zum Sport erfolgen.
> Hierdurch würde echte Prävention erreicht auf einem wissenschaftlichen Hintergrund (vergl. „Lebens-Rhythmus-Therapie").

Ein Schock erzeugt immer zunächst eine anabole Reaktion wie z.B. bei der Schocklunge oder Schockniere. Diese ist gekennzeichnet durch eine Überflutung des Gewebes mit Flüssigkeit, weil die Membrandurchlässigkeit erhöht ist. Deshalb wird in der Akutversorgung Cortison eingesetzt, was den Einstrom stoppt. Dies wirkt bekanntermaßen katabol, weshalb sich durch die Beobachtung in der Praxis wieder einmal die Richtigkeit der Drei-Komponenten-Theorie nach J. Schole zeigt.

Eine Besonderheit soll hier erwähnt werden. Wenn sich der Organismus an einen Reiz adaptiert, erfolgt der Stoffwechselausgleich *auf höherem Niveau*. Das bedeutet, dass dadurch eine höhere Belastbarkeit gegenüber Folgereizen erreicht wurde. Das ist auch der Grund, warum Sport (in Maßen) die Abwehrleistung erhöht.

> **Praxistipp:**
> Wenn beim Patienten größere Eingriffe geplant sind, kann vorher durch eine positive Belastungsadaptation die Abwehr gesteigert werden, wodurch sich die Heilungschancen wesentlich verbessern. Das ist vor allem bei kritischen Eingriffen zu beachten.
>
> Das kann also z.B. durch Kneipp'sche Anwendungen geschehen, oder auch durch einmalige intensive körperliche Belastung.
> Bei sehr geschwächten Patienten kann aber auch (beispielsweise wegen eines unumgänglichen operativen Eingriffs) 1 Stunde vorher eine Injektion von 50 bis 100 mg Cortison i.v. verabreicht werden. Durch die damit bewirkte Resistenzsteigerung wird das OP-Risiko wesentlich gemindert.

Rückstellmechanismen

Der hoch aufgerüstete „Apparat" muss sich nach einem Reiz auch wieder geordnet zurückbilden, damit die Ökonomie gewahrt bleibt. Dies geschieht in der ersten Phase genau am achten Tag, nachdem die Gegenschockphase nach Selye (vergl. Abb. 18 Seite 81) beendet ist. Dann erfolgt ein rascher Abfall der Corticosteroide, sowie der Abbau der Corticoidrezeptoren am Zellkern. Gleichzeitig kommt es zu einer Repression der Peptidsynthese. Dabei wird eine kurze anabole Phase durchlaufen.

Hier besteht Rückfallgefahr!

Noxe
⇓
positive Belastungsadaptation
⇓
kurze anabole Phase
⇓
Re-Adaptation

Praxistipp:

Es gibt viele Patienten, die bei akuten Erkrankungen eine weitgehend normale Alarmreaktion nach Selye durchlaufen. Dann kommt es jedoch zu einem Rückfall. Manchmal sogar zu mehreren. Bei Stoffwechselmessungen zeigt sich hier immer ein Verharren in der normalerweise nur kurzen anabolen Phase, was sich symptomatisch in Schwäche und Müdigkeit äußert.

In diesen Fällen sollte mit entsprechenden Maßnahmen die katabole Aktivität gefördert werden – vom Schwitzbad bis zur kohlenhydratreichen, vegetarischen Kost, oder direkt mit Geräten zur Stoffwechseltherapie (VEGA-SRT, ZMR 703, MRT 503). Vorbeugend kann jedoch noch viel eleganter vorgegangen werden, indem genau am achten Tag (spätestens am neunten) eine Therapie mit o.g. Geräten durchgeführt wird, und zwar mit Einstellung „anabol" (was natürlich getestet werden sollte), um auf diese Weise die katabole Aktivität zu unterstützen.

Stoffwechselblockaden

Die Gründe sind vielfältiger Natur, sehr oft jedoch iatrogen verursacht. Antirheumatika und Antibiotika führen zu einer anabolen, die übrigen „Anti's" zu einer katabolen Stoffwechselentgleisung und verhindern eine normale Regulation (vergl. Abb. 22 Seite 98). Auch die Pille gehört dazu.

Das heißt nicht, dass ein solches Vorgehen total abzulehnen wäre. Es kommt nur immer auf die Intention an, was beabsichtigt ist. Wenn aber solche Mittel eingesetzt werden, ohne den Versuch zu unternehmen, kausal zu behandeln, kann das nicht gutgeheißen werden. Es muss heute leider davon ausgegangen werden, dass ca. 60% aller chronischen Erkrankungen durch solche Eingriffe verursacht wurden.

Wenn es krankheitsbedingt zu Erschöpfungszuständen im Zellstoffwechselsystem gekommen ist, finden wir häufig

- **Ungleichgewichte der Enzymsysteme**
- **Substratmangel** (auch ein Problem der Matrix)
- **Fehlfunktion der Membrandurchlässigkeit** (Lipoidstruktur!)
- **Mangel an π-Elektronen der Lipoproteide**
- **allosterische Effekte der Metabolite** (Rückkopplung)
- **Inhibierung der Regulatoren** (durch Psyche oder Insulin)
- **gestörte Relation der polaren Elektrolyte**

Stoffwechselentgleisungen

Jede Chronifizierung einer Erkrankung entsteht durch die eingetretene *Regelunfähigkeit* der Zellen. Die Gründe sind immer komplexer Natur, auch wenn scheinbar nur 1 Agens im Vordergrund steht. Da wir es mit einem komplex vernetzten lebenden System zu tun haben, kommen auch noch die konstitutionellen Besonderheiten, äußere Einflüsse, Rhythmen und Tagesschwankungen hinzu. Aber immer liegt eine Überforderung eines oder mehrerer Systeme vor durch Einseitigkeit. Das muss als Akt der Psyche gewertet werden, denn wir bestimmen ganz allein, wie wir unser Leben gestalten. Auch wenn Druck von außen kommt, haben wir immer die Wahl, unseren Weg zu gehen, ohne Fremdbestimmung. Das kann zwar zu Spannungen führen, denen wir aber nicht ausweichen sollten, um *authentisch* zu bleiben.

Die Stoffwechselentgleisungen können sich über Jahre hinweg schleichend entwickeln, oder aber ganz plötzlich. Die Kriterien zeigt die folgende Darstellung.

<table>
<tr><td align="center"><u>anabole
Entgleisung</u></td><td align="center"><u>katabole
Entgleisung</u></td></tr>
<tr><td align="center">Synthesen laufen langsamer
verspätete Zellteilung
Zellgröße ↑
Epi- u.Endothel werden dicker
Basalmembran ↑</td><td align="center">Oxydation und Radikalbildung ↑
häufige Zellteilung
Zellgröße ↓
Epi- u.Endothel werden dünner
Basalmembran ↓</td></tr>
<tr><td align="center">⇓</td><td align="center">⇓</td></tr>
</table>

Funktionsuntüchtigkeit der Zellen

An der Haut kann man studieren, wie Zellen in eine katabole Entgleisung (Degeneration) übergehen. Die dünne Altershaut, aber auch Patienten, die ständig cortisonhaltige Salben verwendet haben, zeigen diese Erscheinungen.

Chronische Erkrankungen können auf *Zellebene* entstehen durch
- **mangelnde Repression der Peptidsynthese**
- **zu raschen Abfall der Corticosteroide** (nach der Alarmreaktion)
- **zu schnellen Abbau der Corticoidrezeptoren am Kern**
  (Cortisol kann nicht mehr in den Kern eindringen)

J. Schole definiert **_Regulationskrankheiten_** folgendermaßen: „Missverhältnis von notwendiger Stoffwechsellage in einer bestimmten Belastungssituation und der tatsächlich erfolgten Regulation."

Er unterscheidet 2 Arten:

→ **Typ I:** Relativer Mangel an anabolen oder katabolen Regulatoren. Der Überhang entspricht der Stoffwechsellage. Daraus resultieren

- **anabol entzündlich**
- **anabol entzündlich proliferativ** (wenn ruhende Gewebe zum Wachstum angeregt werden). Dies kann zu sekundären Auto-Immunprozessen führen.

- **katabol entzündlich** (z.B. Darmererkrankungen). Dies kann ebenfalls zu sekundärer Autoimmunität führen. Auslöser sehr häufig Psychostress.

→ **Typ II:** STH wird durch Insulin ersetzt.

Alle anabolen Erkrankungen haben stoffliche Ursachen (Rezeptormangel) oder entstehen durch Regulatorverarmung (NNR). Sie neigen primär zur Autoimmunität, katabole zur Paraimmunität. AK-Bildung ist ein anaboler Prozess, Phagozytose jedoch katabol (Schadstoffbeseitigung, Viren, Bakterien, Pilze).
Allergien und Autoimmunität verstärken anabole Entgleisungen bis hin zum Schock (Anaphylaxie). Schockzustände entstehen in erster Linie in Geweben mit niedriger Reproduktionsrate (Lunge, Niere).

Alle Erkrankungen *werden wegen ihrer Symptomatik in anabole und katabole eingeteilt.* Die *Ursache* ist in jedem Fall jedoch das *Versagen* der polaren Stoffwechselaktivität (Energie- oder Synthesestoffwechsel). Die zugrundeliegende Blockade muss diagnostisch erfasst und gezielt behandelt werden. Sie kann auf *allen Ebenen des Daseins* liegen, von der Psyche bis hin zu tief materiell.

Jede chronische Erkrankung sollte deshalb primär daraufhin untersucht werden, wodurch die normale Stoffwechselregulation gestört wurde. Dazu muss als erstes die aktuelle Stoffwechsellage bestimmt werden (lokal und gesamt).

Bereits in den fünfziger Jahren hatten Heilmeier und Mitarbeiter Messungen bei Patienten durchgeführt und Zuordnungen gefunden. Eine Zusammenfassung dieser Ergebnisse zeigt die Abb. 26.
Diejenigen Erkrankungen, die nicht aufgelistet sind, können an Hand Ihrer Symptome eingeordnet werden. Das Carcinom fehlt z.B. auch. Es gehört ganz klar zu den katabolen Erkrankungen, Lymphome jedoch sind anabol.
Die Zuordnung wird einfacher durch weitere Kriterien:

<u>anabol</u>	<u>katabol</u>
Ordnung	Chaos
Kälte	Hitze
Fieber (akut)	Schwitzen
basisch (akut)	sauer (Infarkte)
sauer (Herde)	basisch (Verbreitung)
entzündlich exsudativ	entzündlich proliferativ
Ödembildung	Degeneration
Membrandurchlässigkeit ↑	Membrandurchlässigkeit ↓
Zelldifferenzierung	Zellteilung

Stark STH-abhängige Gewebe sind Epi- und Endothelien, Binde- und Stützgewebe, sowie Abwehrsystem. Diese sind besonders gefährdet für katabole Entgleisungen.

Weitere Hinweise ergeben sich aus den Lernhilfen, Kap. 8.

Zu beachten ist, dass bestimmte Organkrankheiten doppelt vorkommen, jedoch mit anderen Gesichtern. Die Glomerulonephritis ist anabol (erhöhte Durchlässigkeit), die Pyelonephritis katabol. Ähnlich verhält es sich mit dem Ulcus ventriculi. Das anabole Ulcus würde unter Cortisongabe abheilen, das katabole durchbrechen. Allein daran lässt sich erkennen, wie wesentlich die Kenntnis der Stoffwechsellage für die richtige Beurteilung des Patienten in der Praxis ist.

Die Abbildung 26 darf nicht so verstanden werden, dass die aufgelisteten Erkrankungen (die Darstellung geht auf Heilmeyer zurück) immer in dem dargestellten Bereich zu finden wären. Dies gilt nur für den „Ruhezustand". Diese Patienten können die Normallage Null, was eine gleichmäßige Aktivität von anabol zu katabol von jeweils 50% bedeuten würde, deshalb nicht erreichen, weil bei ihnen entweder der anabole, oder der katabole Stoffwechsel nicht zur vollen Aktivität kommen kann.

Wenn aber starke Reize auftreffen, dann muss das System reagieren. Es wird sich aber gerade so verhalten, wie es seinen Möglichkeiten entspricht. Das bedeutet, dass ein anaboler Patient noch anaboler, ein kataboler noch kataboler wird.

Weiterhin muss beachtet werden, dass auch ein sonst gesunder Mensch diese Stoffwechsellagen (vorübergehend) erreichen kann. Entscheidend ist jedoch, dass dieser sich in einer Stoffwechsel*dynamik* befindet, der chronisch kranke Patient jedoch in einer Starre.

Deshalb sollten Stoffwechselmessungen immer vor und nach Reiz durchgeführt werden, um eine Starre zuverlässig von einem Durchgangszustand zu unterscheiden. Dazu wird nach der ersten Messung ein Reiz gesetzt und eine Minute später nachgemessen. Das wurde vor 2 Jahrzehnten bereits mit der VEGA-SRT (Stoffwechselregulations-Therapie) realisiert und im ZMR 703 (Zelle & Milieu-Revitalisierung) weiter ausgebaut. Eine ganz neue Variante wurde im MORA*nova* verwirklicht. Sie basiert auf diesen vorgestellten wissenschaftlichen Grundlagen.

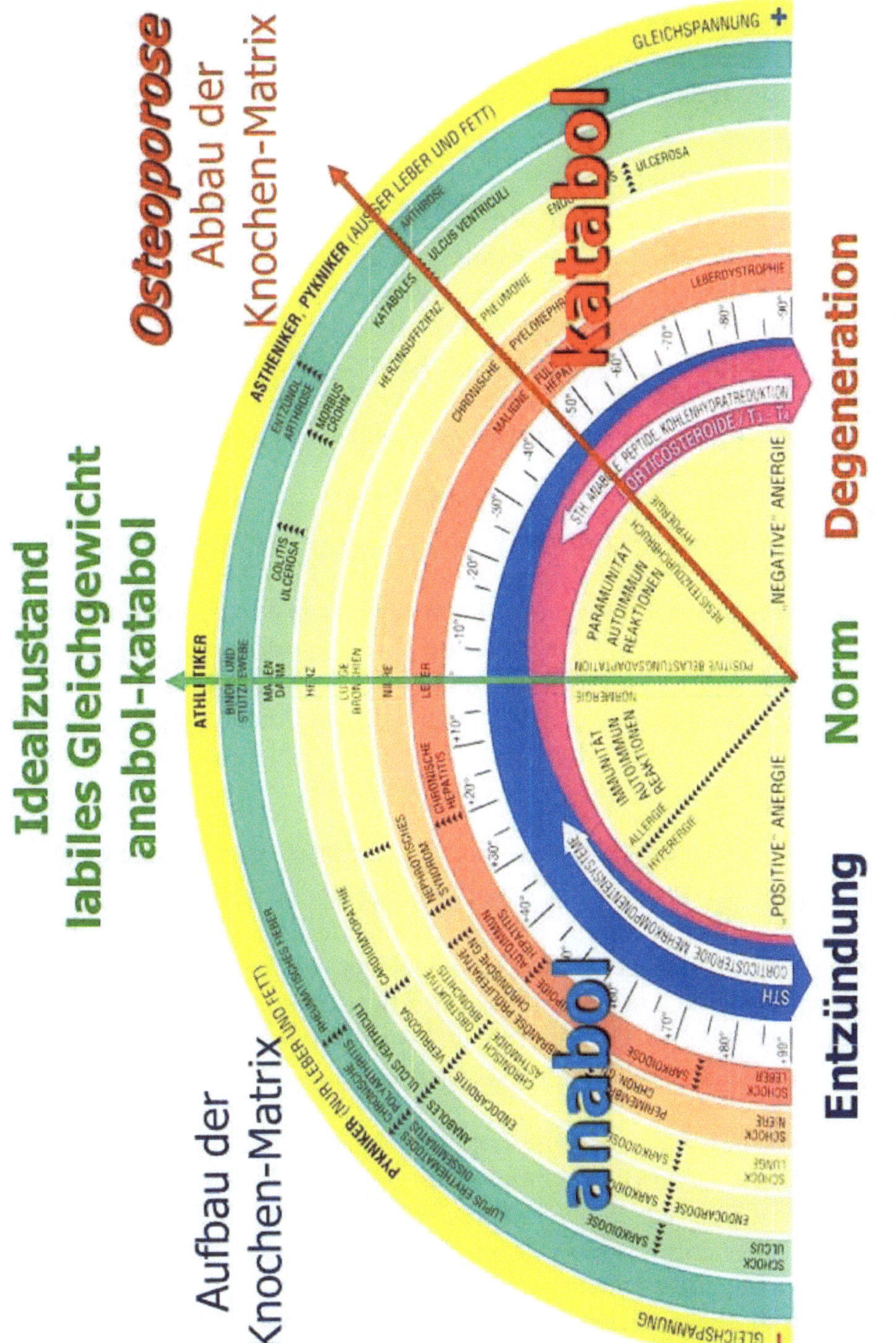

Abb. 26: Zuordnung von Krankheitsbildern zur Stoffwechsellage

Werden in gewissen Abständen Stoffwechselmessungen wiederholt, ergibt sich aus der Verlaufskurve ein noch viel klareres Bild über das Regulationsverhalten und die individuelle Dynamik. Dies ist ganz besonders wertvoll für die Beurteilung der Effizienz eines Behandlungsregimes.

Zivilisationskrankheiten

Viele der Erkrankungen haben mit unserem Lebensstil zu tun, mit Bewegungsmangel, falschen Essgewohnheiten, Psychostress usw. Das Maß der Belastung lässt sich an der *veränderten Stoffwechselregulation* ablesen. Dadurch können klare Richtlinien zur Behandlung gegeben werden, die eine exakte wissenschaftliche Grundlage haben. Gleichzeitig können Ungereimtheiten aufgedeckt werden, die sich bei Therapie- oder Diätempfehlungen ergeben, wenn *nicht* auf die Gesetzmäßigkeiten der Stoffwechselregulation Bezug genommen wurde.

Arteriosklerose *entsteht durch eine katabole Stoffwechselentgleisung des Endothels, auf Grund zu hohen Konsums an Kohlenhydraten, bei gleichzeitigem energiekonservierendem Anabolismus von Leber und Fettgewebe.* Der Cholesterinspiegel und die Blutfette (Triglyceride) spielen dabei *nicht* die primäre Rolle! Es können keine atheromatösen Plaques entstehen, ohne die katabole Stoffwechsellage (durch mangelnde Anabolie). Der Anstieg der Neutralfette ist *die Folge* des ständigen Kohlenhydratabusus ist, nicht umgekehrt.

Eine kausale Behandlung ist also auch hier die Kohlenhydratrestriktion – und nicht der Fettverzicht – bei gleichzeitigem Abbau von Psychodauerstress. Nur dadurch kann die fortschreitende Degeneration der Blutgefäße aufgehalten und Regeneration (!) eingeleitet werden. Hochungesättigte Fette (Omega 3) wirken in Verbindung mit Eiweiß als **Lipoproteide** unterstützend. Zusätzlich können Glucosamin und Vitamin K2 eingesetzt werden (z.B. Glukosa-K2®). Ausdauersport ist ebenso ratsam (wirkt anabol).

Cholesterin ist unser *wichtigster Vitalfaktor und wird zu 80% vom Organismus (Leber, Gehirn) selbst aufgebaut. Es ist Bestandteil aller Zellmembranen und bietet Schutz bei Entzündungen.* Dann wird es verstärkt synthetisiert. Cholesterin ist kein Fett, sondern ein Steroid und damit Ausgangsstoff aller wichtigen Hormone (auch Cortisol) und muss unter Stress (katabole Stoffwechsellage) vermehrt gebildet werden. Die chronische Cholesterinerhöhung ist ein Stressparameter – kein Risikofaktor! Sie kann auf eine Herdbelastung hindeuten. Die medikamentöse Senkung einer erworbenen

Hypercholesterinämie ohne Abklärung der inneren oder äußeren Dauer-stressursachen muss als Kunstfehler eingestuft werden. Mit der Entstehung einer Arteriosklerose hat Cholesterin nichts zu tun! In Amerika wurden Studien durchgeführt, nach denen sich bei *erniedrigtem* Cholesterinspiegel (unter 180mg%) ein erhöhtes Krebsrisiko ergab.

J. Schole sagt dazu: „Der Cholesterin-Spiegel kann unter Zivilisationsbedin-gungen bei kohlenhydratreicher Ernährung lediglich als Indikator für die risikoreiche Stoffwechsellage des *energiekonservierenden Anabolismus* herangezogen werden, der zu einer katabolen Gegenregulation führt."

Steigerung der "Gesamtanabolen Aktivität" des Serums durch unterschiedliche Vorbehandlung

(Glutathionstatustest; Ratte; männlich; Gewicht: 177 - 277 g)

Vorbehandlung	Verabreichung	Zeit (Tage)	Steigerung der "Gesamtanabolen Aktivität" des Serums %
Null-Kontrolle	-	-	-
NaCl	0.1 ml/Tag i. p.	5	100
		10	150
STH[1]	100 µg/kg/Tag; 0.1 ml i.p.	5	3900
		10	7900
Keimfreihaltung	-	-	3900
Lauftraining[2] ohne Ginseng	-	28	300
Lauftraining mit Ginseng	125 mg/kg Futter	28	900
Kohlenhydratrestriktion (isoenergetisch)	15 % Fett[3]	28	400
	30 % Fett	28	4900

[1] Rinder-STH   [2] Wöchentlich 1 mal bis zur Erschöpfung   [3] Talg/Schmalz 1 : 1

SCHOLE et al., J. Anim. Physiol. a. Anim. Nutr. 71, 156 - 168 (1994)
SZÀSZ und SCHOLE, unveröffentlicht (1989)
SCHOLE und LUTZ, Regulationskrankheiten, Enke-Verlag, Stuttgart (1988)

Abb. 27: Fütterungsversuche mit und ohne Fettanteil, um die Gesamt-anabole Aktivität zu steigern (aus Schole/Lutz „Regulations-krankheiten", BoD-Verlag)

Wenn also bedacht wird, dass der Grund die chronisch katabole Stress-stoffwechsellage ist, die uns wegen der blockierten anabolen Aktivität die Zivilisationskrankheiten „beschert", dann sollte alles unternommen werden, um die Gesamtanabole Aktivität (GAA) zu steigern. Was dabei hilfreich ist, geht aus Abb. 27 hervor. Diese sollte dazu genau studiert werden. Die Überraschung ist perfekt, wenn die Zahlen verglichen werden, die sich durch Kohlenhydratrestriktion bei Tieren ergeben. Es zeigt sich hier, dass in der Kombination mit *fettarmer* Fütterung (immerhin) 400 % Steigerung erreicht wurden. Wurde jedoch der Fettanteil verdoppelt, dann lassen sich 4900 % Anstieg verzeichnen!

Diese experimentell gewonnen Erkenntnisse können als Sensation gelten, da sie die meisten Diätempfehlungen, welche bei den katabolen Erkrankungen zu Fettverzicht raten, ad absurdum führen. Wenn hier zu Fett*konsum* geraten wird, lässt sich das natürlich noch spezifizieren. Es sollte auf einen hohen Anteil ungesättigter Omega-3 Fettsäuren geachtet werden, die am besten in einer Öl-Eiweißverbindung aufgenommen werden sollten.

Osteoporose ist ebenfalls ein kataboles, degeneratives Leiden. Die therapeutischen Bemühungen sollten deshalb in eine ähnliche Richtung gehen, nämlich die anabole Aktivität zu steigern und katabol wirkende Mechanismen zu vermeiden. Eine Schlüsselrolle spielt dabei ein Testosteronmangel.

An diesem Beispiel lässt sich erkennen, wie falsch, ja sogar schädigend die offizielle Meinung ist, wenn Calciumzufuhr empfohlen wird. Calcium wirkt katabol und verschlimmert deshalb den Zustand. Magnesium, der Gegenspieler wäre richtig. Außerdem besteht das Knochen*gerüst* (das ist es, was zusammenbricht) zu 75% aus Silicium und Schwefel, nicht aus Calcium. Letzteres wird nur zur Verfestigung eingelagert. Tägliche Siliciumgaben (z.B. Sikapur, KlinSiMag o.ä.) erhöhen nachweislich die Knochendichte. Weiterhin gilt auch hier, wie bei anderen chronisch degenerativen Leiden, Abbau von Psychostress, Ausdauertraining und die Zufuhr hochungesättigter Fettsäuren in Verbindung mit Eiweiß sowie Magnesium.
Als besonders verheerend muss die Calcium-Empfehlung bei Osteoporose deshalb eingestuft werden, weil es einen latent vorhandenen Krebs aktivieren kann. Ein Krebspatient sollte verstärkte Calciumzufuhr grundsätzlich vermeiden! Möglicherweise hat die Zunahme von Brustkrebs in der Bevölkerung hier eine reale Ursache.

Gicht gehört nicht zum rheumatischen Formenkreis wie leider manchmal behauptet wird. Es handelt sich um ein degeneratives Leiden und kann als *katabole Form der Gluconeogenese* durch Muskelabbau (!) verstanden werden. Es kommt dabei in erster Linie darauf an, die Kohlenhydrate zu meiden, erst sekundär spielen die Purinkörper eine Rolle.

Da wir inzwischen auch die, durch allopathische Behandlung geschädigten Patienten (ca. 500.000 pro Jahr allein in Deutschland!), zu den Zivilisationsleiden hinzurechnen müssen, sollten auch dazu einige Hinweise nicht fehlen. Antibiotika und Antirheumatika bewirken (immer!) eine anabole, die meisten der übrigen Allopathika eine katabole Stoffwechselentgleisung. Das ist der Wirkmechanismus, wenn nicht kausal, sondern nur symptomunterdrückend behandelt wird.

Zusammenfassend lassen sich für die Zivilisationskrankheiten 4 Ursachen ermitteln:
- **Kohlenhydratabusus**
- **Psychodauerstress**
- **Bewegungsmangel**
- **Zerstörung der Lipoproteide (Entropie)**

Wenn wir uns vor Augen halten, dass 2/3 aller Erkrankungen das Herz-Kreislauf-System betreffen und degenerative Erkrankungen sind, die einen unermesslichen volkswirtschaftlichen Schaden anrichten und viele Milliarden verschlingen, dann sollte doch wirklich alles darangegeben werden, hier Abhilfe zu schaffen. Wenn außerdem bedacht wird, dass die Ursachen inzwischen aufgeklärt sind und deshalb tatsächlich eine kausale Behandlung, bzw. Vorbeugung erfolgen kann, dann ist es absolut unverständlich, dass dieses Wissen nicht konsequent umgesetzt wird. Stattdessen werden Pseudoweisheiten verbreitet, beispielsweise dass Bakterien (Chlamydien) als Verursacher in Frage kommen, weil dann natürlich entsprechende Antibiotika zum Einsatz kommen können. Bakterien oder Viren spielen immer nur die Rolle des Auslösers, der spezifische Symptome (der Abwehrreaktion!) hervorruft, sind aber niemals Causa. In Zeiten von Corona wurde diese Fehleinschätzung, die auf Robert Koch zurückgeht, zu einem Milliardengrab. Die *tatsächlich* an Corona Verstorbenen waren vergleichbar mit den jährlichen Grippetoten. Aber die Unsummen die für Impfungen mit unklarer Wirkung ausgegeben wurden, bewegten sich in astronomischen Höhen.

Ich gebe die Hoffnung allerdings nicht auf, dass sich die Wahrheit und gesunder Menschenverstand durchsetzen werden zum Wohle aller. Das würde in diesem Falle bedeuten, dass zunächst eine weltweite Aufklärung von offiziellen Stellen aus erfolgen müsste, die Ursache und Wirkung klar herausstellt, mit entsprechenden Ansätzen für die erfolgreiche Behandlung. Je nach Stadium sollten mehr oder weniger konsequent die folgenden Maßnahmen ergriffen werden. Das wäre nicht nur günstig zur Vermeidung der degenerativen Zivilisationskrankheiten, sondern auch der chronischen Entzündungen, bis hin zum Krebs. Damit könnte ein gewaltiges Gesundheitspotential mobilisiert werden!

Basisempfehlungen bei Zivilisationskrankheiten

1) **Ausgleich von Stressbelastungen durch regelmäßige Pausen**
2) **drastische Reduktion zuckerähnlicher Kohlenhydrate**
3) **keine erhitzten, gehärteten Öle oder künstliche *trans*-Fette**
4) **Zufuhr von Lipoproteiden (Öl-Eiweiß-Kost, siehe später)**
5) **hochwertiges Eiweiß vom Bio-Bauer**
6) **milchsauer vergorene Gemüse-Säften (bis 1 l täglich)**
7) **kein Küchenstress mit Geräten (Elektronenverlust!)**
8) **Beginn mit leichtem Ausdauertraining (1/2 Stunde täglich)**
9) **Gabe von Magnesiumpräparaten unter Vermeidung (!) von Calcium, evtl. zusätzlich Zink und Jod (beides fehlt oft)**
10) **ausreichend Sonnenbestrahlung zur Aufladung der Lipoproteide, dabei keine Cremes mit Schutzfaktor verwenden**

Damit ist zwar noch nicht alles gesagt (z.B. Vermeidung von Lärm), jedoch ist die Richtung markiert durch diese sinnvoll aufeinander abgestimmten Komponenten. Wenn diese 10 Punkte auch nur annähernd befolgt würden, könnte Millionen von Menschen sofort geholfen werden.
Wer sich zusätzlich verwöhnen möchte, kann gute klassische Musik hören, jedoch nicht mit Kopfhörer, sondern über Lautsprecher in normaler Lautstärke (wie bei einem Konzert), damit die Schwingungen körperlich spürbar werden. Auf diese einfache Weise wird der Ordnungsgrad im Gewebe deutlich angehoben. Bestimmte Therapieverfahren haben dies zum Ziel. Technomusik oder andere mit Synthesizer erzeugte Rhythmen bewirken Starre im Organismus und schwächen damit das Gesundheitspotential (vergl. Kap. 2).

All diese Maßnahmen stellen gleichzeitig die notwendige *Basis* dar für 80% der chronischen Krankheiten, auf die weitere Therapiemaßnahmen aufgesetzt werden, die dadurch wesentlich mehr Erfolg erzielen können. Damit wird gleichzeitig die Mitarbeit der Patienten aktiviert und dadurch die Compliance verbessert. Viele Patienten erwarten von ihrem Arzt gezielte Verhaltensregeln und sind für jeden Hinweis dankbar.

Je mehr ein Patient kälteempfindlich ist, oder evtl. auch elektrosensibel, umso mehr ist er übersäuert, was ein untrügliches Zeichen für den Mangel an Lipoproteiden (LP) und damit freien Elektronen ist. LP wirken entsäuernd, indem sie die sauren H^+-Ionen an sich binden. Dadurch werden sie aber selbst zerstört und fallen aus – wenn es an freien Elektronen mangelt. Diese Mikrofettklumpen können Zirkulationsstörungen verursachen, weshalb über die Enzyme und Milchsäureprodukte Abhilfe geschaffen werden sollte.

In der heutigen Zeit stellen die immer beliebter werdenden Handy's unseren Organismus vor ein neues, kaum zu bewältigendes Problem eines Informations-Chaos. Wer schon glaubt, darauf nicht verzichten zu können, sollte wenigstens eine Freisprecheinrichtung, bzw. externe Antenne verwenden und das Telefonieren in geschlossen Räumen, sowie Autos grundsätzlich unterlassen.

Bekanntermaßen wirkt sich auch Rauchen ungünstig aus. Es verstärkt die katabole Stoffwechsellage im Gefäßsystem und leistet der Arteriosklerose zusätzlich Vorschub, abgesehen vom Krebserzeuger Benzpyren. Pro Atemzug werden vom Raucher ca. 10^{11} freie Radikale inhaliert! Als Abstinenzler sollte man sich deshalb nicht zu lange in der Nähe von Rauchern aufhalten.

Immunsystem

Wenn heute die Funktion des Immunsystems beurteilt werden soll, wird gewöhnlich auf den sog. Immunstatus zurückgegriffen, einer Zählung der Zellzahlen. Dies ist vergleichbar mit einer Kaserne, in der die Zahl der Soldaten ermittelt – nichts jedoch über Ausrüstung, Ausbildungsstand und Kondition der Soldaten vermerkt wird. Die *Funktion* der Abwehrzellen, die Antikörperproduktion und die Beweglichkeit sind untrennbar mit deren Zellstoffwechsel verknüpft, weshalb wir wieder beim Thema wären.
Der gestresste Mensch ist nur deshalb verstärkt infektanfällig, weil seine anabole Stoffwechselleistung blockiert ist. STH ist das stärkste immunstimulierende Hormon, das wir kennen.

Immunsystem und Stoffwechselregulation gehören zusammen und sollten in ihren Wechselwirkungen verstanden werden.

Bei Abwehrschwäche und chronisch konsumierenden Erkrankungen sollten alle hemmenden Einflüsse auf die Ausschüttung von STH vermieden werden. Dazu gehören psychischer Dauerstress ebenso wie der Genuss zu vieler Kohlenhydrate. Die Produktion von Antikörpern ist ein anaboler Vorgang, die Phagozytose hingegen und damit alle Entgiftungsvorgänge ein kataboler.

Ein wichtiger Partner des Abwehrsystems ist das Redoxsystem, in Verbindung mit dem Glutathionsystem. Beide arbeiten unabhängig voneinander, sind aber oft gemeinsam beteiligt. Dabei spielen radikalische Prozesse ebenso wie bei der Basisregulation des Zellstoffwechsels eine große Rolle sowie die ausreichende Versorgung mit cis-Fettsäuren.

Allein der **Redox-Status** bestimmt die Stoffwechselaktivität:
- mehr Oxydation >>> mehr Katabolie in den Mitochondrien
>>> weniger Synthese in Cytosol und Zellkern
- mehr Reduktion >>> mehr Anabolie in Cytosol und Zellkern
>>> weniger Katabolie in den Mitochondrien

Der **Zellkern** unterliegt einer 4-Phasen-Periodik, mit der die Zellteilung gesteuert wird. Es können 2 anabole und 2 katabole Phasen unterschieden werden.

Radikale *müssen differenziert betrachtet werden.* Sie wirken sich vorzugsweise bei katabolen Stoffwechsel*entgleisungen* zerstörend aus und sollten nur dann mit Radikalfängern entschärft werden. Anabole Erkrankungen wiesen einen Mangel an freien Ladungsträgern auf, weshalb hier Radikale sehr hilfreich sein können. Radikalfänger sollten deshalb nur sehr zurückhaltend und überlegt bei katabolen Entgleisungen eingesetzt werden.

Praxistipp:
Wegen des Fehlens von freien Radikalen und Überschuss von Elektronen (reduzierendes Milieu) bei anabolen Erkrankungen, wie z.B. Rheuma oder Asthma, kann beispielsweise Ozontherapie (Ozon ist ein Radikal 2. Ordnung), oder Singulett-Sauerstoff (Radikal 1. Ordnung) im Rahmen der HOT mit großem Erfolg eingesetzt werden.
Anders sieht es aus bei katabolen Erkrankungen, die sich durch einen Überschuss an freien Radikalen auszeichnen. Hier sollte Ozon nur unter dem Schutz von Antioxydantien Verwendung finden. HOT kann aber wegen seiner Scavenger-Funktion bei beiden Stoffwechsellagen eingesetzt werden.

Messverfahren der Stoffwechselregulation

Es bedarf sicherlich nicht viel Erklärung, um zu verstehen, dass die hochdynamischen Stoffwechselvorgänge statisch nicht hinreichend erfasst werden können. Nur durch häufige Messungen, oder nach Provokation kann eine brauchbare Aussage gemacht werden.

Worauf kommt es an?
Die Diagnostik richtet sich nach dem Unvermögen des Organismus, von selbst wieder in den Ausgleich zu kommen. Es geht also darum, Blockaden

aufzuspüren. Es ist nicht damit getan, die Stoffwechsellage zu bestimmen, sondern es sollte auch die Ursache ermittelt werden – auf allen Ebenen des Seins – die zu einer Abweichung von der Norm geführt hat. Wie schon ausgeführt, kann diese vielfältiger Natur sein. Wichtig ist jedoch, jenes Merk-mal zu entdecken, das die *Dynamik des Seins* unterbrochen hat, die Wand-lungsfähigkeit und Bereitschaft zur Veränderung.

Wir kommen dabei immer wieder auf seelische Prozesse zurück, die den stärksten Einfluss auf unseren Organismus haben und die eigentliche Trieb-feder darstellen. Keinesfalls darf darüber jedoch der stoffliche Aspekt vernachlässigt werden. Immer müssen Geist, Seele *und* Körper in Harmonie gebracht werden. Auf körperlicher Ebene ist der *Energiehaushalt* der Indikator für das Wohlbefinden, was sich in der Körperwärme widerspiegelt.

Die heute üblichen Messverfahren kommen aus der funktionellen Medizin. Es werden feinergetische Testverfahren benutzt wie Vegatest, BFD, Elektro-akupunktur, Kinesiologie u.a., in Verbindung mit Stoffwechselgeräten wie VEGA-SRT, ZMR 703 oder MORA*nova*. Damit kann die aktuelle Stoff-wechsellage festgestellt werden, die immer gleichzeitig Hinweise gibt auf das organische Problem (bei organbezogener Messung), oder auf den Ver-lust von Lebensinformation (bei meridianbezogener Messung), aber *gleich-zeitig* auf die dahinterstehende seelische Ursache. Dies ermöglicht dem Therapeuten, durch gezielte Gespräche eine Bewusstseinserweiterung des Patienten zu unterstützen, wobei in ganz besonderer Weise das kategoriale Ordnungssystem, der Lüscher-Würfel von Nutzen ist.

Um die Stoffwechselregulation auf eine wissenschaftliche Basis zu stellen, sind objektive Blutuntersuchungen notwendig. Dazu eignen sich jedoch nicht alle Parameter. Entscheidend ist letztlich die Bestimmung der „Gesamtanabolen Aktivität" GAA. Da bis heute jedoch noch gar nicht alle anabolen Peptide bekannt sind, ist das ein schwieriges Unterfangen. Der STH-Spiegel, der als Referenz herangezogen werden könnte, weist zu starke Schwankungen auf, und ist deshalb nicht zuverlässig. IGF-1, oder besser noch IGF-3 liefern eine genauere Aussage. Für die Entdeckung weiterer anaboler Peptide ist noch viel Entwicklungsarbeit zu leisten. In naher Zukunft kann aber damit gerechnet werden, dass derartige Analyseverfahren zur Verfügung stehen.

Über die HPLC (Hochdruckflüssigkeitschromatographie) können einzelne Gewebepeptide bestimmt werden. Damit ließen sich Stoffwechselentglei-sungen einzelner Organe feststellen, oder die Auswirkung von Diäten oder

Behandlungsformen erkennen (Therapiewirksamkeit!). Gleichzeitig wäre eine Prognose möglich, da Überlastungen bestimmter Organe frühzeitig erkannt werden könnten.

Eine weitere Möglichkeit wäre, den Grad der Hemmung membranständiger Flavinenzyme zu bestimmen. Geeignet wäre dazu ein in vitro-Test, bei dem die L-Aminosäurenoxydase durch anabol wirksame Substanzen gehemmt würde. Sie kommt in der äußeren Mitochondrienmembran vor.

Der Vollständigkeit halber wäre noch der *Glutathionstatus-Test* n. Schole zu nennen, bei dem in vivo die Radikale gehemmt werden. Allerdings geht dies nicht ohne Punktion des Organs.

Historischen Wert hat zwischenzeitlich der Pyrexal-Test nach Heilmeyer (1964). Es handelt sich hierbei um einen echten Funktionstest, bei dem der Abbau von Quaddeln beobachtet wird, die sich nach Pyrexal-Injektion in Abhängigkeit von der Stoffwechsellage unterschiedlich schnell zurückbilden.
Immer noch stellen die energetischen Verfahren das Mittel der Wahl dar, weil sie zu sofortigen Resultaten führen, was für die Praxis unabdingbar ist. Zur Untermauerung dieser Ergebnisse, natürlich auch zur Qualitätskontrolle könnten aber parallel Blutuntersuchungen erfolgen, wobei auch ein objektives Nachweisverfahren für die Wirkung bestimmter Therapieformen bis hin zu Medikamenten möglich wäre.

Fazit

All diese Erkenntnisse über die Stoffwechselregulation, die hier im Zeitraffer dargelegt wurden, führen zu folgenden *Kernaussagen*, welche die Grundlage für die tägliche Beschäftigung mit Patienten bilden:

1. **Jede Veränderung der inneren oder äußeren Verhältnisse muss unter Energieverbrauch vom offenen System „Mensch" durch Anpassung ausgeglichen werden – ENERGIEBILANZ.**

2. **Die dazu notwendige Stoffwechselregulation ist nur möglich, wenn die 3 Komponenten STH, Cortisol und T3/T4 gleichzeitig vorhanden sind – REGULATOREN.**

3. **Die Arbeitsweise des Stoffwechsels geschieht nach polaren Gesetzen. Der anabole und der katabole Stoffwechsel sind gleichzeitig aktiviert, mit unterschiedlicher GEWICHTUNG.**

4. **Jede chronische Erkrankung zeigt an, dass dieser Mechanismus nicht mehr funktioniert und durch Blockaden der Stoffwechsel nicht mehr angepasst werden kann – ENTGLEISUNG.**

5. **Ein Symptom drückt immer den Mangel aus. Es ist das Defizit bei dem Versuch, eine einseitige Belastung auszugleichen. Hier zeigt sich der Verlust der RHYTHMIK.**

6. **Die hemmenden Faktoren, welche den Stoffwechselausgleich und eine normale Belastungsanpassung verhindern, sind auf 3 Ebenen zu suchen: PSYCHE, ERNÄHRUNG, IATROGEN.**

7. **Ohne die primär wieder hergestellte Stoffwechselnormalisierung ist keine Heilung möglich. Dazu ist es notwendig, über die Ernährung die Voraussetzungen für die Energieaufnahme (Photonenabsorption) zu schaffen und auf morphologischer Ebene die Belastungen der Matrix zu eliminieren, um den Ordnungsgrad zu steigern.**

Zusammenfassung Stoffwechselregulation

Sämtliche chronischen Erkrankungen können in zwei Gruppen eingeteilt werden: Eine mit starrer anaboler Stoffwechsellage (durch verminderte katabole Aktivität), die andere mit starrer kataboler Stoffwechsellage (durch verminderte anabole Aktivität). Das Therapieziel muss darauf abgestellt werden, den schwächeren Bereich zu unterstützen, ganz gleich auf welcher Ebene man sich dem Patienten nähert. Das gilt für die Psychotherapie ebenso wie für Diätberatungen, medikamentöse oder energetische Behandlungen. Dadurch wird Empirie zur kausalen, lebenskonformen Medizin.

Ohne Kenntnis der Stoffwechselregulation, welche von J. Schole in seiner Drei-Komponenten-Theorie explizit beschrieben wurde, können pathophysiologische Prozesse im Organismus nicht richtig zugeordnet werden, woraus Fehlinterpretationen resultieren.

Beide, anabole und katabole Aktivität sind immer gleichzeitig vorhanden, weil auch hier das polare Prinzip gilt. Im Ruhezustand sind beide gleich stark, was durch die Basisregulation gewährleistet wird.

Um eine Anpassung der Stoffwechsellage zu erzielen, müssen alle 3 Komponenten (T3, T4 und Cortisol für katabol, STH bzw. anabole Peptide für anabol) gleichzeitig in Zelle und Zellkern vorhanden sein.

Die Anpassung an starke Reize (Infekte, Traumata auf allen Ebenen) hängt von der Ausgangslage, d.h. von den Hormonspeichern ab. Im ausgeruhten Zustand erfolgt die Anpassung innerhalb 1 Stunde. Unter Stress dauert es 1 Woche und ist verbunden mit dem Auftreten akuter Symptome. Trotzdem ist dies noch als physiologisch anzusehen (Heilreaktion).

Arbeitsschema Stoffwechsellage

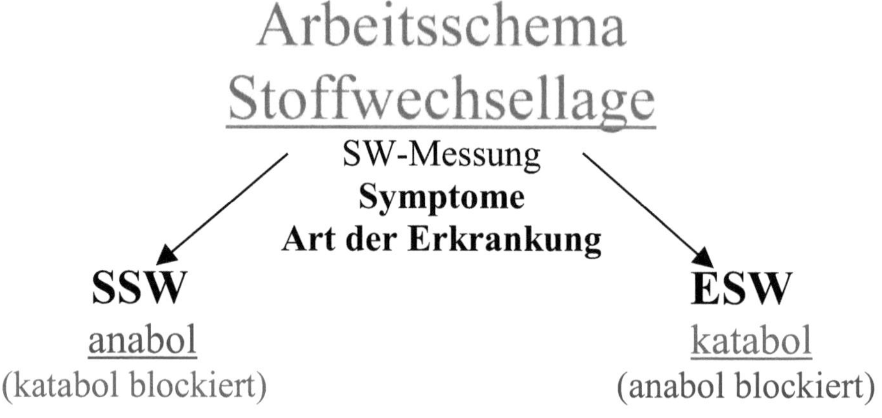

SW-Messung
Symptome
Art der Erkrankung

SSW — **ESW**

anabol — katabol

(katabol blockiert) — (anabol blockiert)

Ebenen

SSW		ESW
Leber und Fettgewebe	←Lokalisation→	Restorganismus
Pykniker	←Phänotyp→	Astheniker, Pykniker
Cortisol↓, T3,T4↓	←Regulatoren→	STH↓, z.B. Insulin↑
verkoppelt	←Informationsebenen→	entkoppelt
Permeabilität↑	←Membranen→	Permeabilität↓
Größe↑, Zahl↓	←Zellen→	Zahl↑, Größe↓
Sol-Zustand	←Matrix→	Gel-Zustand
re HH abgeschaltet	←Hirnhälften→	li HH abgeschaltet
Kopf li↓	←kinesiol.Test→	Kopf re↓
Schock	←Psyche→	Dauerstress
Eiweiß nein	←Ernährung→	Kohlenhydrate nein
Gymnastik	←Bewegung→	aktive Belastung
Kälte bessert	←Temperatur→	Wärme bessert
↕	(nur wenn akut – sonst umgekehrt!)	↕
Blau	←Farben→	Rot
Nein	←Radikalfänger→	Ja
Ca/K/Cu↓	←Mineralien→	Na/Mg/Zn↓
Progesteron↓	←Hormone→	Oestrog./Testost.↓
Konstitutionstherapie	←BIT→	Dauerstressabbau

Erst die chronische Erkrankung zeigt die Entgleisung des Stoffwechsels an, die durch den Mangel eines Anteils (anabol/katabol) entstanden ist. Dort muss die Therapie ansetzen. Nicht das Vorherrschende wird bekämpft, sondern der Mangel ausgeglichen, indem der schwächere Anteil gestärkt wird. Dazu müssen verschiedene Ebenen in Betracht gezogen werden.

Regulation ist aber nur dann möglich, wenn ausreichend Energie (Wärmehaushalt als Indikator) sowie Lebensinformation vorhanden ist. Diese universellen Eigenschaften tragen die Photonen. Die stoffliche Basis hierzu wird von den hochungesättigten Fettsäuren in Verbindung mit Eiweißen und Sauerstoff gebildet. Diese sollten über die Ernährung in ausreichendem Maße unterstützt werden, ebenso wie der Abtransport verbrauchter Fette.

6. Ernährung

Das Bewusstsein für Ernährungsfragen ist noch weit unterentwickelt – bei der Bevölkerung wie bei den Therapeuten. Der Grund liegt sicher auch in den liebgewonnen Gewohnheiten, die verlassen werden müssten. Dabei stellt die Nahrung die Basis für das Überleben dar, in der ständigen Auseinandersetzung mit den vielfältigsten Belastungen.

„Diäten" haben immer den Beigeschmack von kranksein und Einschränkung. Es geht aber auch anders: Richtige Ernährung steigert die Lebensfreude, verbessert die Dynamik, steigert die Abwehr, fördert die Regeneration, hebt das seelische Wohlbefinden und wirkt ausgleichend in Stresssituationen. Um das zu erreichen, müssen allerdings einige liebgewonnene Vorstellungen von der Zufuhr materieller Inhaltsstoffe (Vitamine, Mineralien) als allein wirksame Bestandteile der Lebensmittel gründlich revidiert werden.

Die erste Überraschung folgt meistens, wenn deutlich gemacht wird, dass unsere Nahrung nicht den tatsächlichen Energiebedarf der Zellen decken kann. Wir benötigen zusätzlich sehr viel Umgebungsenergie, die wir uns direkt oder indirekt (z.B. Ofenwärme) aus dem Sonnenlicht holen. Dazu müssen allerdings bestimmte Voraussetzungen vorhanden sein, die wir uns wiederum über die Ernährung schaffen müssen. Dazu gehört u.a. die ausreichende Zufuhr hoch ungesättigter Fettsäuren (vergl. Kap. 2), aber auch die Aufnahme von *Information und Ordnung,* die in jeder Nahrung enthalten ist. Das wird meist völlig übersehen. Tierisches Eiweiß ist zwar schwer verdaulich, enthält aber sehr komplexe Informationen und einen hohen Ordnungsgrad, der für den Organismus notwendig ist. Es wirkt deshalb stark anabol, ist jedoch nicht als vergleichbarer Energieträger anzusehen wie die leicht verdaulichen Kohlenhydrate oder Fette.

Die Nahrung enthält gewöhnlich selbst ausreichend Energie für den Aufschließungsprozess. Das Verhältnis ist bei Kohlenhydraten deutlich überschüssig, bei Eiweiß etwa ausgewogen. Überschüssige Kalorien werden sofort verbraucht, oder als Wärme abgestrahlt. Damit hätten wir eine ausgewogene Bilanz, ohne dick zu werden, oder abzunehmen. Die häufig zu beobachtende Gewichtszunahme in der Bevölkerung geht gewöhnlich nicht auf einen Kalorienüberschuss zurück (außer bei Vielessern, andere essen bewusst wenig, nehmen aber trotzdem zu), sondern auf die Art der Zubereitung – warm oder kalt (häufig fehlt die notwendige Verbrennungswärme) sowie auf eine nicht angepasste Zusammenstellung (zu viele Kohlenhydrate bei sitzender Tätigkeit), die den Stoffwechsel nach anabol verlagert.

In die Ernährungsempfehlung müssen zusätzliche Aspekte integriert werden wie Individualität und Konstitution, Modalitäten wie Ort, Zeit, Klima, Situation, Alter, Art der Zubereitung, Stimmungslage, sowie polare Wechselwirkungen. Um die vielfältigen Auswirkungen berücksichtigen zu können, wird ein übergreifendes theoretisches Konzept benötigt, das uns die Dreikomponenten-Theorie der Stoffwechselregulation von J. Schole bietet, in Verbindung mit dem fundierten, Jahrtausende altem Wissen der Chinesen über den Fluss der Lebensenergie Qi.

Über die polare Betrachtung anabol- und katabol-wirkender Nahrung (bzw. YIN und YANG) lässt sich ein neues Verständnis für eine gesunde, bzw. den Heilungsprozess unterstützende Ernährung finden. Eine wichtige Rolle spielt hierbei die Rhythmik. Durch den häufigen Wechsel von Belastung und Entlastung wird über die Ernährung das Gesundheitspotential schrittweise angehoben und damit ein Heilungsprozess intensiv unterstützt. Damit wird Lebenskraft freigesetzt, die schon Hippokrates postuliert hatte.

Jede Form der Nahrungsaufnahme wirkt sich direkt auf die Regulation des Stoffwechsels und damit auf den Krankheitsverlauf aus. Ihr Stellenwert kann deshalb nicht hoch genug eingeschätzt werden.

Zunächst muss jedoch ganz streng in eine *Krankenkost* und eine *gesundheitserhaltende* Kost eingeteilt werden. Es ist völlig widersinnig, als Gesunder eine bestimmte Diät einzuhalten. Man sollte vielseitig, abwechslungsreich und vollwertig (nach Kollath) essen. Dabei kann es nützlich sein, Eiweiße von Kohlenhydraten zu trennen, um die Aufschließung zu erleichtern (vergl. Hay). Aber auch hier gilt das oberste Gebot

Iss mit Freude und Lust, achte auf das Ambiente und gute Stimmung.

Jede Kostform, die verbissen durchgeführt wird, schadet mehr, als sie nutzt! Ein Diabetiker, der mit Hochgenuss einen Eisbecher verzehrt, hat mehr für seine Gesundheit getan, als der Nachbar, der sich diese „Sünde" versagt.

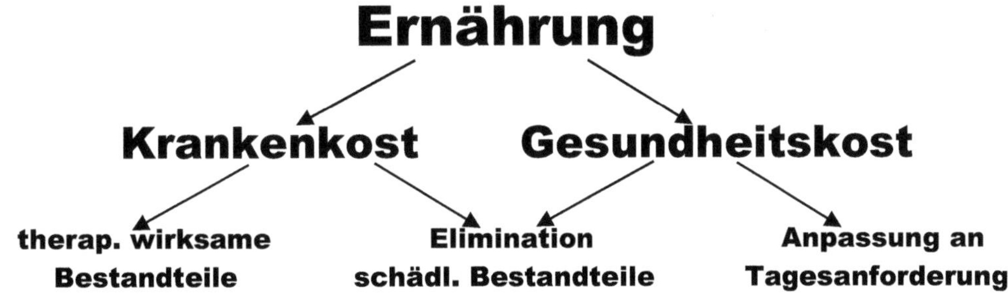

Wenn Hippokrates Recht hatte, dass unsere Nahrungsmittel auch unsere Heilmittel sein sollen, dann kann etwas mit den gängigen Ernährungslehren nicht stimmen. Diäten wirken manchmal unterstützend, jedoch so, wie wir sie kennen und einsetzen, bei schweren Erkrankungen nicht heilend. Der Grund dürfte darin bestehen, dass unsere „westlichen" Ernährungsrichtlinien vom Substanzdenken geprägt sind, weil die Naturwissenschaft (welch irreführender Name!) das Phänomen „Leben" gar nicht erklären kann. Das Lebendige wird durch den reduktionistischen Denkansatz eliminiert.

Dem gegenüber steht der „östliche" Ansatz, der auf einer Lebensenergie, dem Qi basiert. Moderner ausgedrückt kann man von *Information* sprechen, welche die Lebensprozesse regelt.
Sicherlich ist es richtig, wenn wir sagen, dass mit der Nahrung bestimmte Stoffe zugeführt werden. Es ist jedoch die entscheidende Frage, ob der *Stoff* als solcher wichtig ist, oder ob er nicht vielmehr nur ein *Trägermedium*, eine Art Konserve darstellt für die darin enthaltene „Botschaft", nämlich die damit übertragene *Information*, die weitreichende Auswirkungen hat, und zwar letztlich auf jede Zelle, aber auch auf die Psyche, da beides untrennbar miteinander verbunden ist.

Deshalb erscheint auch die Beurteilung der *Qualität* eines Nahrungsmittels in einem ganz anderen Licht. Schon F. A. Popp hat Untersuchungen an Lebensmitteln durchgeführt und völlig unterschiedliche Abstrahlung an Biophotonen gemessen, je nach Quelle und Erzeuger. Je biologisch höherwertiger die Nahrungsmittel waren, umso höher der Gehalt an Photonen.

Aus wissenschaftlicher Sicht sieht es so aus, dass die Elektronensysteme der „echten" Lebensmittel im iso-energetischen Punkt zu den Photonen des

Sonnenlichts liegen müssen (vergl. Spin der Elektronen, Abb. 2 S. 21). Die dazu notwendigen Voraussetzungen wurden von L. Pauling erforscht. Störend wirken beispielsweise Azo-Verbindungen (Benzpyren im Zigarettenrauch), Silber, Anthrachinon, Paraffine, polymerisierte (erhitzte) Öle, Salpeter in der Wurst und konservierende Strahlen.

Bestimmte Samenöle weisen π-π-Elektronensysteme auf, die genau in der Resonanz liegen. Die Resonanzfrequenzen des Sonnenlichts lassen sich mit der Schrödinger-Gleichung berechnen.

Heute spielt deshalb ein ganz anderer Aspekt die Hauptrolle bei der Beurteilung empfehlenswerter Nahrungsmittel. Fleisch ist nicht etwa deshalb problematisch für die Gesundheit, weil Eiweiß das Bindegewebe belastet (vergl. Wendt). Das ist zwar prinzipiell richtig, weil die freien SH-Gruppen mancher Eiweiße (Sulfhydrylgruppen) sklerosierend auf Gewebsstrukturen wirken können. Dies geschieht aber nur, wenn sich auf Grund eines Mangels an ungesättigten Fetten keine wasserlöslichen Lipoproteide (Zusammenschluss der Eiweiße mit den Fetten) bilden können, die nicht nur „entschärfend" wirken, sondern zusätzlich entsäuern.

Der einzig kompensierende Faktor für die sklerosierend (materieverdichtend) wirkende SH-Gruppe der Eiweiße sind die ungesättigten Fettsäuren.

In direkter Abhängigkeit zur Aufzucht (Mästung, Tiermehl, verfütterte Konservierungsmittel, Antibiotika, Viehhaltung) enthält das Fleisch heute oftmals mehr belastende gesättigte Fette in fester Form, als hochwertige (flüssige) ungesättigte Fettsäuren, welche das entscheidende Kriterium für die Qualität eines Nahrungsmittels darstellen. Damit ist das Fleisch automatisch verarmt an mit Photonen aufgeladenen Pi-Elektronen.

Die Qualität von Olivenöl lässt sich z.B. wesentlich steigern, wenn im Verhältnis zur Gesamtmenge 1/5 Leinöl zugesetzt wird.

Die Stoffwechsellage *zur Zeit der Nahrungsaufnahme* ist die Grundlage für alle Betrachtungen. Schließlich sind die Auswirkungen immer dort ablesbar. Dazu sollte das polare Verhalten des anabolen Anteils zum katabolen (und umgekehrt) beachtet werden (vergl. Abb. 18, Seite 81). Die Auswirkung eines Nahrungsmittels auf den Organismus lässt sich ohne Berücksichtigung der aktuellen Stoffwechsellage nicht einschätzen, sie kann sogar völlig konträr sein! Es ergeben sich dadurch sehr viele Wechselwirkungen, die einmal genauer betrachtet werden sollten.

Was sind die Problempunkte? Im Folgenden sind einige Aspekte aufgelistet, die bisher entweder gar keinen, oder einen nur unbedeutenden Stellenwert bei den verschiedenen Diäten haben. Da hier jedoch unübersehbare Wechselwirkungen bestehen, wäre das ein erster Ansatz für das neue Verständnis der Ernährung.

Ernährungsempfehlung

Der Begriff „Diät" wird heute anders gebraucht, als eigentlich der Sinn des Wortes ausmacht. Diät sollte *ordnend* auf den Organismus wirken, was jeden Tag von Nutzen ist. Es wäre also völlig natürlich, ständig auf seine Diät, auf seine Ordnung zu achten. Im westlichen Sprachgebrauch wird Diät jedoch immer mit Problemen (Krankheiten, Übergewicht) in Verbindung gebracht und erhält dadurch einen Negativ-Touch.

Um jedoch zum alten, positiven Sinn zurückzukehren, wird im Folgenden von *Ernährungsempfehlung* gesprochen, um damit ein Bewusstsein zu erzeugen für einen ganz natürlichen Umgang mit der Ernährung, ein freudiges Gefühl zu wecken für Harmonie und Ausgeglichenheit, die allein in unserer Hand liegen und von uns selbst steuerbar sind.

Gewöhnlich ist eine Diät primär dazu da, einen aus dem Gleichgewicht geratenen Organismus zu unterstützen, indem die gesunde Ordnung wieder hergestellt wird. Klassische, starre Diäten zur Vorbeugung bzw. Gesunderhaltung sollte es deshalb gar nicht geben, weil dies zu Einseitigkeit führen kann. Wenn jedoch jeder für sich entscheidet, was er aus der großen Auswahl kulinarischer Möglichkeiten für sich herausgreift, anderes dafür meidet, hat dies nichts mit einer Diät im herkömmlichen Sinne zu tun, sondern viel mehr mit Flexibilität und der ganz persönlichen Situation, in der er sich gerade befindet.

Eine *Ernährungsempfehlung* sollte dazu dienen, die Funktionsweise des Organismus zu optimieren, was sich umgehend am körperlichen Wohlbefinden, einer ausgeglichenen seelischen Stimmungslage, einhergehend mit einer positiven Ausstrahlung ablesen lässt. Damit wird sogleich die Motivation geschaffen, auf diesem Weg weiterzumachen – im Gegensatz zu strengen Diäten (vergl. Diabetes), die nur Entsagung bedeuten und dem Patienten die Lebensfreude gründlich vergällen können.

Wenn auf etwas verzichtet werden sollte, wird dafür eine ebenso attraktive Alternative benötigt. Diese kann darin bestehen, „Verbotenes" zu essen und mit angepasster Bewegung die überschüssigen Kohlenhydrate abzubauen.

Einseitige Diäten

Wir sind heute in verschiedenen Richtungen fast schon dogmatisch festgefahren. Das Vegetariertum wird von Manchem zur Religion erhoben – entsprechend privilegiert fühlen sich ihre Anwender – auch wenn sehr viele von ihnen mehr krank als gesund sind. Das Ziel kann aber nicht in Einseitigkeit, sondern nur in Abwechslung und Vielseitigkeit bestehen. Um das zu erreichen, müssen verschiedene Wechselwirkungen mit in die Überlegung einbezogen werden, so wie sie im Folgenden besprochen werden. Damit wird erreicht, dass jeder Mensch im Prinzip alles essen kann, jedoch immer zur richtigen Zeit.

Das greift allerdings noch nicht mit dem Start einer Ernährungsumstellung. Der Organismus benötigt i.d.R. 6 Wochen, um seinen Stoffwechsel bleibend umzustellen. Deshalb sollte am Anfang immer ein deutliches Signal für den Organismus gesetzt werden, jedoch nur für max. 6 Wochen (z.B. strikte Kohlenhydratvermeidung).

Säuren-Basen-Haushalt

Die Übersäuerung wird häufig zur Ursache von Krankheiten hochstilisiert, obwohl es nur ein – allerdings sehr wichtiges – Symptom für die gestörte Atmungskette ist. Dort spielen die hoch ungesättigten Fettsäuren eine wichtige Vermittlerrolle. Man sollte jedoch bedenken, dass die gängigen Entsäuerungsmittel nicht an der Ursache ansetzen. Im Gegenteil – wenn im Organismus ein Gewebsabschnitt übersäuert ist, z.B. bei einer chronischen Entzündung, dann sind benachbarte Bereiche kompensatorisch hoch alkalisch. Eine generelle Entsäuerung könnte dann Probleme in den bisher gesunden Bereichen verursachen und diese in ganz anders geartete Miterkrankungen treiben (z.B. rheumatische Schmerzen bei Krebs), was unter Kenntnis der Stoffwechsellage vermeidbar wäre.

Krankheitsbezogene Diäten

Es ist bisher nur wenigen aufgefallen, dass durch die Zuordnung der Diäten zu Krankheitsbildern die Individualität (einschließlich Konstitution) eines Menschen völlig ignoriert wird. Gerade das ist jedoch die Domäne der Naturheilkunde!
Jeder macht immer wieder die Erfahrung mit unterschiedlichen Verläufen der gleichen Krankheit bei verschiedenen Personen. Also ist es doch logisch, dass sich auch eine bestimmte Diät auf verschiedene Patienten unterschiedlich auswirken muss.

Hier sollte sehr gründlich umgedacht werden. Das Ziel kann nur darin bestehen, für jeden Patienten seine ganz spezielle, ganz persönliche *Ernährungsempfehlung* zu erarbeiten. Das, was hier fast wie eine Utopie anmutet, ist
jedoch durchaus praktikabel, weil sich alle Teilaspekte, die hier aufgelistet
werden, auf ein gemeinsames, verbindendes Grundprinzip zurückführen
lassen.

Klima

Wer Urlaub in einem heißen Land macht, erlebt sehr drastisch, welchen
Einfluss klimatische Besonderheiten auf die Ernährung und das Wohlbefinden haben. Es macht einen großen Unterschied, ob ich die gleiche
Mahlzeit an einem kalten, oder sehr heißen Tag verzehre. Da der Stoffwechsel dabei völlig unterschiedlich programmiert ist, sind die Ergebnisse
entsprechend. An einem heißen Tag wird der katabole Energiestoffwechsel
drastisch heruntergefahren, was sich in allgemeiner Trägheit bemerkbar
macht, im positiven Sinne in Stressabbau und Entspannung. Man greift eher
zu abkühlenden Getränken, bzw. trinkt besonders viel und isst allenfalls
leichte Salate. Jede schwere Mahlzeit wird instinktiv vermieden, bzw. über
den fehlenden Hunger geregelt. Das sind allgemeine Erfahrungen, die sich
therapeutisch nutzen lassen.

Krebs zeigt eine starke katabole Aktivität. Äußere Hitze drosselt diese
(vergl. Hyperthermie). Alle „schnellen Verbrenner" (bestimmte Kohlenhydrate) sollten vermieden werden, da sonst der katabole Stoffwechsel aktiviert würde (gleichzeitig käme es zu einer Blockade der STH- Freisetzung
über den Anstieg des Insulins, siehe Abb. 21 Seite 96). Empfehlenswert sind
deshalb all jene Speisen, die den *anabolen* Stoffwechsel fördern. Dazu
gehört vor allem Fleisch und andere Eiweiße.

Entsprechend sollte an kalten Tagen die innere Wärme angekurbelt werden,
da manche Speisen sonst sehr schnell zu Gewichtszunahme führen. Bereits
eine heiße Suppe als Vorspeise kann da schon sehr hilfreich sein und das
verhindern, aber auch die Zubereitung der Speisen selbst ist wesentlich.

Zubereitung

In ganz unterschiedlicher Weise wirkt sich aus, ob ein Nahrungsmittel kalt
oder heiß eingenommen wird, ob es roh oder gekocht, frisch oder abgela-
gert, saftig oder trocken ist, ob es aus dem Gewächshaus kommt, oder vom
Freiland usw. Der Zubereitung sollte insofern besondere Aufmerksamkeit
gewidmet werden, weil dadurch die Auswirkungen auf den Stoffwechsel

z.T. drastische Unterschiede aufweisen.

Weiter unten bei *Struktur und Ordnung* wird auf die Bedeutung der intakten Molekularstruktur der Nahrungsmittel abgehoben. Wasser weist ebenfalls eine innere Struktur auf (Cluster) und kann deshalb Informationen speichern. Im Gewebe liegt es in kristallin-flüssiger Form vor (H. Heine). Das Schlimmste, was deshalb einem Nahrungsmittel zugemutet werden kann, ist Tiefgefrorenes später in der Mikrowelle aufzutauen.

Ein weiterer Punkt wird allerdings selten berücksichtigt, und das ist der Gehalt eines *Lebens*mittels (!) an freien Elektronen, der für die Frische und den therapeutischen Nutzen verantwortlich ist. Durch Bearbeitung von Gemüse oder Obst (Smoothies!) mit motorbetriebenen Geräten, werden durch das Magnetfeld des Motors nahezu sämtliche Elektronen abgesaugt und das Produkt dadurch wertlos, oder sogar gesundheitsschädlich. Das üblicherweise negative Redoxpotential kehrt sich dann um; es wird positiv und das Obst oder Gemüse zum Elektronenräuber!

Kombinationen

Die 4 (!) Hauptgruppen in der Ernährung **Eiweiß, Kohlenhydrate, Fett** und **Wasser** werden nicht parallel verstoffwechselt, sondern beeinflussen sich gegenseitig. Wird beispielsweise Fett allein verzehrt, wird es sofort in Energie umgesetzt, wodurch der Triglyceridspiegel im Blut absinkt. Sind jedoch Kohlenhydrate dabei, werden zunächst diese zu Energie umgewandelt, was eine periphere katabole Stoffwechsellage begünstigt, bei gleichzeitiger Anabolie von Leber und Fettgewebe (siehe Abb. 27 Seite 113). Nicht das Fett an sich ist deshalb die Ursache für Arteriosklerose, sondern die Kombination mit Kohlenhydraten. Primär sollten die Kohlenhydrate reduziert werden, insbesondere die Weißmehlprodukte.

Fette

Immer wieder liest man, dass Fette nur sehr sparsam eingesetzt werden sollten, ohne jedoch mit einem Wort zu erwähnen, um welche Fette es sich handelt. Richtig ist, dass alle gehärteten (Margarine!) und erhitzten Öle vermieden werden sollten, je konsequenter, umso besser. Der Grund liegt jedoch nicht in der Gefahr des Cholesterinanstiegs, denn das kommt im Fett gar nicht vor (da es ein Steroid ist), sondern in der Zerstörung der Lipoidstrukturen und dem Ausfällen degenerationsfördernder fester Fette, die nicht mehr in der Lage sind, Photonen aufzunehmen und als Energiespeicher zu wirken (vergl. Kap. 2). Sie sind nur noch eine Belastung für den Organismus, da sie zu Mikrozirkulationsstörungen und lokaler Lymphstase führen.

Zur Auflösung dieser Ablagerungen sind Enzyme notwendig. Hilfreich ist die Zufuhr milchsauer vergorenen Gemüses.

Ort

Jeder hat sicher schon mal im Ausland die Erfahrung gemacht, dass manche Speisen vor Ort hervorragend munden – auch der Wein, dieselben Zutaten zu Hause jedoch u.U. fast Widerwillen erregen können. Diese geografischen Besonderheiten hängen einmal mit der Bodenbeschaffenheit, der Sonneneinstrahlung, aber nicht zuletzt mit der Geomantie – dem natürlichen gesundheitsfördernden Feld der Erde zusammen.

Eine allgemeine Empfehlung lautet daher, möglichst einheimische Nahrungsmittel zu essen, auch auf die Jahreszeit bezogen. Damit stabilisieren wir unser Körperfeld. Früchte oder andere exotischen Produkte müssen immer als Reizmahlzeit verstanden werden. Das kann manchmal durchaus hilfreich sein, weil es den Körper zur Regulation zwingt, was Regeneration bedeuten kann. Für einen angeschla- genen Organismus ist es jedoch Stress.

Bewegung

Ein Mensch in Ruhe, z.B. bei sitzender Tätigkeit, hat einen ganz anderen Stoffwechsel, als unter körperlicher Belastung. Hochleistungssportler, z.B. Läufer ernähren sich deswegen anders als Schwerathleten. Die unterschiedlichen Belastungen des Tages verlangen auch eine angepasste Ernährung. Speziell die Zufuhr von Kohlenhydraten sollte davon abhängig gemacht werden. Je mehr Bewegung, umso höher darf der Anteil sein. Das gilt natürlich auch umgekehrt. Auch andere Faktoren, z.B. starke Stressphasen, müssen bei der *Ernährungsempfehlung* berücksichtigt werden. Deshalb sollte die Nahrungsaufnahme vorausschauend geplant werden, um sich fit zu machen für die kommenden Ereignisse. Damit werden Reserven geschont.

Psychische Stimmungslage

Essen kann und soll Spaß machen. Durch ein gelungenes Mahl können wir ein hohes Potential an positiver Energie aufbauen, die uns geistig stimuliert und auf diese Weise voran bringt. Dabei ist es manchmal gar nicht so sehr das Essen selbst, sondern das Ambiente und die gute Stimmung, die sich einstellt. *Lebensqualität* ist das Stichwort, das bei jeder *Ernährungsempfehlung* mit einfließen sollte. Dazu gehört viel Abwechslung und das Ausprobieren neuer Kompositionen, durchaus auch aus fremden Ländern. Leben ist dazu da, um aus der angebotenen Fülle zu schöpfen.

Alter

Die Ernährung eines Babys und eines Greises kann sehr ähnlich sein. Beide essen Brei. Aber das ist hier nicht gemeint. Der Stoffwechsel eines Kindes ist auf Wachstum ausgelegt, also hohe anabole Aktivität bei gleichzeitig hoher kataboler Stoffwechselaktivität. Der alte Mensch zeigt eine überwiegend katabole Aktivität, weil die Anabolie verringert ist. Daraus resultieren degenerative Leiden. Deshalb sollte hier in erster Linie die Nahrung daran orientiert werden, ob sie die *anabole* Aktivität steigern kann. Gleichzeitig sollte vermehrt auf die innere Wärme geachtet werden (ab Seite 152).

Wasser

Auf das Lebensmittel Nr. 1, nämlich das Wasser sollte größtes Augenmerk gelegt werden. Dies betrifft zunächst die Getränke. Die (fehlende oder im Übermaß vorhandene) Zufuhr von Mineralien wirkt sich direkt auf den Stoffwechsel aus. Das Verhältnis von Kalium zu Natrium spielt dabei ebenso eine Rolle, wie der Quotient Calcium zu Magnesium. Es ist auch zu beachten, ob die Getränke vor, zum oder nach dem Essen eingenommen werden, ob sie warm oder kalt, sauer oder alkalisch sind usw. Je nachdem fördern oder reduzieren sie die katabole Stoffwechselaktivität.

Der andere Aspekt ist der Wassergehalt der Speisen. Je mehr Wasser sie enthalten, umso abkühlender wirken sie, was die katabole Aktivität senkt und damit die Gewichtszunahme fördert. Werden solche Nahrungsmittel jedoch erhitzt (z.B. Tomaten), dann wird dieser Effekt wieder aufgehoben und sogar ins Gegenteil verkehrt. Anabol wirkende, wasserhaltige Speisen wirken sich dann stark katabol aus.

Rhythmik

Leben ist Rhythmus. Die Homöostase des Gewebes wird über Rhythmen hergestellt (H. Heine). Ebenso wie ein geregelter Schlaf-Wach-Rhythmus der Gesunderhaltung dient, haben wir mit der Ernährung eine hervorragende Möglichkeit, auf einfache Weise, sehr direkt in die Körperrhythmik einzugreifen. Dieser spezielle Ansatz sollte für den Tag, die Woche, den Monat und das Jahr gelten. Allein über die Rhythmik lassen sich bei schweren Erkrankungen Heilungsprozesse anstoßen. Unter Beachtung der Arndt-Schulz'schen Regel werden fördernde und hemmende Speisen im Wechsel empfohlen, Dadurch lassen sich die Regulatorspiegel erhöhen und die Gesundheitsreserven steigern (vergl. Lebens-Rhythmus-Therapie).

Struktur und Ordnung

Wenn die molekulare Gitterstruktur durch äußere Behandlung zerstört wurde (Ordnungsverlust), hat ein wesentlicher Anteil der Nahrung seine Bedeutung verloren, der eine vollwertige Ernährung ausmacht – die sphärische Geometrie (vergl. P. Plichta). Der Strukturaufbau der Materie gehorcht strengen mathematischen Gesetzen. Hohe Ordnung in der Nahrung bedeutet hochwertiges Lebensmittel. Fleisch hat eine sehr komplexe Struktur von höchster Ordnung, ist deshalb auch besonders wertvoll (allerdings nur in hoher Qualität und in Maßen gegessen), bedeutet jedoch einen erheblichen Mehraufwand für den Organismus, dieses umzusetzen.

Aber auch jede Pflanze hat eine (einfachere) geordnete Molekularstruktur, weshalb sie nicht zerkocht werden sollte. Dabei spielt der Verlust von Inhaltsstoffen (Vitaminen) gegenüber dem Strukturverlust eine eher untergeordnete Rolle. Dies sollte jedoch nicht zu dem Schluss verleiten, Rohkost für die bessere Wahl zu halten. Diese Strukturen sind vom Organismus fast nicht auf-schließbar, sondern nur durch die physiologische Darmflora, weshalb der Rohkostanteil auch nicht zu hoch sein sollte.

Nahrung als ordnendes Element in der Behandlung hat also eine doppelte Bedeutung.

Information

Popp et al. konnten den hohen Gehalt an Biophotonen in biologisch-dynamisches Gemüse gegenüber anderen Sorten nachweisen. Photonen wirken als Informationsträger. Sie sind in der Lage, in 1 Nanosekunde 1 chemische Reaktion zu triggern. Diese extrem hohe Geschwindigkeit ist erforderlich, um die 30.000-100.000 chemischen Reaktionen pro Sekunde (!) in jeder Körperzelle zu steuern. Mit der Nahrungsaufnahme übernehmen wir gespeicherte Lebens-Information des Sonnenlichts, welche unseren Stoffwechsel je nach Zusammensetzung der Nahrung verändert. Dabei sind die Ölsamen von besonderer Bedeutung, da sie uns die ungesättigten Fette liefern und gleichzeitig Elektronen enthalten, die den spezifischen Sonnen-Spin aufweisen. Damit versetzen sie uns in die Lage, die notwendigen Lebens-Informationen des Sonnenlichts aufzunehmen und vermehrt Potentialwirbel zu induzieren.

Je nachdem welche Zusammensetzung die Nahrung hat, umso mehr wird der Stoffwechsel auf anabol oder katabol geschaltet. Der Regulator beim Gesunden ist die Nahrung selbst.

Man kann deshalb formulieren:

Nahrung ist ein starker Stoffwechselregulator und hat hormonähnliche (steuernde) Wirkung.

Der Masseanteil in der Materie ist ohnehin extrem gering. Er beträgt nur 0,00000001%! Der „Rest" von 99,9999999% ist Energie bzw. Information (Wechselwirkungsquanten). Jedes Vitamin, jedes Mineral stellt in Wirklichkeit nur einen Informationsträger dar. Theoretisch würde es deshalb genügen, wenn wir nur 1 Molekül eines Vitamins zu uns nehmen. Wir wissen jedoch aus Erfahrung, dass wir täglich eine bestimmte Mindestmenge benötigen. Das hängt mit der hohen *Kohärenz* zusammen, die zur Informationsübertragung nötig ist. Diese wird gesteigert durch die Anzahl gleicher Moleküle. Weiterhin gilt die Beziehung

$$\text{Informationsmenge (Bit)} \approx \frac{1}{\text{Ordnungsgrad}}$$

Daran lässt sich ablesen, dass für eine gute Informationsübertragung ein hoher Ordnungsgrad erforderlich ist. Das primäre Anliegen jedes Therapeuten sollte deshalb darin bestehen, den Ordnungsgrad zu heben (was das eigentliche Anliegen einer Diät ist). Erst dadurch kann der Organismus in die Lage versetzt werden, seine Regulationsvorgänge wieder fehlerfrei durchzuführen.

Mit Anwendung des 3. Hauptsatzes der Thermodynamik erreichen lebende Systeme dieses Ziel ohne Anstrengung, durch Verminderung der Anregung und „Rückkehr in den quantenmechanischen Grundzustand" n. B. Zeiger. Dadurch erhöht sich der Ordnungsgrad ganz von selbst.
Erkrankungen, die einen hohen Ordnungsverlust aufweisen (z.B. Krebs) benötigen nur deshalb Megadosen stabilisierender Vitamine und Mineralien, weil über die damit verbundene Verbesserung der Kohärenz noch Information übertragen und damit Einfluss auf den Stoffwechsel genommen werden kann. Würde jedoch primär der Ordnungsgrad erhöht, könnte darauf verzichtet werden. Die tatsächlich notwendige Zufuhr von Medikamenten würde sich erheblich reduzieren.

Ganzheitliche Betrachtungen

Wir leben in einer polaren Welt. Vollständige Beschreibungen der Wirklichkeit sind nur möglich, wenn die beiden polaren Extreme aufgesucht und in

Beziehung zueinander gesetzt werden. „Warm" kann nur verstanden werden, wenn es in Beziehung zu „kalt" gesetzt wird. Bei der Ernährung verhält es sich ebenso. Heutige Richtlinien zur Ernährung, wie sie beispielsweise von der DGE herausgegeben werden, basieren auf Inhaltsstoffen und Mengenangaben. Das ist die westliche materialistische Auffassung von der Welt. Östliche Vorstellungen basierten seit jeher auf der Vorstellung einer Lebensenergie, dem Qi, moderner ausgedrückt von *Bioplasma* (Information). Durch die weltweite Kommunikation fließen nun beide Auffassungen zusammen und bilden die notwendige Polarität zwischen Masse und Energie. Offenbar sind wir zu lange einer „Minderheit" hinterhergelaufen und haben die Majorität übersehen.

Die beiden polaren Extreme bilden zusammen die Materie, welche grundsätzlich aus der Dreiheit *Masse, Energie* und *Information* besteht. Masse und Energie sind also die Extreme einer Polarität. Sie sind damit gleich. Die Struktur, welche aus beiden hervorgeht, wird allein durch die Information festgelegt. Die Gewebsstruktur unseres Organismus wird deshalb auch ganz allein von der Information bestimmt, welche im genetischen Material enthalten ist. Masse und Energie spielen dabei nur die Rolle von Statisten. Dazu ist ein ständiger Informationsfluss nötig, der von *außen* von den Sonnenphotonen kommt und in den Potentialwirbeln gespeichert, im *Innern* über laserartige Photonenabstrahlung aus der DNA bewirkt wird. Photonen triggern die Stoffwechselfunktionen.

Die Nahrungsaufnahme stellt für uns eine Zufuhr von Fremdinformation dar, mit der sich der Organismus auseinandersetzen muss, ebenso wie bei jedem anderen Fremdreiz.

Jede Information verkörpert einen Teilaspekt der Schöpfung. Je natürlicher ihr Ursprung ist, umso harmonischer sind die Auswirkungen. Mit der Nahrungsaufnahme schaffen wir in uns einen „Resonanzboden", wodurch ein kosmisches Wirkprinzip, ein Teilaspekt der Schöpfungsidee und damit des Bauplans verwirklicht werden kann (über Schwingungskopplung mit Potentialwirbeln). Jede künstliche Zerstörung einer Ursubstanz, z.B. um Inhalts-*stoffe* zu extrahieren, führt deshalb zu einem in sich disharmonischen Produkt, weil es nur noch eine Teilinformation des Ganzen enthält (vergl. Aristolochiasäure!). Damit kann im günstigsten Fall ein starker Reiz gesetzt werden, der zum Heilimpuls wird. Dazu ist aber eine gute *Regulationsfähigkeit* erforderlich. Es kann jedoch auch der gegenteilige Effekt eintreten, wenn diese stark herabgesetzt ist. Unter diesem Aspekt sollte auch die Zufuhr von Nahrungssupplementen betrachtet werden.

Ein Nahrungsmittel kann synergistisch wirken, indem es eine bestimmte Stoffwechsellage unterstützt (z.B. anabol bei akuten Entzündungen), oder antagonistisch, indem es ausgleichend wirkt. Die damit verbundene Zufuhr von Masse tritt dabei zahlenmäßig weit in den Hintergrund (das Verhältnis beträgt tatsächlich nur 1 zu 1 Milliarde Wechselwirkungsquanten). Hinzu kommt, dass ohnehin nur maximal 1/3 des Energiebedarfs über die Nahrung gedeckt werden kann. Mindestens 2/3 stammen aus der Umgebungsenergie (Neutrinos). Dieses Verhältnis vergrößert sich unter bestimmten Stress-situation bis ins Extreme. Zugvögel beispielsweise beziehen nur etwa ein Tausendstel ihrer benötigten Energie aus der Nahrung, sonst könnten sie keine Meeresüberquerungen durchführen.

Im Rahmen einer Ausstellung wurde ein Fisch in einem hermetisch abge-schlossenen Glasgefäß gezeigt, der 6 Wochen lang ohne Nahrung und Sauerstoff vergnügt umherschwamm. Das Geheimnis lag in einem beson-ders energiereichen, mit Potentialwirbeln angereicherten Wasser (π-Wasser), das in der Lage ist, die vollständige Lebensinformation für lange Zeit zu speichern.

Andere Beispiele sind Menschen, die unter Überwachung extrem lange Zeit weder Nahrung noch Wasser (!) zu sich genommen haben und trotzdem kaum Anzeichen von Erschöpfung zeigten (vergl. Therese Neumann von Konnersreuth). Diese wenigen Beispiele sind Denkanstöße für den Versuch einer anderen Betrachtung zur Ernährung. Es gibt z.Zt. mehrere neue Ansätze in der Wissenschaft, die es wert sind, sich damit näher zu befassen.

Da ist einmal die Biophotonenforschung von F. A. Popp, über die in der Vergangenheit schon sehr Bemerkenswertes berichtet wurde, was hier nicht wiederholt werden soll.

Dann gibt es die Vortexforschung von K. Meyl, mit welcher sich Energie-übertragungsprozesse besser verstehen lassen. Hier geht es um Longitudi-nalwellen, welche die bisher fehlende polare Komponente zu den bekannten Transversalwellen darstellen und auch als *Skalarwellen* bezeichnet werden. *Wirbel* können als Urformen des Lebens bezeichnet werden.

Weiterhin rückt immer mehr ins Bewusstsein, dass unser Universum nach strengen mathematischen Gesetzen aufgebaut ist (vergl. P. Plichta) und sich immer in einer Vierheit ausdrückt, die jedoch unablässig mit dem Geist unseres Schöpfers wechselwirkt (W. Pauli, M. Lüscher).

Für uns hat das weitreichende Konsequenzen, weil wir in Zukunft andere, den universellen Gesetzen entsprechende Ordnungssysteme anwenden sollten, die der Vierheit entsprechen, jedoch gleichzeitig mehrdimensional sind. Solch ein Modell, das in excellenter Weise allen Anforderungen genügt, ist der Lüscher-Würfel, in den sich alle Lebensaspekte exakt einfügen lassen. Daran lässt sich ermessen, ob bestimmte Aussagen korrekt sind oder unvollständig.

Für die Ernährungslehre sollten deshalb *immer* alle 4 Grundnahrungsmittel *gleichzeitig* und damit in ihren *Wechselwirkungen* betrachtet werden. Bekannt sind aber nur 3 (Eiweiß, Fett, Kohlenhydrate), weil das Lebensmittel Nr.1, das Wasser vergessen wird. Aber schließlich wird mit Wasser gekocht, wodurch die Nahrung und damit ihre Auswirkung auf den Organismus verändert wird (vergl. Abb. 28 Seite 141).

Wir stehen heute am Scheideweg. Die erdrückend hohe Zahl chronisch Kranker ruft nach einer Lösung. Von der bisher üblichen, materialistischen Wissenschaftsauffassung können wir keine neuen Impulse erwarten. Das liegt nicht zuletzt am immer noch geltenden Dualismus, dem „Entweder-oder", welcher über das reduktionistische Denken ins Extreme getrieben werden kann. Erst mit der Fuzzy-Logik, durch das „Sowohl-als-auch" können Gegensätze überwunden werden.

Wir müssen uns entscheiden:
- **Wollen wir weitermachen wie bisher und die zunehmend steigende Zahl chronisch Kranker nur „verwalten", da wir keine Lösung des Problems haben?**
- **Oder sind wir bereit, durch grundsätzliches Umdenken neue Wege zu suchen?**

Unübersehbar zeichnet sich die Auffassung vom Menschen am Horizont ab, als ein *komplexes informationsverarbeitendes System*, das die Fähigkeit zur *Selbstorganisation über Regulationsprozesse* besitzt und gleichzeitig ein *spirituelles Wesen mit hoher Individualität* und *Kreativität* ist. Aus diesem Blickwinkel könnten wir in Zukunft die Auswirkungen unserer Ernährung betrachten, mit der wir steuernd in unseren Organismus eingreifen.

Neue Impulse

Ein Hauptanliegen der Ernährung sollte darin bestehen, die Depots der Regulatoren aufzufüllen, was am besten über einen Rhythmus gelingt von Regulation und Gegenregulation, von Belastung und Entlastung. Dazu werden durch die Art der Nahrung künstliche Belastungen erzeugt wie beim Intervalltraining.

Beim *gesunden* Menschen müssen andere Kriterien für die *Ernährungsempfehlung* herangezogen werden, als beim chronisch Kranken, weil sich der Gesunde über die Regulation des Stoffwechsels an verschiedene Reize anpassen und deshalb unterschiedlich auf bestimmte Nahrungsmittel reagieren kann. Es überrascht doch immer wieder, dass Menschen, die sich in keiner Weise gesundheitsbewusst ernähren, viel Alkohol trinken und rauchen, relativ gesund sind. Das kann jedoch mit der polaren Stoffwechselregulation sehr gut erklärt werden. Eine kurzfristige, oder in kleinen Mengen erfolgte *falsche* Ernährung ist nämlich durchaus als Stimulus anzusehen und kann das Gesundheitspotential sogar fördern! Durch die Gegenregulation wird der Stoffwechsel „hochgefahren", wodurch die Abwehrbereitschaft steigt. Zu lange sollte man das zwar nicht machen, weil das System irgendwann zusammenbricht. Jede „Sünde" zwischendurch kann aber diesen positiven Effekt haben, hilft der Psyche und baut Regulatoren auf. Dies spricht sehr gegen dogmatische, einseitige Diäten.

Der *Kranke* zeichnet sich durch die Blockade eines Stoffwechselanteils (anabol oder katabol) aus. Es geht nun darum, den dahinterstehenden Mangel aufzusuchen und zu beheben. Dort sollte jede korrekte *Ernährungsempfehlung* ansetzen. Alle Nahrungsmittel können daraufhin untersucht werden, ob sie den anabolen oder den katabolen Stoffwechsel unterstützen und ob sie wärmen oder abkühlen. Dazu sollte allerdings bekannt sein, welche Erkrankung zu welcher Sparte gehört (vergl. Abb. 26 Seite 111).

Da heutzutage etwa 80% katabole Erkrankungen (von Herz-Kreislauf bis hin zu Krebs) vorherrschen, wird das übliche Bestreben sein, die Anabolie zu fördern und deshalb überwiegend solche Speisen zu verwenden (siehe S. 149). Das sollte nicht mit Schwarz-Weiß-Denken verwechselt werden, denn tatsächlich ist es wesentlich komplizierter.

Merkmale der verschiedenen Stoffwechsellagen

Eine chronische Erkrankung kann dadurch gekennzeichnet sein, dass die katabole Stoffwechsellage überwiegt, weil eine gesteigerte katabole Aktivität vorliegt, oder eine verminderte anabole. Umgedreht verhält es sich auf der anabolen Seite. Deshalb existieren zunächst vier Möglichkeiten, 2 für die anabole, 2 für die katabole Seite:

anabole Stoffwechsellage

entweder	oder
anabole Aktivität ↑	anabole Aktivität normal
katabole Aktivität normal	katabole Aktivität ↓
(akute „Schockphase" n. Selye)	(chronische Erkrankung)

katabole Stoffwechsellage

entweder	oder
katabole Aktivität ↑	katabole Aktivität normal
anabole Aktivität normal	anabole Aktivität ↓
(„Gegenschockphase" n. Selye)	(chronische Erkrankung)

Nahrungsmittel können jedoch nicht so einfach in anabol- oder katabol-wirksam eingeteilt werden, weil eine leicht *katabol* wirkende Speise durch die noch vorhandene Restregulation ausreguliert werden kann und dadurch *anabol* wirkt. Die *Dosis* macht es also aus.

Hinzu kommt, dass ein wasserreiches, anabol wirkendes Nahrungsmittel abkühlend wirkt, durch die Art der *Zubereitung* zum wärmenden, katabol wirksamen werden kann.

Wir unterscheiden deshalb 5 Kriterien der Wirksamkeit:

stark anabol – anabol – **neutral** – katabol – stark katabol
S A **A** **N** **K** **S K**

Bereits weiter oben wurde ausgeführt, dass nicht das Nahrungsmittel isoliert betrachtet werden darf, sondern in seinen Wechselwirkungen mit der Umgebung, dem Klima, der Zubereitung usw. Alle diese begleitenden Faktoren sollten ebenfalls in dieses System eingebunden werden, was kein Problem darstellt, wenn dafür „Wärme" und „Kälte" gleichbedeutend mit katabol und anabol eingesetzt werden. Es macht nämlich keinen Unterschied, ob Wärme von außen zugeführt, oder innerlich durch eine katabole Stoffwechselaktivität erzeugt wird. Wenn die Umgebung warm ist oder warme Speisen eingenommen werden, kann der Organismus seine Stoffwechselaktivität drosseln. Das wirkt stressabbauend und entspannend. Dies ist bei katabolen Erkrankungen wünschenswert. Deshalb sollten sich diese Patienten immer warm anziehen.

Gleichzeitig sollte jedoch bedacht werden, dass der Patient nur deshalb an seiner Erkrankung leidet, weil der *anabole* Schenkel blockiert ist. Also sollte über die gezielte *Ernährungsempfehlung* gleichzeitig der anabole Stoffwechsel angeregt werden. Dieses Vorgehen empfiehlt sich bei allen katabolen Erkrankungen. Dabei muss aber unbedingt die Individualität berücksichtigt werden!

Zusätzlich – und das erst ist der heilungsfördernde, nicht nur unterstützende Effekt – sollte die Nahrung rhythmisch im Sinne der Arndt-Schulz'schen Regel eingesetzt werden, um die Regulatorspiegel anzuheben. Das bedeutet, dass zuerst schwache Reize gegeben werden, die bei fortschreitender Besserung langsam gesteigert werden können.

Beim chronisch Kranken wird nun ganz speziell Bezug genommen auf den blockierten Stoffwechselanteil (anabol oder katabol).
Zunächst sollten jedoch die Kriterien für einen anabolen, bzw. katabolen Zustand aufgelistet werden, um die persönlichen, zeit- und ortsbezogenen Merkmale einordnen zu können.

Ernährungsschema für Gesunde

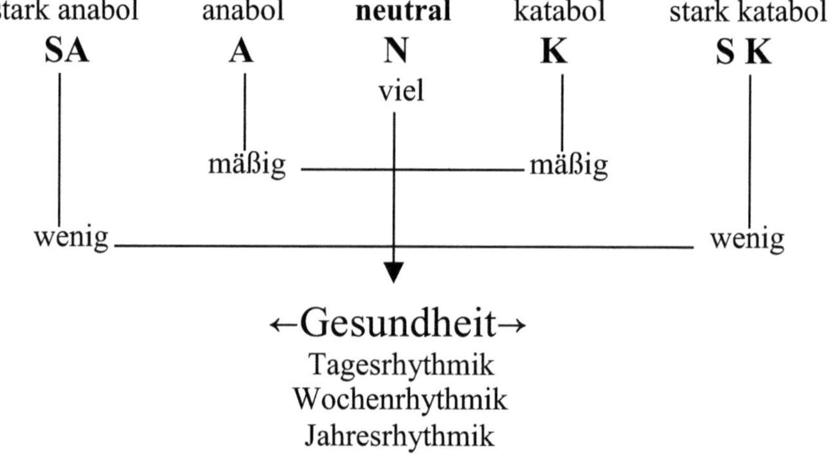

Der anabole Stoffwechsel steht für Regeneration und Stressabbau. Dieser sollte deshalb immer gefördert werden. Je stärker die Stoffwechsellage nach anabol verschoben wird (eiweißreiche Mahlzeit), umso mehr Energie wird benötigt, weshalb die katabole Aktivität (möglichst gleichzeitig) mit ansteigen sollte. Bei Blockierung des einen Schenkels überwiegt der andere Teil, was die Beurteilung manchmal etwas schwierig macht.

Anabolie ist gekennzeichnet durch eine erhöhte Membrandurchlässigkeit, was zu Ödemen führen kann. Beim Gesunden wird aber dadurch der Säftehaushalt im Gewebe geregelt.

Vier Elementarkräfte des Lebens

Von den 4 Elementen Feuer, Luft, Erde, Wasser gehören Erde (das Nährende) und Wasser zur anabolen Seite. Durch das Anschwellen der Bäche bis hin zum Hochwasser wird die Befeuchtung der Erde geregelt und damit die Grundlage für das Pflanzenwachstum geschaffen. Dazu wird aber auch Sonne (Feuer) benötigt, sowie Sauerstoff (der Gegenspieler des anabol wirkenden Wasserstoffs), der die katabole Seite verkörpert. Solange sich diese Elementarkräfte gegenseitig ausgleichen können und stetiger Wechsel möglich ist, sind die Bedingungen für Wachstum und Gedeihen optimal (vergl. Abb. 11 Seite 63). Die Probleme beginnen erst, wenn der Regen sich nicht mehr mit Sonne abwechselt, wenn aus der Überschwemmung eine Flut-katastrophe wird, oder wenn durch die unablässige Sonneneinstrahlung Trockenheit und Dürre eintritt. Der Grund liegt immer im Verlust der Rhythmik, dem stetigen Wechsel.

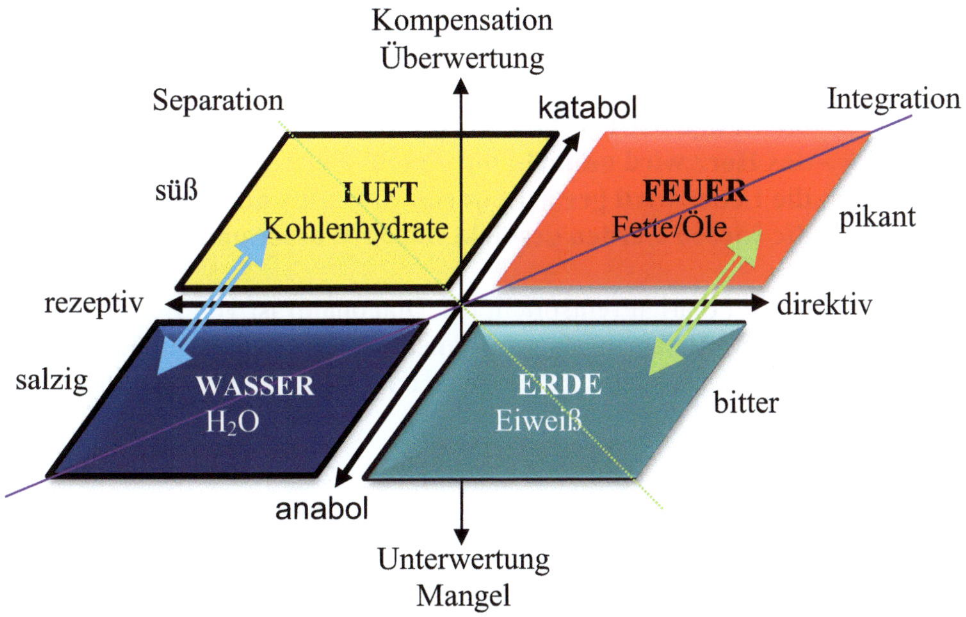

Abb. 28: Wechselwirkungen der 4 Grundnahrungsmittel

An dieser Darstellung lässt sich sehr gut erkennen, welche Auswirkungen einseitige Ernährung haben kann. Leben schwingt zwischen den 4 Elementen und verlangt nach Abwechslung. Es lassen sich folgende interessante Zuordnungen erkennen

- **Kohlenhydrate, sowie Fette wirken (jeder für sich)** *katabol*
- **Kohlenhydrate mit (viel) Wasser wirken** *neutral*
- **wasserreiche Nahrung, sowie Eiweiß wirken** *anabol*
- **Öl mit Eiweiß wirken** *neutral* **(vergl. Budwig)**
- **Wasser, sowie Öle wirken** *integrierend* **(sie lösen Stoffe)**
- **Kohlenhydrate, sowie Eiweiße wirken** *separierend*

An dem linken sagittalen Pfeil sollten sich jene Menschen orientierten, die unter Wärmeintoleranz leiden (zu viel Hitze). Für sie sind wasserhaltige Kohlenhydrate (Obst, Gemüse) am besten geeignet, um abzukühlen (auch Tees!).

Am rechten sagittalen Pfeil sollten sich diejenigen orientieren, die unter Wärmemangel leiden und leicht frieren. Die Öl-Eiweiß-Kost nach Budwig wirkt stoffwechselneutral. Je mehr Fette zugeführt werden (in Verbindung mit Eiweiß), umso mehr Energie wird freigesetzt. Wird diese nicht verbraucht, werden Speicherfette synthetisiert, was zu Gewichtszunahme führt.

Den vier Elementen lassen sich bekanntermaßen auch Organe zuordnen, wodurch eine erweiterte Ernährungsempfehlung möglich wird:

- **die Lunge wird gestärkt durch Kohlenhydrate (Reis!) & Saures**
- **das Herz wird gestärkt durch Öle, Fette und scharfe Gewürze**
- **die Leber wird gestärkt durch Eiweiße und bittere Nahrung**
- **die Nieren werden gestärkt durch Wasser und Salz.**

Aber auch die Polarität (entspricht der Diagonale) ist von Bedeutung, wenn es darum geht, Belastungen zu vermeiden. Herz-Kreislauf-Erkrankungen sind dem Feuer-Element zugeordnet. Herzkranke sollten deshalb nicht zu viel Wasser aufnehmen.

Aufstellung A:

Verminderte anabole Aktivität zeichnet sich aus durch die Merkmale der Katabolie (viel Hitze, Mangel an Kühle und vermehrte Feuchte):
- **Unruhe, Nervosität**
- **Nachtschweiß**
- **heiße Fußsohlen (nachts)**
- **Schlafstörungen**
- **innere Hitze**
- **Durst, trockener Mund**

- **Schreckhaftigkeit**
- **schnelle, hastige Sprache**
- **Stressanfälligkeit**
- **Neigung zu Zorn**
- **wenig Reserven**
- **Schwindel**
- **Kopfschmerzen**
- **Gewichtsprobleme (↑ oder ↓)**

Lungenkranke entsprechen dem Luft-Element, weshalb sie nicht zu viel Eiweiß zuführen dürfen.

Leberpatienten gehören in das Erde-Element und sollten Kohlenhydrate eher meiden, wegen der Gefahr der Leberverfettung (NAFLD).
Auch bei dieser Zuordnung ist i.d.R. der polare Partner für den fehlenden Ausgleich verantwortlich (Mangel), weshalb zuerst auf die Defizite geschaut werden sollte.

Aufstellung B:

Verminderte katabole Aktivität zeichnet sich aus durch die Merkmale der Anabolie (viel Feuchte und Kühle, Mangel an Hitze):

- **Müdigkeit**
- **Schweregefühl**
- **Infektanfälligkeit**
- **Konzentrationsmangel**
- **Antriebslosigkeit, langsame Bewegung und Sprache**
- **Ängste, Resignation**
- **Völlegefühl, Blähungen**
- **Heißhunger auf Süßes und Genussmittel**
- **veränderte Stuhlkonsistenz**
- **keine Erholung durch Schlaf**
- **häufiges Frieren, kalte Gliedmaßen**
- **Wassereinlagerungen**
- **Rückenschmerzen, die sich unter Bewegung bessern**
- **Abneigung gegen kalte Speisen oder Getränke**
- **Frigidität oder Impotenz**
- **Menstruationsstörungen**

Daraus leitet sich das gezielte Vorgehen ab, um im Sinne einer Schaukel-therapie auf die Blockade einzuwirken und mit der verbliebenen Restregu-lation die Eigenregulation des Stoffwechsels schrittweise zu verbessern. Dazu muss sehr behutsam, streng im Sinne der Arndt- Schulz'schen Regel vorgegangen werden: Schwache Reize fachen die Lebenskraft an, mittlere stärken sie, starke hemmen sie und zu starke zerstören sie. Dieses Vorgehen empfiehlt sich bei schwer kranken Patienten.

Für Patienten, bei denen die im Schema A aufgelisteten Merkmale zutreffen gilt demnach, dass ihnen in erster Linie wasserhaltige, kühlende Speisen zugeführt werden sollten, um die überschießende Hitze abzubauen. Das bezieht sich einmal auf die Zusammensetzung der Nahrungsmittel selbst, aber auch auf die Zubereitungsform. Starkes Erhitzen und langes Kochen sind dann nicht angezeigt. Gleichzeitig sollten die Kohlenhydrate deutlich reduziert werden, da sie die Ausschüttung des anabol wirkenden Wachstumshormons verhindern. Ebenfalls muss Dauerstress abgebaut werden.

Das Schema für die *Ernährungsempfehlung* bei blockierter anaboler Stoffwechselleistung, (also Überwiegen der Katabolie) eines chronisch Kranken würde demnach so aussehen:

Ernährungsschema bei katabolen Erkrankungen

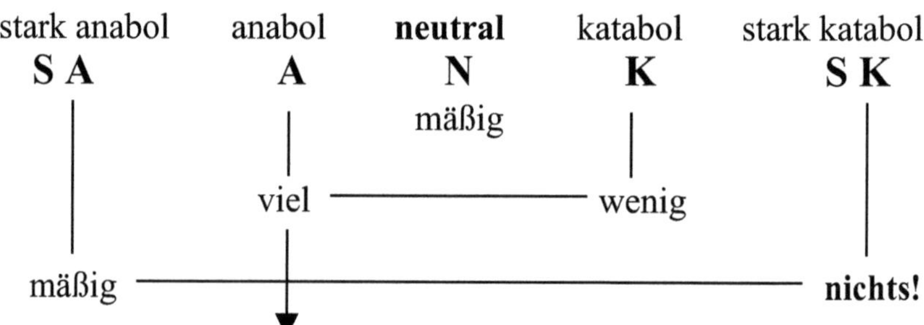

Dieses Vorgehen hilft nicht nur bei katabolen Herz-Kreislauf-Erkrankungen, chronischen Entzündungen bis hin zu Krebs, sondern ist auch geeignet für heiße Frühlings- und Sommertage. Dazu orientiert man sich – ausgehend von einer anabol betonten Kost – alternierend nach beiden Seiten, wobei die katabole Seite nur leicht tangiert werden sollte (wenig Kohlenhydrate!), in Abhängigkeit von der Schwere der Erkrankung oder den Umgebungsbedingungen (je kälter, umso mehr innere Hitze ist erlaubt).

Ein weiterer Faktor, der immer mit berücksichtigt werden muss, ist der Grad der körperlichen Auslastung des Patienten. Da bei sportlicher Betätigung zuerst Kohlenhydrate umgesetzt werden, sinkt dadurch der Blutzuckerspiegel ab, weshalb dann auch mehr Kohlenhydrate aufgenommen werden können, als bei überwiegend sitzender Tätigkeit. Außerdem muss unterschieden werden, ob es sich bei den Kohlenhydraten um Vollkornprodukte handelt, die langsam aufgeschlossen werden, oder um zuckerähnliche Produkte (Auszugsmehle, Kartoffeln, gekochte Karotten, Weißzucker, geschälter Reis), die zu einem raschen Blutzuckeranstieg führen mit nachfolgender Insulinausschüttung. Das würde die Katabolie weiter verstärken, bzw. die Anabolie blockieren, was nicht gewünscht sein kann.

Bei den ca. 20% anabolen Erkrankungen, von Asthma über Rheuma bis bin zur Sarkoidose, bei denen also die Energie fehlt, verhält es sich genau umgekehrt. Dieses Vorgehen empfiehlt sich für die Gesunden an kalten Herbst und Wintertagen. Es geht hier darum, Hitze zu erzeugen.

Ernährungsschema bei anabolen Erkrankungen

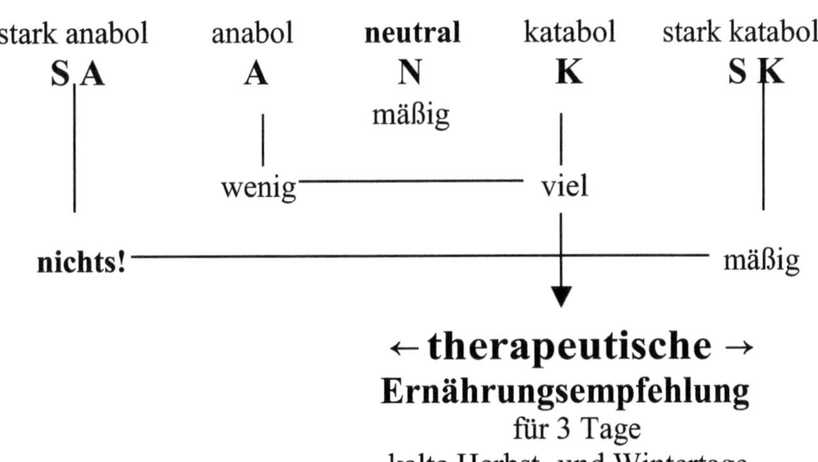

Auswahl der Nahrungsmittel

Das entscheidende Qualitätsmerkmal sind nicht primär die Inhaltsstoffe, sondern der Gehalt an gespeicherten Sonnen-Photonen in den Elektronen-Tori. Um diesen möglichst hoch zu halten, ist kontrolliert biologischer Anbau auf jeden Fall zu bevorzugen und jede zweifelhafte Herkunft zu vermeiden. Es sind dann oftmals nicht nur wesentlich weniger Biophotonen enthalten, sondern zusätzlich Herbizide und Pestizide, die sich zerstörend auf die hochempfindlichen Lipoproteidstrukturen in den Membranen auswirken, was schwer wieder zu reparieren ist. In der heutigen Zeit müssen deshalb vom Verbraucher strengere Maßstäbe angelegt werden. Je konsequenter dies erfolgt, umso eher werden sich die Produzenten umstellen.

Bei allen Lebensmitteln sollte ein waches Auge auf die verwendeten Konservierungsmittel gerichtet sein. Konservieren heißt, Stoffe beimengen, die eine Oxydation verhindern. Wenn wir diese zuführen, wird die innere Zellatmung blockiert, was im schlimmsten Fall Erstickung der Zellen bedeutet, wenn es nicht so weit kommt, zumindest Energieverarmung eintritt.

Es ist deshalb darauf zu achten:
- **alles Blockierende zu vermeiden**
- **einen Mangel auszugleichen**
- **die pathologische Stoffwechsellage (mit Verlust der Adaptation) dauerhaft zu normalisieren**

Bei der überwiegenden Zahl kataboler Erkrankungen, bei denen also der anabole Schenkel blockiert ist, sollten die STH-hemmenden Kohlenhydrate vermieden, dafür anabol wirkende Speisen eingenommen werden (s.u.).

Als anabol *hemmende* Nahrungsmittel
wirken sich am stärksten Kohlenhydrate aus, die zu einem raschen Blutzuckeranstieg führen. Der damit verbundene Anstieg des Insulinspiegels führt zu einer Hemmung des anabolen Stoffwechselregulators, des Wachstumshormons STH. Die Werte lassen sich über den „glykämischen Index" bestimmen (Skala von 0 – 100). Er ist am höchsten (in absteigender Reihenfolge) bei
- **Kartoffeln (vor allem Bratkartoffeln)**
- **gekochten Karotten (roh tritt dieser Effekt nicht auf)**
- **Weißzucker**
- **Auszugsmehlprodukte (Brot, Teigwaren)**
- **Mais**
- **Reis (geschält)**

Es spielt also eine wesentliche Rolle, ob der enthaltene Zucker schnell oder verzögert (Vollkornprodukte) freigesetzt wird.

Zu den anabol *fördernden* Nahrungsmitteln
zählen all jene, die eine hochkomplexe Struktur aufweisen (steigert den Ordnungsgrad). Meist verbrauchen sie zu ihrer Aufschließung auch eine große Menge (kataboler) Energie. Das ist beim Fleisch in besonderem Maße der Fall. Es ist das stärkste anabol wirkende Nahrungsmittel überhaupt (vergl. Schwerathleten).
Weiterhin wirken alle Fette anabol, gesättigte stärker als ungesättigte, allerdings nur in Verbindung mit Eiweißen (z.B. fettes Fleisch). Wird Fett allein verzehrt, wird dies sofort verstoffwechselt und wirkt dann *katabol*.

Die Lipoproteide (Öl-Eiweißverbindungen) wirken neutral. Sie können deshalb bei beiden Stoffwechsellagen problemlos eingesetzt werden und schaffen gleichzeitig die Grundlage für die Energieaufnahme vom Sonnenlicht.
Indirekt anabol (über den Kühleffekt) wirken alle *wasserreichen* Produkte, wie Tomaten, Gurken, Melone, Apfel usw. Dabei ist jedoch immer die Zubereitung zu beachten. (Wird beispielsweise ein Bratapfel verzehrt, so wirkt dieser katabol.) Diese Gemüse und Obstsorten gehören gleichzeitig zu den

katabol *hemmenden* Nahrungsmitteln.
Weiterhin zählen die Zitrusfrüchte und Bananen dazu, Joghurt, die meisten Teesorten (außer Schwarztee), sowie Mineralwasser.

Zu den katabol *fördernden* Nahrungsmitteln
zählen alle anregenden Sachen wie scharfe Gewürze, Kaffee, Schwarztee, Rotwein, Zucker in jeder Form und andere rasch aufschließbare Kohlenhydrate wie Kartoffeln, gekochte Karotten, alle Auszugsmehle, geschälter Reis und Mais. Andere Speisen können eine katabole Wirkung entfalten, wenn sie mit Hitze zubereitet wurden. Allgemein kann deshalb gesagt werden:

Hitze erzeugende Speisen wirken katabol, Kälte erzeugende anabol.

Diese Auflistung soll zunächst das Prinzip verdeutlichen, wie man die Auswirkung der einzelnen Nahrungsmittel einschätzen kann. Weitere Zuordnungen können nachfolgender Tabelle entnommen werden, bzw. der Auflistung nach dem glykämischen Index (ab Seite 152).

Sehr viele Nahrungsmittel entfalten eine neutrale Wirkung und sind deshalb in beiden Fällen problemlos einzusetzen. Dazu gehören Vollwertprodukte, mit denen eine stabile Basis geschaffen werden kann. Nach der chinesischen

Ernährungslehre wird damit zunächst die Mitte gestärkt (Milz- Pankreas), um eine stabile Basis zu schaffen. Von dort verteilt sich die Energie dann nach den Regeln der 5 Wandlungsphasen weiter im Organismus.

Wird „der Ofen" nicht vorgewärmt, kann die Nahrung nicht richtig aufgespalten werden, was nicht nur zu Verdauungsstörungen führen kann, sondern auch zu Mangelzuständen und sogar Gewichtszunahme (wegen der geringen Verbrennungswärme).

Zuordnung Nahrungsmittel – Stoffwechselauswirkungen

Die nachfolgenden Tabellen sind angelehnt an die chinesische Elemente-Ernährung nach B. Temelie. Die Zuordnung zu Organsystemen kann der Originaltabelle des Buches entnommen werden (siehe Literaturanhang). Zu beachten ist, dass die *Art der Zubereitung* wesentlich ist, weshalb die Tabelle nur einen groben Überblick geben kann. Je mehr Wärme zugeführt wird, je länger etwas kocht, umso kataboler im Sinne von Energiezufuhr wirkt es.

Neben der Menge der Wärmezufuhr während der Zubereitung (was sich katabol auswirkt), ist ein weiterer wichtiger Punkt die *Hemmung* der Stoffwechselregulation durch bestimmte Nahrungsmittel. So verhindern beispielsweise alle Auszugsmehle ein Ansteigen der anabolen Aktivität, was sich ungünstig auf die Regeneration sowie die Leistung des Immunsystems auswirkt.

Bei diesen Tabellen wurde aus Platzgründen nicht extra unterschieden in katabol wirksam und anabol hemmend. Beides taucht in der gleichen Spalte auf.

Die Auswahl für einen Patienten gestaltet sich nach der Grundkrankheit, aber vor allem nach seinem Wärme-Energiehaushalt. Je mehr ein Patient kälteempfindlich ist, umso mehr katabole Nahrungsmittel braucht er, allerdings sollten davon alle anabol hemmende Stoffe, die den Blutzucker nach oben treiben, vermieden werden!

Zu beachten ist allerdings, dass eine Erkrankung der Schilddrüse die Zuordnung schwierig machen kann. Ein eklatanter Jodmangel, der übrigens nicht nur im Gebirge zu finden ist, führt automatisch zu einer Unterfunktion, die nicht allein mit katabol steigernden Nahrungsmitteln aufgefangen werden kann. Hier gehört eine gezielte Substitution mit natürlichem Jod aus Algen (z.B. Braunalge Kelp) unbedingt dazu. Die Dosis richtet sich nach der Herzfrequenz und dem inneren Wohlbefinden, das sich nach kurzer Zeit einstellen sollte. Falls Unruhe und Nervosität auftreten, muss reduziert werden.

Auswirkung der Nahrungsmittel auf den Stoffwechsel

stark anabol	anabol	neutral	katabol	stark katabol
G e t r e i d e (volles Korn)				
Weizenkleie	Weizen	Bulgur	Grünkern	**alle**
Weizensprossen	Buchweizen	Couscous	Süßreis	**Auszugs-**
	Gerste	Dinkel	Hafer	**mehle**
		Amaranth		**in**
		Quinoa		**Teigwaren**
		Roggen		**und Brot**
		Hirse		**Mais**
				weißer
		Vollkornreis		**Reis**
O b s t				
Ananas	Apfel	Brombeere	Granatapfel	**Trockenobst**
Kiwi	Preiselbeere	Himbeere	Kumquat	
Rhabarber	Erdbeere	Dattel	Pflaume	
Zitrone	Heidelbeere	Feige	Aprikose	
Honigmelone	Johannisb.	Pflaume	Süßkirsche	
Kaki	Sauerkirsche		Korinthe	
Mango	Mandarine		Pfirsisch	
Papaya	Orange		Rosine	
Wassermelone	Clementine		Sultanine	
	Stachelbeere			
	Pampelmuse			
	Quitte			
	Banane			
	Birne			
	Weintraube			
G e m ü s e				
Mungbohnen-	Alfa-Alfa-	Brennessel	Rosenkohl	**gekochte**
sprossen	sprossen	Eisbergsalat	Fenchel	**Karotte**
Sauerampfer	Hülsenfr.-	Endivien	Zwiebel	**Kartoffel**
Tomate	sprossen	Feldsalat	Lauch	
Salatgurke	Kapuzinerkr.	Rote Beete	Meerettich	
	Sauerkraut	gr.Bohne		
	Sojasprossen	Erbsen		
	Artischocke	Kürbis		
	Chicorée	Karott. roh		
	Kopfsalat	Kohlrabi		

stark anabol	anabol	neutral	katabol	stark katabol
	Löwenzahn	Rotkohl		
	Radicchio	Weißkohl		
	Rucola	Wirsing		
	Aubergine	Yamswurzel		
	Blumenkohl	Rettich schw.		
	(Broccoli)	Bohnen		
	Chinakohl	Erbsen		
	Kichererbsen	Linsen		
	Paprika			
	Schwarzwurzel			
	Sellerie			
	Spargel			
	Spinat			
	Zucchini			
	Kresse			
	weißer Rettich			

Fleisch

stark anabol	anabol	neutral	katabol	stark katabol
	Ente	Huhn	alle gegrillten	
	Gans		Fleischsorten	
	Pute		alles Wild	
	Wachtel		Lamm	
	Kaninchen		Ziege	
	Rind		Salami, Schinken	

Fisch

stark anabol	anabol	neutral	katabol	stark katabol
Kaviar	Austern	Barsch	Aal	
Krabben	Tintenfisch	Forelle	Garnelen	
Meeresalgen		Heilbutt	Hummer	
Krebse		Karpfen	Languste	
Miesmuscheln		Lachs	Kabeljau	
			Sardelle	
			Scholle	
			Thunfisch	

Milchprodukte

stark anabol	anabol	neutral	katabol	stark katabol
Joghurt	Dickmilch	Butter	Schafskäse	**Schimmel-**
	Frischkäse	Kuhmilch	Ziegenkäse	**käse**
	Quark		Ziegenmilch	
	Kefir		Harzer Käse	
	Sauerrahm		Münsterkäse	
	Schlagsahne		Parmesan	

stark anabol	anabol	neutral	katabol	stark katab.
G e t r ä n k e				
Mineralwasser	Brottrunk	Hageb.Tee	Schwarztee	**hochpro-**
kaltes Wasser	Champagner	Süßholztee	Kirschsaft	**zentiger**
	Prosecco	Traubensaft	Kathreiner	**Alkohol**
	Weißwein		Kaffee	**Yogi-Tee**
	Weizenbier		Rotwein	
	Altbier		Portwein	
	Pils		Likör	
	Malventee		Honigwein	
	Melissentee		Reiswein	
	Grüner Tee		Fencheltee	
	Maishaartee			
	Orangenbl.Tee			
	Pfefferminztee			
	Apfelsaft			
	Birnensaft			
	heißes Wasser			
S o n s t i g e s				
Salz	Salbei	Hefe	Basilikum	**Chili**
Sojasoße	Soja	Safran	Bohnenkraut	**Cayenne**
Agar-Agar	Tofu	Vanille	Kurkuma	**Curry**
	Cashewnüsse	Haselnuss	Mohn	**Ingwer**
	alle Öle	Waldpilze	Oregano	**Knoblauch**
	Olive	Eier	Rosmarin	**Pfeffer**
	Avocado	Miso	Thymian	**Piment**
	Champignon	Melasse	Wacholder	
		Vollrohrz.	Zimt	
		Mandeln	Kokosnuss	
		Samen	Walnuss	
		Kerne	Erdnuss	
			Marone	

Die nachfolgende Tabelle macht deutlich, in welcher Weise der Blutzucker sich verändert. Als Bewertungsmaßstab der Nahrungsmittel wird der „glykämische Index" herangezogen, eine funktionelle Größe. Dadurch wird mehr Klarheit über die hemmenden Auswirkungen auf den anabolen Stoffwechsel erzielt. Der Wert sollte möglichst niedrig sein.

Auswirkung der Nahrungsmittel auf den Blutzucker

empfehlenswert:		**möglichst vermeiden:**	
Brot und Getreideprodukte:		**Brot und Getreideprodukte:**	
Vollkornbrot	50	Weißbrot	95
Brot aus geschrotetem Weizen	50	Baguette	95
Brot aus Hafer und Kleie	50	Brezeln	85
Vollkornmüsli o. Zuckerzusatz	50	Mais-Chips	75
		Popcorn	75
Reis und Nudeln:		Cracker	75
Vollkornreis	50	Cornflakes	75
Vollkornnudeln	45	Weißmehl und -produkte	70
		Hirse	70
Gemüse:		Maismehl	70
Grüne Erbsen	45	Müsli mit Zucker	70
Rote und grüne Bohnen	40	Graubrot	65
Getrocknete Hülsenfrüchte	40	Roggenbrot aus Sauerteig	55
Rohe Möhren	30		
Artischocken	15	**Reis, Nudeln und Kartoffeln:**	
Auberginen	15	Bratkartoffeln	95
Alle Kohlarten	15	Kartoffelpüree	90
Brokkoli	15	Schnellkochreis	90
Grüner Salat	15	Pommes frites	80
Paprika	15	Reiswaffeln	80
Pilze	15	Weißer Reis	70
Radieschen	15	Helle Nudeln	65
Salatgurken	15	Basmati-Reis	60
Sellerie	15	Wildreis	55
Spargel	15		
Spinat	15	**Gemüse:**	
Tomaten	15	Gekochte Möhren	85
Zucchini	15	Mais	75
Zwiebeln	15	Rüben	75
		Süßkartoffeln	75
Obst und Nüsse:			
Mangos	50	**Obst:**	
Kiwis	50	Wassermelonen	70
Weintrauben	50	Ananas	65
Birnen	45	Rosinen	65

Pfirsische	40	Dörrobst	65
Pflaumen	40	reife Bananen	60
Äpfel	40		
Orangen	40	**Süßes:**	
Grapefruits	25	Honig	75
Kirschen	25	Raffinierter Zucker	75
Nüsse	25	Schokoriegel	70
Frische Aprikosen	10	Marmelade	60
		Eiscreme	60

Süßes:

Fruchtsäfte ohne Zucker	40
Fruchtaufstriche ohne Zucker	40
Fruchtzucker (Fructose)	20

unverträglich

Fettes Fleisch mit Haut
(Ente, Schwein)
Cola, Limonade, fetter Käse

Außerdem erlaubt

mageres Fleisch und Fisch
fettarme Milchprodukte

Bei dieser Tabelle spielt einmal die Höhe des glykämischen Index eine Rolle, zum anderen die Nahrungsmenge. Wird nur ganz wenig aus der rechten Spalte gegessen, sind die Auswirkungen minimal.

Es muss aber auch die Dynamik berücksichtigt werden. Der überwiegend sitzende Mensch sollte aus der rechten Spalte möglichst nichts essen. Derjenige, der viel Bewegung hat und Sport treibt, baut den erhöhten Blutzucker rasch wieder ab, so dass sich hier ein ganz anderer Bewertungsmaßstab ergibt.

Es sollte außerdem immer wieder darauf hingewiesen werden, in welcher Kombination die Lebensmittel verzehrt werden und mit welcher Zubereitung. Der anabole Effekt nimmt zu, wenn kalt gegessen oder zum Essen kalt getrunken wird. Je mehr Hitze im Essen gespeichert ist, umso leichter kann verdaut und die Inhaltsstoffe aufgeschlossen werden.

WOCHENTAGE

	Mo	Di	Mi	Do	Fr	Sa	So
	neutral	**katabol-wirksam**			**anabol-wirksam**		
Ernährung	Fasten	<< Kohlenhydrate >>			<< Eiweiß >>		
Getreide	(Reis)	Gerste	Hirse	Roggen	Hafer	Mais	Dinkel
Planeten	Mond	Mars	Merkur	Jupiter	Venus	Saturn	Sonne
Aspekt	Wasser	Kampf	oben-unt.	großzügig	Wachsen	Sinnfindg.	Licht
Essen	- . -	<< gegrillt, gebraten, heiß >>			<< wasserhalt. Speisen,Suppen >>		
Gewürze	- . -	<< sauer/scharf >>			<< sauer/salzig >>		
Al-Getränke	- . -	<< Rotwein >>			<< Weißwein >>		
Bewegung	Ruhe	<< Sport >>			<< Gymnastk >>		
Psyche	Harmonie	<< Konfliktlösung >>			<< Aufbau, konstruktiv >>		
Musik	Meditation	<< Rock >>			<< Klassik >>		
Farben	Grün	<< Rot >>			<< Blau >>		
Temperatur	indifferent	<< warm >>			<< kalt >>		
Wasser	waschen	<< Baden >>			<< Dusche >>		
Scavencher	- . -	- . -	- . -	- . –	+	+	+
Minerale	- . -	<< Ca/K/Cu >>			<< Na/Mg/Zn >>		
Hormone	- . -	<< Progesteron/T3,T4 >>			<< Östrogene >>		
Hormone	- . -	<< Cortisol/T3,T4 >>			<< Testosteron >>		
BIT	MRT 503	<< Dauerstressabbau >>			<< Konstitutionsstärkung >>		
Phytopharma	- . -	-	-	-	+	+	+

Tabelle 2: Lebens-Rhythmus-Therapie LRT

Kommentar:

Diese Empfehlungen gelten für den relativ gesunden Menschen und dienen der allgemeinen Stärkung und Krankheitsprophylaxe.

Bei *chronisch Kranken* muss zuerst die Stoffwechsellage bestimmt werden (anabol/katabol). Danach richtet sich das weitere Vorgehen:
- bei *katabolen* Patienten zunächst 4 Wochen lang <u>nur anabol unterstützend,</u>
- bei *anabolen* Patienten entsprechend <u>katabol unterstützend</u> einwirken.

Zunächst also nur an der linken oder rechten Seite (anabole Patienten links, katabole rechts) orientieren. Danach wird pro Woche 1 Tag von der anderen Reaktionslage hinzugenommen, bis sie nach 7 Wochen den normalen Rhythmus aufnehmen können.

Ziel einer Ernährungsempfehlung

Es stellt sich zunächst die Frage, was kann und was soll erreicht werden?

- **die Lebensenergie erhöht** (Durchsetzungsvermögen)
- **mehr Lebensinformation aufgenommen** (Vitalität)
- **die Lebensqualität gesteigert** (Freude)
- **Zentrierung in der Mitte verbessert** (Stabilität/Belastbarkeit)
- **die Regulatoren erhöht** (gesteigerte Resistenz)
- **die Regulation verbessert** (schnelle Adaptation)
- **die Regeneration gefördert** (Best Aging)
- **Krankheitsherde ausgeheilt** (Gesundung)
- **der Ordnungsgrad erhöht** (Gesundheitspotential steigern)

Ernährungsempfehlungen dürfen kein Dogma sein. Wir leben in einer polaren Welt. Gute Zeiten wechseln sich mit schlechten ab. Gesunde Nahrung kann sich durchaus mit „ungesund" abwechseln. Auch so lässt sich die Resistenz verbessern. Das Anpassungsvermögen muss trainiert werden. Dadurch erhöht sich die Belastbarkeit.

Aber nicht nur die *Art* der Ernährung, auch *Fülle und Leere* sollten sich abwechseln. Ein „Spartag", oder sogar Fastentag pro Woche gliedert sich hervorragend in das Gesamtkonzept ein. Die Freude am Essen, das Ambiente – alles sollte herangezogen werden.

Die Ausrichtung der Speisen sollte immer die Mitte, den Ausgleich im Auge haben, um welche herum variiert wird. Die stabile Basis bilden deshalb neutrale gekochte Vollwertmahlzeiten (z.B. Reis, Amarant, Hirse, Hafer), und zwar mit Obst gesüßt, welche die mittigen Organe Pankreas (kontrolliert Verdauung) und Milz (kontrolliert Blut und Säfte) stärken. Darum wird entsprechend den äußeren Bedingungen die „Begleitmusik" gruppiert. Diese richtet sich danach, ob der anabole, oder der katabole Stoffwechsel angeregt werden sollen.

In der heutigen stressgeplagten Zeit geht es i.d.R. darum, den katabol wirkenden Stress abzubauen und die anabole Aktivität zu steigern, was Regeneration, Aufbau von Reserven, höhere Immunleistung und bessere Belastbarkeit bedeutet (anabol ist nicht etwa gleichzusetzen mit Gewichtszunahme!). Da wir überwiegend katabole Erkrankungen haben (ca. 80%), gehen die meisten Ernährungsempfehlungen in die gleiche Richtung.

Immer sollte jedoch die Stabilisierung der Basis im Auge behalten werden, um die Zivilisationsschäden einzudämmen.

Dabei geht es nicht allein um die Zufuhr der lebenswichtigen Lipoproteide, sondern um eine ganz gewissenhafte Auswahl der Lebensmittel selbst, was bei uns immer wichtiger wird. *Jede* industrielle Verarbeitung führt automatisch zu einer Verminderung der Qualität. Gleichzeitig rufen viele der zugesetzten Stoffe spürbare Schäden im Organismus hervor, die z.T. nicht mehr reversibel sind. Aus diesem Grunde ist es ratsam, die Quellen der Nahrung genau zu untersuchen und nichts zu kaufen, das nicht den Anforderungen entspricht. Das macht etwas Mühe, ist aber inzwischen ebenso wichtig wie die richtige Auswahl der Nahrungsmittel selbst. Konventionelle Wurst und ähnliche Produkte fallen da von vornherein heraus.

Eine reformierte Ernährungslehre sollte offen und undogmatisch sein. Nur dadurch kann sie sich jederzeit flexibel an neue Erkenntnisse anpassen Die *Impulse*, welche die neuen *Ernährungsempfehlungen* beinhalten sollten, leiten sich von folgenden Punkten ab:

- **Rhythmik des Lebens** (die Homöostase des Gewebes wird über Rhythmen hergestellt, vergl. H. Heine, wodurch sich Belastung und Entlastung miteinander abwechseln, vergl. Tabelle LRT).

- **Geometrie und Ordnung** (je höher der Ordnungsgrad, umso strukturierender wirken die Molekulargeometrien, welche in bestimmten Zahlenverhältnissen zueinander stehen und auf materieller Ebene der Vierheit gehorchen, vergl. P. Plichta).

- **Information und Biophotonen** (Nahrungsmittel sind Träger natürlicher Prägungsinformation und beeinflussen auf diese Weise den Stoffwechsel, da sie Selbstorganisationsprozesse in Gang setzen können, vergl. F. A. Popp).

- **Drehscheibe des Fettstoffwechsels** (der Stellenwert hoch ungesättigter Fettsäuren wie z.B. cis-Linolsäure ist nicht nur für die Membranfunktion und damit für Regenerationsprozesse von größter Bedeutung, sondern muss als direkter Weg der Energieaufnahme durch Sonnenlicht gesehen werden, da diese wie Solarbatterien wirken, vergl. J. Budwig).

- **Bipolare Stoffwechselregulation** (anabole und katabole Stoffwechselprozesse sollten über die Fuzzy-Logik vereint, jedoch auch die konträren Auswirkungen des gleichen Nahrungsmittels bei unterschiedlicher Dosis und Zubereitung erfasst werden, vergl. J. Schole).

- **Individualität und Konstitution** (für jeden Menschen gibt es nur eine einzige Ernährungsweise, welche für ihn hier und jetzt richtig ist).

- **Ausrichtung nach der Blutgruppe** (nach D'Adamo; die Blutgruppe zero sollte sich überwiegend proteinreich ernähren und die Blutgruppe A weitgehend vegetarisch. Details sollten dem Originalwerk entnommen werden).

- **Bioklimatische und geografische Einflüsse** (wir sind eingebettet in unsere Umgebung. Wir sind Teil vom Ganzen und können davon nicht isoliert werden. Das Universum ist ein Hologramm, vergl. K. Wilber).

- **Mangel auffüllen, statt Überschuss bekämpfen** (nicht das vordergründige Symptom mit der Ursache verwechseln. Diese liegt im Verborgenen und entsteht erst durch einen Mangel, der sich auf verschiedenen Ebenen zeigen kann, vergl. B. Köhler)

Praktische Anwendung

Die zunächst kompliziert erscheinende Darstellung verschiedener Wechselwirkungen, welche bei der *Ernährungsempfehlung* zu beachten sind, gestaltet sich nach kurzem Eingewöhnen in der Praxis doch recht einfach.

Zunächst wird das *Tagespensum* bedacht (viel oder wenig körperliche Bewegung, Stressbelastung oder nicht, usw.), dann die *Umgebungsverhältnisse* (warm oder kalt, Regen, Wind usw.) und außerdem das *innere Empfinden* (Hitze oder Frieren, Müdigkeit o.ä.) nach der Zuordung „anabol" bzw. „katabol".
Bei chronisch kranken Patienten sollte in die weiteren Überlegungen die *Rhythmik* mit einbezogen werden, entweder anabol oder katabol betont.

In jedem Fall wird über *gekochten Vollwertgetreidebrei* (nicht zu verwechseln mit Vollkorn!) eine stabile Basis geschaffen, auf der durch gezielte Kost stoffwechselbeeinflussend aufgebaut wird.

Bei der Verwendung von *Vollkorn*produkten sollte unbedingt beachtet werden, dass diese nur dann problemlos vertragen werden, wenn *kein Leaky Gut* vorliegt. Falls nämlich eine erhöhte Durchlässigkeit des Darmes besteht, gibt es u.U. erhebliche Verdauungsprobleme, die aber wiederum ein gut verwertbarer diagnostischer Hinweis sind. In diesem Falle kann mit Erfolg Colostrum, Aktivkohle, Vulkangestein (z.B. KlinSiMag) und Krill-Öl eingesetzt werden, was viel Lezithin enthält.
Ein anderer Grund für die Unverträglichkeit kann z.B. bei den Phytaten (Abkömmlinge der Phytinsäure) liegen. Das trifft insbesondere für Soja zu.

Diese wirken als Anti-Nährstoffe und verhindern die Aufnahme wichtiger Mineralien.

Weiterhin können Abwehrstoffe der Pflanzen gegen Fressfeinde (Lektine) Probleme machen. Ein besonderer Vertreter ist WGA (Weizenkeim-Agglutinin), das zur Antikörperbildung führen und so eine schwere Weizenunverträglichkeit bewirken kann. Die aggressiven Lektine werden normalerweise von einer intakten Darmschleimhaut zurückgewiesen und belasten dadurch den Organismus nicht.

Aber nicht nur bei Leaky Gut kann es zum Eindringen kommen. Auch eine nicht intakte Schleimstraße, weil Akkermansia Muciniphilia-Bakterien fehlen oder die Lamina propria Defekte aufweist, ist die natürliche Barriere teilweise aufgehoben. Glucosamin (z.B. Glucosa-K2) hat sich hier bewährt.

Wird sinnvollerweise die Blutgruppe in die Überlegungen einbezogen, dann liegt bei BG A die Betonung auf Getreide und Gemüse, bei BG 0 auf Eiweiß.

Wenn ein Energiemangel vorliegt und/oder das Tagespensum sehr energieverbrauchend ist, dann werden die Nahrungsmittel (oder deren Zubereitung) danach ausgesucht, ob sie katabol wirksam sind. Im anderen Fall verstärkter kataboler Aktivität verhält es sich genau umgekehrt (kommt viel häufiger vor). Das Ziel der Ernährungsempfehlung (nach obiger Aufstellung) sollte dabei fest vor Augen gehalten werden: Umfassendes Wohlbefinden und Spaß am Leben haben oberste Priorität.

Da wir heute in den meisten Fällen degenerative Erkrankungen vorfinden, oder uns davor schützen sollten, ist es anzuraten, die 10 Punkte der Vorbeugung bzw. Behandlung von Zivilisationsleiden auf alle Fälle zu beachten, um die „Sonnenkollektoren" in uns wieder zu aktivieren (siehe Seite 39).

Da die ernährungsphysiologische Grundlage die *Öl-Eiweiß-Kost* ist, sollen hier noch einige wichtige Details erörtert werden, wie sie von Johanna Budwig erarbeitet wurden.

Alle Zubereitungen von Lipoproteiden sollten vor jeder Mahlzeit frisch erfolgen. Durch die rasche Oxydation können die Produkte sonst nicht nur wertlos sein, sondern sogar schädliche Auswirkungen haben auf die Leber.

Als *Eiweiße* werden in erster Linie solche eingesetzt, die schwefelhaltige Aminosäuren enthalten. Das sind Quark und andere Käsesorten, Lauchgemüse, Porree, Schnittlauch, Zwiebeln und Knoblauch.

Als *Fett* kommen vor allem Öle in Betracht, die mehrfach ungesättigte Fettsäuren enthalten, vor allem die Linolsäure. Sie ist enthalten im Leinöl, aber auch im Krill-Öl, Sonnenblumenöl, Sojaöl, Maisöl, Mohnöl, Walnussöl, aber nicht im Erdnussöl! Leinöl und Krill-Öl enthalten zusätzlich die für Gehirn und Nerven sehr wichtige Linolensäure. Frisch (!) geschroteter Leinsamen oder Linomel (mit Honig überzogene Leinsaat) ist vor allem für Frauen sehr empfehlenswert (Östrogenwirkung).

Kohlenhydrate sollten vorwiegend als natürliche komplexe Zucker verabreicht werden, wie sie in süßen Früchten vorkommen, in Datteln, Feigen, Birnen, Äpfeln, Trauben, Beeren usw. Aber vorsicht: Da der Fruchtzucker kein Insulin zur Aufnahme in die Zellen benötigt, kann es bei vermehrtem Konsum zu der schwer zu diagnostizierenden, nichtalkoholischen Fettleber (NAFLD) kommen. Süßes Obst deshalb nur in Maßen verzehren, oder bei ausreichender körperlicher Bewegung!

Unterstützend wirkt das Beta-Carotin in rohen (!) Möhren, sowie B-Vitamine in Buttermilch und Molke, sowie gute (lebende) Hefe.

Auf alle Fälle sollten die milchsauer vergorenen Gemüse-Säfte parallel getrunken werden (1 Flasche täglich), um die ausgefällten Fettablagerungen besser ausscheiden zu können.

Die Zubereitung der Lipoproteide erfolgt so, dass 3 große EL frisches (!) Leinöl mit mindestens 3 EL Ziegen- oder Schafsmilch zu einer Emulsion verrührt (Holzlöffel, keine Maschinen!) und unter Zugabe von 125 g biologischem Magerquark zu einer Creme verschlagen werden. Dann können 2 EL Linomel (von weiblichen Personen) zugegeben werden sowie Walnüsse und 1 TL guter Honig.
Es können der Lipoproteid-Creme aber auch Kräuter, Gewürze und Zwiebeln zugesetzt und das Ganze individuell schmackhaft verfeinert werden.

Die Öl-Eiweiß-Kost ersetzt eine Mahlzeit und kann jeden Morgen, in schweren Fällen auch mehrmals täglich eingenommen werden. Bei Gallenstörungen kann es nötig sein, Ursodesoxycholsäure in Form von Ursofalk 500 zuzuführen, da diese wichtige Gallensäure für die Resorption unerlässlich ist. Weitere Anregungen können dem Buch „Öl-Eiweiß-Kost" von J. Budwig entnommen werden.
Zu beachten ist allerdings, dass diese Kost nicht alle Patienten vertragen können. Falls es in der Vergangenheit zu Viruserkrankungen gekommen ist, die lebertoxisch waren, z.B. Hepatitis A, B, C oder Epstein-Barr, können bestimmte Enzymsysteme blockiert sein, die für die Verarbeitung nötig sind.

Wenn das der Fall ist, kommt es zu ranzigen Ausscheidungen über die Haut, als Zeichen für die Unverträglichkeit, und es muss darauf verzichtet werden.

Allgemeine Empfehlungen

- Das „Wie" der Nahrungsaufnahme spielt eine ebenso große Rolle wie das „Was". Neben einem, die Sinne ansprechenden Ambiente, spielt die innere Einstellung zum Essen eine große Rolle.

- Täglich wenigstens 1 warme Mahlzeit einnehmen (das können auch Suppen sein). Die Essenszeiten nach Möglichkeit zu festgelegten Zeiten, damit sich der Körper darauf einstellen kann, abends nicht zu schwer (kein Eiweiß, aber auch keine Salate, die gären können!) und zu spät essen (nicht nach 18.00 Uhr).

- Je schwerer ein Patient erkrankt ist, umso kleiner sollten die Portionen sein, dafür häufiger essen (u.U. bis zu 30x am Tage kleine Bissen zu sich nehmen, bis Besserung eintritt).

- Jedes Nahrungsmittel sollte so naturbelassen wie möglich sein (nach Kollath) und schonend zubereitet werden. Das gilt nicht nur für Gemüse, sondern auch für Öle, die nicht erhitzt werden sollten. Mikrowelle und motorbetriebene Küchengeräte (Elektronenräuber!) sind zu meiden.

- Der Anteil an vegetabiler Frischkost (Salat, Obst, Gemüse) sollte möglichst hoch sein (ca. 2/3), muss jedoch an die mehr oder weniger intakte Verdauungsfunktion angepasst und sollte dann überwiegend gedünstet oder schonend gekocht werden. Im Winter muss der Rohkostanteil deutlich niedriger sein als im Sommer, wegen der abkühlenden Wirkung.

- Wurstwaren vom Schwein mit Zusatz von Nitrat bzw. nitrithaltigem Pökelsalz sollten strikt gemieden werden, ebenso Schweinefleisch selbst.

- Die Darmflora kann durch saure rechtsdrehende Milch-Produkte unterstützt werden (in kleinen Mengen, sonst wirken sie verschleimend).
  Dazu sind alle milchsauer-vergorenen Produkte (z.B. Molke, Buttermilch, aber auch Gemüsesäfte) zu empfehlen und auch Kanne-Brottrunk. Milch ist zu meiden (auch bei Kindern), da es das häufigste Allergen ist. Sie enthält Wachstumsfaktoren für Kälber, die Stress für das Immunsystem bedeuten.

- Auf ausreichende Zufuhr von Omega-3-Fettsäuren ist zu achten, möglichst jedoch in Verbindung mit Eiweiß als Öl-Eiweiß-Kost nach Budwig (siehe dort). Alternativ empfiehlt sich Krillöl, das zusätzlich einen hohen Lezithin-Anteil hat.

- Tierische oder gehärtete Fette und erhitzte Öle (Braten, Friteuse) sind weitgehend zu meiden. Zum Braten kann Kokosfett von Eden verwendet Werden oder Butter. Die Gesamtfettmenge (nicht erhitzt) sollte 60-80 g/Tag nicht überschreiten und mit nur wenigen Kohlenhydraten aufgenommen werden.

- Die ständige Zufuhr von Silizium ist für die Funktion des Grundsystems (n. Pischinger) und den Knochenaufbau unerlässlich (nicht Calcium!). Silicium ist in größeren Mengen in Hirse, Hafer und Gerste enthalten.

- Bei der Zufuhr von Mineralien sollte auf deren Stoffwechselauswirkung geachtet werden (vergl. Unter-Kap. „Elektrolyte"). Durch den meist vorhandenen Calcium-Überschuss ist vor allem auf Magnesium zu achten.

- Die tägliche Flüssigkeitsmenge sollte nur über gereinigtes Wasser (z.B. mit Kohleblockfilter) gedeckt werden und ist individuell festzulegen. Mineralwasser nur an heißen Tagen trinken, Säfte nicht zu häufig, Limonaden völlig vermeiden. Der Alkoholkonsum ist einzuschränken, da er u.a. die lebensnotwendige Entgiftungsfunktion der Leber belastet.

- Zink ist für das Immunsystem eminent wichtig, kommt aber in ausreichenden Mengen nur in Fleisch und Austern vor.

Ernährung und Krebs

Zunächst sollten die Richtlinien der „Allgemeinen Empfehlungen" beachtet werden. Zusätzlich gilt:

- Kohlenhydrate sollten drastisch reduziert werden, damit der Insulinspiegel niedrig bleibt, sonst wird die Abwehrfunktion gebremst (durch Hemmung von STH). Nach W. Zabel darf der Nüchternblutzucker 80-90 mg% nicht überschreiten. Zu den Kohlenhydraten, welche für mindestens 6 Wochen erheblich eingeschränkt werden sollten, zählen Zucker, gekochte Karotten, Kartoffeln, alle Weißmehlprodukte (Brot, Pasta usw.), Reis und Mais.

- Die oben beschriebene Öl-Eiweiß-Kost im Rahmen des 10 Punkte-Programms bei Zivilisationskrankheiten genießt oberste Priorität und ist unverzichtbarer Bestandteil jeder Krebsdiät! Sie kann in schweren Fällen bis zu 3 x täglich eingenommen werden.

- Weizenkleie hat sich als sehr hilfreich erwiesen und führt obendrein zu einer verbesserten Darmreinigung.

- Fleisch ist für den Organismus wegen des hohen Ordnungsgrades unverzichtbar, vor allem für BG 0. Es sollte jedoch nur allerbeste Bio-Qualität und wegen der Fäulnisprodukte und dadurch bedingter toxischer Leberbelastung nicht zu häufig und nur in Verbindung mit Salat, Gemüse und sauren Milchprodukten gegessen, Schweinefleisch darf keinesfalls verzehrt werden.

- Bei der Zufuhr von Mineralien sollte auf deren anabole Wirkung geachtet (Mg, Na, Zn) und gegenüber katabol wirkenden (Ca, K, Cu) der Vorzug gegeben werden. Deshalb ist die Zufuhr von Magnesium ratsam, Calcium jedoch unbedingt zu meiden! (kommt u.a. in großen Mengen in Broccoli vor).

- Gaben von Cortison oder Schilddrüsenhormonen wirken katabol und sollten möglichst vermieden werden (außer bei Insuffizienz der Hormondrüsen, oder Lymphomen und Sarkomen, da diese anabol sind).

- Die Wasseraufnahme kann durch Wasser mit Heileigenschaften unterstützt werden. Dabei hat sich sog. π-Wasser bewährt, aber auch andere, mit Sauerstoff angereicherte Aufbereitungen (Futomat). Unter den natürlichen Wässern sind Dunaris-Sprudel und Haderheck-Wasser hervorzuheben. Säfte nur frisch handgepresst trinken (Gemüsesäfte). Als Tees sind günstig Maishaartee (nicht zu oft), Grüner Tee, Rotbusch-Tee, Hapargophytum-Tee.

- Grünblättriges Gemüse, rohe (!) Karotten, Zitrusfrüchte in besonderem Maße, Tomaten, Kohl, Äpfel, rohes Sauerkraut, Kohlrabi, Kresse, weißer Rettich, Spargel, Weizenkleie, Feigen, Pfirsichkerne sowie bittere Mandeln (stündlich 1 davon kauen) haben einen besonders günstigen Effekt auf die Hemmung des Krebswachstums.

- Manche Pilzsorten (u.a. Shiitake) wirken sich ebenfalls sehr günstig aus.

- Roter koreanischer Ginseng in ausreichend hohen Dosen wirkt stark anabol und kräftigt.

- Rauchen muss eingestellt, bzw. auch der Aufenthalt in verrauchten Räumen gemieden werden.

- Auf warme Bekleidung und warme Umgebung achten, damit der Organismus seine katabole (Hitze erzeugende) Aktivität drosselt.

- Die Nahrung sollte rhythmisch als Stimulus eingesetzt werden. Dazu werden nach der 6-wöchigen Umstellungsphase leichte Belastungen durch vollwertige Kohlenhydrate im Wochenrhythmus eingeführt.

Weitere Hinweise können dem Buch „Krebs – eine heilbare Erkrankung" entnommen werden (siehe Literaturhinweise).

Schlussfolgerungen zur Ernährung

Die Ernährung könnte tatsächlich zu einem hochwirksamen Bestandteil jeder Behandlung oder der Gesunderhaltung werden, wenn hier gründlich umgedacht wird. Dazu müsste allerdings die rein materielle Sichtweise durch den Qualitätsbegriff erweitert werden. Das „Wie" der Nahrungsaufnahme kann eine stärkere, positive Information sein, als das Essen selbst, wenn es mit einem veränderten, positiven Bewusstsein geschieht.

Ohne korrekte Dosis-Wirkungs-Relation und bei fehlendem Polaritätsbezug ist keine exakte wissenschaftliche Aussage über die Nahrungsaufnahme möglich.

Die oftmals gegensätzlichen Effekte von Nahrungsmitteln können nur durch bestimmte Wechselwirkungen verstanden werden. Diese in ihrer Ganzheit zu erfassen wird durch die Drei-Komponenten-Theorie der Stoffwechselregulation nach J. Schole möglich. Es lohnt sich also, diesen Bereich in die Medizin verstärkt zu integrieren.

7. Grundlagen der Lebenskonformen Medizin

Es klingt vermessen, in einem für die Praxis gedachten Handbuch die Grundlagen der Medizin darstellen zu wollen, noch dazu versehen mit sehr vielen neuen Fakten und Aspekten. Das könnte auch nicht gelingen, wenn analytisch vorgegangen wird. Hier soll der umgekehrte Weg beschritten werden: Zuerst die allgemeine Überschau mit einem einheitlichen Konzept, dann einige notwendige Details. Der Leser kann dann für sich entscheiden, durch welche Begleitliteratur er manches noch vertiefen möchte.

Was in der Medizin bisher nicht existierte, war der rote Leitfaden, der es dem Studierenden wie dem Arzt ermöglichte, gezielt und sofort auf Daten zuzugreifen, die er im besonderen Fall seiner Patienten benötigt. Daten, die eine Beurteilung darüber erlauben, welche Einflüsse (Lebenswandel, Ernährung, bestimmte Behandlungen usw.) sich *lebenskonform*, oder den Lebensprozess *hemmend* ausgewirkt haben. Durch dieses Versäumnis entstehen heute sehr viele Schwierigkeiten bei der Beurteilung von Krankheitsbildern, aber gleichermaßen beim Finden der passenden Therapie.

Es wäre wesentlich einfacher, wenn wir uns primär mit den Lebensprinzipien und den verschiedenen Einflüssen darauf beschäftigen würden, statt mit der nie zu begreifenden Komplexität des Organismus.

Wir könnten uns schwerpunktmäßig mit den inneren und äußeren Faktoren beschäftigen, mit denen unser Körper in Wechselwirkung tritt. Dann behalten wir die Übersicht. Gestehen wir doch einfach mal dem Immunsystem zu, dass es letztlich für *alle* äußeren Angriffe Programme abgespeichert hat, mit denen es effektiv reagieren kann. Mischen wir uns also nicht ständig ein mit unseren „Anti's", um irgendwelche natürlichen Prozesse zu stoppen, die wir ohnehin nicht verstehen. Beschäftigen wir uns lieber mit den Einflüssen auf die Regelmechanismen.

Wir sollten sehr vorsichtig sein bei jeder Trennung und Aufteilung des Organismus in Einzelbestandteile, da es immer eine künstliche ist. Er bildet eine Einheit. Ebenso ist es unmöglich, Geist-Seele-Körper zu trennen. Besser ist es, in Funktionseinheiten und Systemen zu denken, dies jedoch auf mehreren Ebenen.

Aus diesem Grunde sollten wir uns bei jedem Patienten zunächst 3 Bereiche ansehen:
- **psychisches Korrelat der Erkrankung**
- **Stoffwechsellage und deren Entgleisung**
- **Zustand der Matrix und Organzellen**

Wir können diese 3 Kriterien auch als *Steuerung, Funktionalität und Morphe* bezeichnen (vergl. Abb. 29).

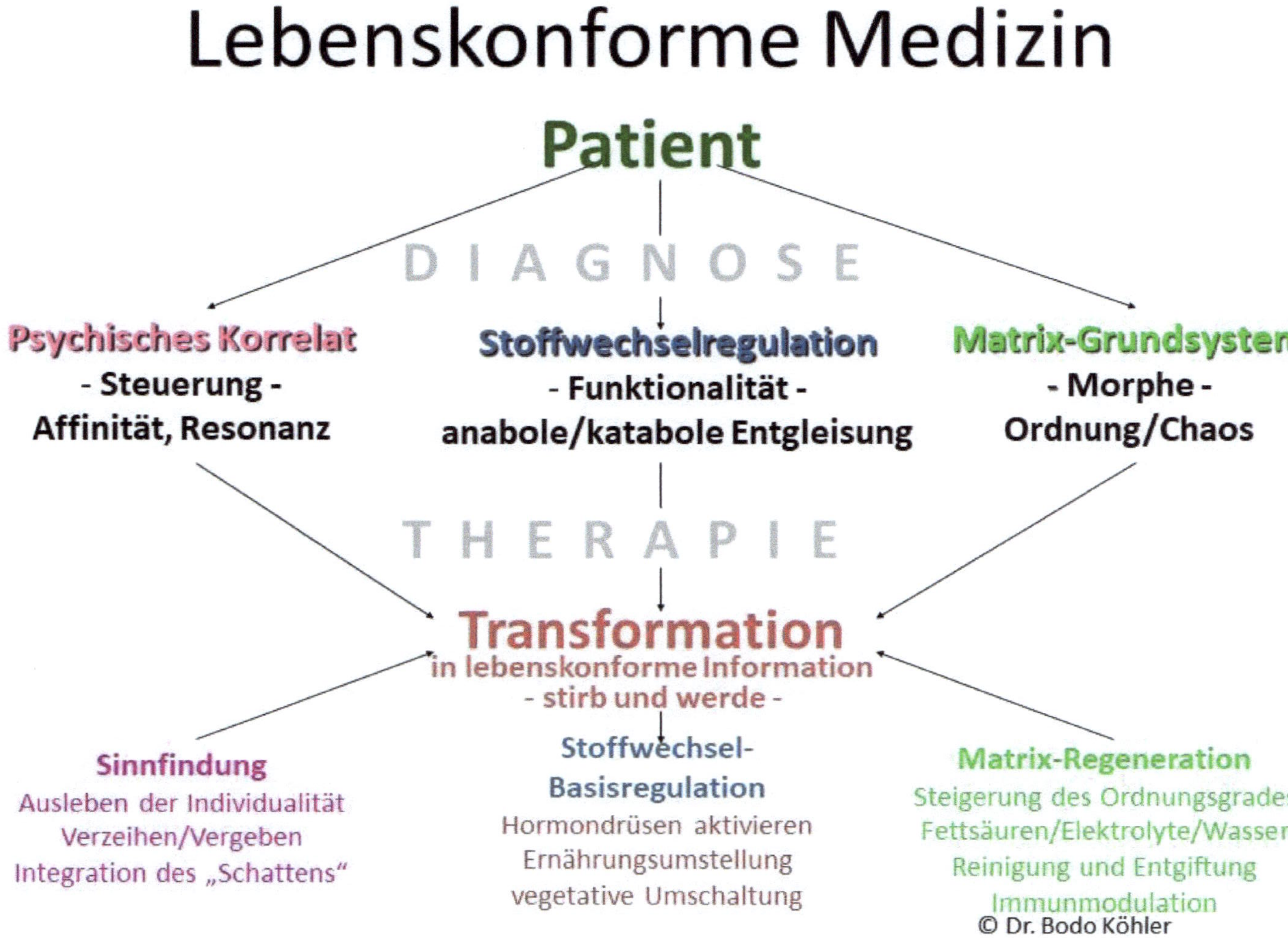

Abb. 29: Das Schema der Lebenskonformen Medizin

Es ist auch an der Zeit, dass der Stellenwert, welchen die Materie bis jetzt hatte, verlagert wird. Wenn bisher die Masse favorisiert wurde, so wird dies relativiert, wenn man bedenkt, dass diese gerade 0,00000001% unserer materiellen Realität ausmacht. Um jedoch etwas in der Realität zu erschaffen, ist *Information* notwendig (die *Idee*). Diese kann aber nur wirken (etwas in-Form-bringen), wenn es zu einer Resonanz mit ähnlichen Mustern kommt. Jeder Krankheitsherd ist auf Grund einer bestimmten Information entstanden, weil eine Affinität bestand. Nur wenn wir uns verstärkt mit allen 3 Bereichen beschäftigen, arbeiten wir an der Ursache.

Abgeleitet von ganzheitswissenschaftlichen Erkenntnissen, kommen wir zu folgenden, für die Medizin relevanten Aussagen:

1. *Unser Schöpfer erschaft in seiner Trinität Materie in ihrer Quaternität. Die* **Idee** *bleibt als Information auf Dauer mit ihr verbunden. Durch unsere Aufmerksamkeit (Schärfe) treffen wir eine Auswahl aus unzähligen Möglichkeiten (Unschärfe) und fixieren damit unsere Realität. Eine Veränderung derselben (Krankheitsherd) kann nur über eine Transformation der auslösenden Information erfolgen.*

2. *Der (erweiterte) Materiebegriff beinhaltet* **Masse**, **Energie** *und* **Information** *(Geist). Materie kann sowohl als Teilchen, als auch als Welle (Feld) aufgefasst werden. Die* **Struktur** *unterliegt dem* **Gesetz der Vierheit**, *einem streng geometrischen Bauplan nach mathematisch-musikalischen Gesetzen und kann als* **Klangkörper** *angesehen werden.*

3. *Unsere Wirklichkeit kann nur in ihrer* **Polarität** *richtig erfasst werden. Leben bedeutet* **Asymmetrie**, *wodurch* **Erfahrungsgewinn** *möglich wird. Krankheit entsteht durch eine Dysbalance der beiden Pole bis hin zur Disharmonie, die einen* **Mangel** *aufzeigt. Dahinter steht oft die Ablehnung bestimmter Aspekte des Lebens („Schatten"), auf Grund nicht gelöster Konflikte.*

4. *Geist – Seele – Körper mit all ihren Wechselwirkungen bilden eine Einheit. Der Mensch kann als* **komplexes informationsverarbeitendes**, **selbstregulierendes System** *aufgefasst werden, das vom* **Geist inspiriert** *wird. Heilung wird als* **aktiver Bewußtseinsprozess** *des Patienten angesehen und impliziert die Absicht, sich wieder in die kosmische Ordnung einzufügen und falsche Verhaltensmuster aufzulösen.*

5. *Die Leistung der Körperzellen ist an die **Funktionsfähigkeit des Grundregulationssystems** (die Matrix) gebunden, in welche sie eingebettet sind. Hier werden die Informationsebenen über **komplex vernetzte Regelkreise** verknüpft. Die Güte der Informationsübertragung hängt ab vom **Ordnungsgrad im Gewebe** (Resonanzboden, Töne und Klänge).*

6. *Das **Meridiansystem** wirkt als Lichtleiter für die **Lebensenergie Qi (Bioplasma).** Das Nervensystem ist als neuronales Netzwerk der Träger **holografischer Informationen.** Es kommuniziert über Gleichstrom, Maser-Impulse und Skalarwellen. Sämtliche Körperzonen wechselwirken mit den korrespondierenden Hirnarealen (2. Lokalisation von Störfeldern).*

7. *Die Energiebereitstellung erfolgt nur partiell aus der Nahrung, zum größten Teil jedoch durch direkte Aufnahme von **Sonnen-Photonen** als Sonderform der Neutrinos, die von **Elektronen gespeichert** werden und notwendige Lebens-Informationen enthalten **(Bioplasma).** Die Voraussetzungen dafür werden über **Autooxydation** der Omega 3-Fette und Schwefel-Eiweiß-Verbindungen geschaffen.*

8. *Die Funktionalität wird ermöglicht durch die bipolare Stoffwechselaktivität (anabol + katabol), die als **Drehscheibe** sämtlicher Körperfunktionen angesehen werden muss. Jede Funktionsstörung ist Ausdruck einer **lokalen Zellstoffwechselblockade.** Immer sollte primär nach einem **Mangel** gesucht werden.*

9. *Die stofflichen Voraussetzungen für das Leben und damit Gesundheit werden durch einen elektrodynamischen Prozess **(Elektronen-Donator-Akzeptor-Reaktion)** unterstützt – von Potentialwirbeln bewerkstellig – durch den die Stoffwechselregulation ermöglicht wird.*

10. *Jede schwere Erkrankung sollte immer auf **allen 3 Ebenen** (Psyche – Zellstoffwechsel – Matrix) diagnostisch erfasst und therapiert werden. Nur dann ist echte Heilung möglich. Zuerst muss der Energiehaushalt normalisiert werden, wobei neben der Zufuhr hochungesättigter Fette der Abbau degenerierter, verfestigter Fette oberste Priorität hat.*

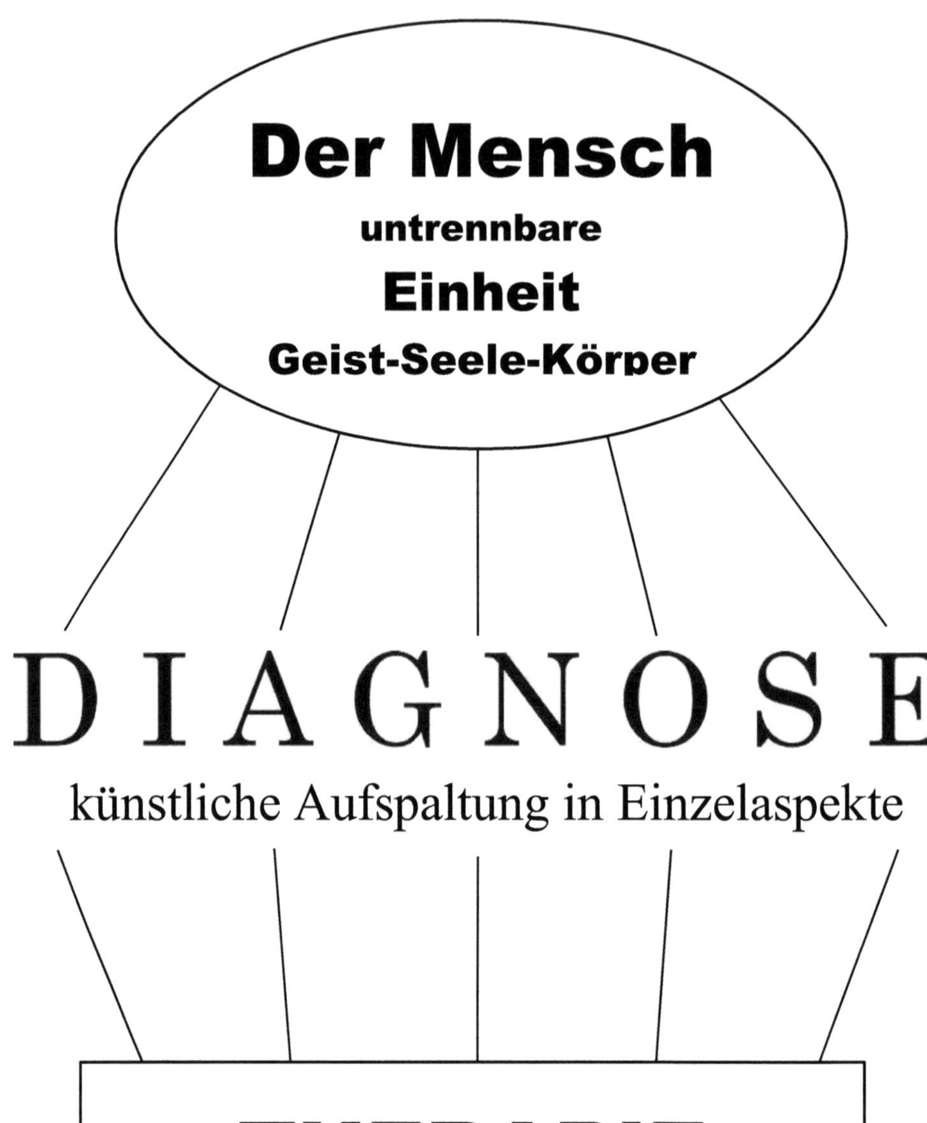

Abb. 30: Der Mensch als untrennbare Einheit

Umsetzung in die Praxis

Die Medizin muss wieder einfach und überschaubar werden! Wer sich im Praxisalltag an die wenigen (!) Grundprinzipien des Lebens hält, denen unser Organismus gehorcht, kann damit eine hohe Effizienz erzielen. Es kommt vor allem darauf an, diese zu kennen und Fehlfunktionen richtig einzuordnen. Der menschliche Körper arbeitet nach den gleichen Gesetzen, wie das Leben selbst, weil er Ausdruck eines wirkenden Geistes ist. Er *ist* das Leben. Legen wir die geistigen Gesetze zugrunde, dann werden wir die Entstehung von Krankheiten viel besser verstehen, und es eröffnen sich neue Therapieansätze, die auf Grund ihrer Effektivität auch deutlich kostengünstiger sind.

Syntaktik – der Einheitsgedanke

Zunächst sollten wir erkennen, dass unser gesamtes Universum eine untrennbare Einheit darstellt. Jede Aufteilung in Einzelbereiche ist eine künstliche und kann als rein intellektuell angesehen werden. Die meisten Missverständnisse unserer Zeit basieren auf Trennung und Zersplitterung. Daraus muss wieder *Vereinigung und Gemeinsamkeit* werden!
Versuchen wir doch einmal, bevorzugt das Verbindende zu sehen, und zwar in allen Bereichen. So wie alle Menschen eine Menschheit bilden, ist auch der uns bewegende Geist eine Einheit, die uns alle verbindet. Auf dieser Ebene ist keine Trennung möglich.

Um an den Ursprung jeder Veränderung zu kommen (der immer ein geistiger ist), wäre es deshalb wesentlich sinnvoller, das Verbindende zu betonen und das Trennende zu unterlassen.

Ob es sich dabei um unsere Patienten handelt, die wir als untrennbare Einheit von Geist-Seele-Körper ansehen, oder persönliche Schicksale, die nicht vom eigenen Fehlverhalten losgelöst werden dürfen – immer führt nur das *Verbindende* zu der von uns gewünschten ganzheitlichen Betrachtung. Die Zielsetzung kann erreicht werden durch **syntaktisches Denken**. Dazu ist es notwendig, das bestehende Weltbild und damit auch das Menschbild zu vervollständigen.

Grundvoraussetzungen für die neue Sichtweise sind

Einheit von Geist-Seele-Körper
Globale Vernetzung
Hierarchische Strukturen

Resonanzgesetz

Jede unserer Handlungen, jedes unserer Worte, und bereits schon jeder unserer Gedanken setzt einen *Impuls*, der sich im gesamten Universum ausbreitet, bis er auf Resonanz stößt. Dann kommt es zu einer Reaktion, die auf uns selbst zurückwirkt. Das ist ein Gesetz, dem wir alle unterworfen sind. Dadurch schaffen wir jede unserer Lebenssituationen selbst – gute wie schlechte – auch die Krankheiten!

Krankheit ist Folge eines Resonanzproblems

Krankheit entsteht also nicht, weil wir uns (zufällig) irgendwo infiziert haben, sondern aus einem Wechselspiel heraus von *Actio und Reactio*, an dem wir selbst aktiv beteiligt sind.

Wir können krank werden, wenn wir
- **geistige Gesetze missachten und den Pfad der Tugend verlassen**
- **wiederholt die kosmische Ordnung verletzen**
- **den Sinn und das Ziel unseres Lebens ignorieren**
- **gegen unsere Konstitution leben (Asymmetrie)**
- **durch Werten und Bewerten Teilbereiche des Lebens ablehnen**
- **ein bestehendes Defizit nicht auffüllen (Mangel)**
- **den Input und Output unseres offenen Systems nicht kontrollieren**
- **natürliche Rhythmen als Ordnungsprinzip missachten (Stagnation)**
- **uns häufig destruierenden, chaotischen Einflüssen aussetzen**

Polares Denken

Unsere Realität ist als Schöpfungsprozess aus der untrennbaren Einheit hervorgegangen. Wir leben in einer *Welt der Polaritäten*, zwischen deren Extreme wir oszillieren, diese jedoch nie erreichen. Solange beide Seiten alternierend durchlaufen werden, solange sich unser Leben im Fluss befindet, bleiben wir gesund.

Jede Art von *Stagnation* verhindert dies und lässt das dafür verantwortliche Problem auf eine tiefere Ebene der Stofflichkeit absinken. Es wird dann als Krankheitsherd materialisiert.

Der Mangel

Sein entsteht durch Nicht-Sein sagt eine fernöstliche Weisheit. Erst durch das Auftrennen der Einheit in Polaritäten, kann sich Stofflichkeit manifestieren. Werden die Pole wieder zusammengeführt, löst sich die Realität auf. Das Sichtbare entsteht also durch *Asymmetrie.* Das bedeutet aber nicht gleichzeitig Verlust der Harmonie (= Ausgleich aller polaren Gegensätze). Disharmonie und damit auch Krankheit weist immer auf einen *Mangel*, auf nicht Gelebtes hin. Symptome treten auf, weil auf einer (oder mehreren) der drei Ebenen Geist-Seele-Körper Mangelzustände herrschen.

Prozesshaftigkeit

Die *Lebenskonforme Medizin* orientiert sich an

Dynamischen Lebensprozessen
Grundprinzipien des Kosmos
Asymmetrien auf den 3 Ebenen Geist-Seele-Körper

Im Vordergrund steht dabei die *Prozesshaftigkeit des Seins*, der ständige Wandel, die fortwährende Transformation, wodurch *Leben* überhaupt erst möglich wird. Dass überhaupt Leben erschaffen wurde, muss einen Sinn haben, denn nichts ist sinnlos (ohne Geist) im Universum. So wie alles einer ständigen Höherentwicklung unterworfen ist, die wir Evolution nennen, sollte sich auch unser Bewusstsein immer mehr erweitern. Die dazu notwendige Erfahrung kann nur in der *Asymmetrie* gesammelt werden, nicht im Ausgleich der Gegensätze. Diese Abweichung von der Mitte darf nicht statisch, sondern sollte alternierend erfahren werden, und nur soweit, wie es unsere Konstitution erlaubt. Jedes Verharren auf einer Seite (Stagnation) hat Krankheitswert (vergl. „Symmetropathie").

Krankheit drückt Stagnation aus, zeigt Stillstand in der persönlichen Entwicklung auf, wodurch Mangel entsteht und kann nur durch eine Höherentwicklung des Bewusstseins überwunden werden, jedoch ohne dabei die stoffliche Realität zu vernachlässigen.

Stoff oder Information am Beispiel der Schwermetalle

Ob auf Kongressen, oder in der Literatur – immer wieder finden sich z.T. widersprechende Aussagen über die Auswirkungen von Schwermetallen, deren Diagnostik und Therapie.
Amalgam ist immer noch in (fast) aller Munde, weshalb ich an diesem Beispiel das Prinzip der Wechselwirkung von Mensch und Information aufzeigen möchte und wodurch die unterschiedlichen Betrachtungsweisen verursacht werden.

Quecksilber, das in einem bestimmten Prozentsatz im Amalgam vorhanden ist, zählt zu den Schwermetallen. Diese Zuordnung betrifft zunächst das hohe Gewicht, kann aber auch im übertragenen Sinne gebraucht werden. Mercurius geht schwer lösliche organische Verbindungen ein, insbesondere mit Fett und stellt deshalb ein größeres Problem für die Entgiftung dar. Die Halbwertszeit beträgt im Gehirn 18 Jahre!

Da es bei hohen Belastungen zu neurologischen Ausfällen kommen kann, bis hin zu Persönlichkeitsveränderungen, besteht das Anliegen vieler Ärzte verständlicherweise in einer gründlichen und nachhaltigen Entgiftung.

Die Methoden, die dabei angewendet werden, unterscheiden sich gravierend – von rein stofflich (z.B. Dimaval) über orthomolekular (Selen, Zink, Vit.C) bis zu rein informativ (BIT) ist alles vertreten. Auffällig ist dabei das breite Spektrum von Möglichkeiten. Eigentlich müsste es nur eine geben, die als beste gilt. Das liegt offenbar an den unterschiedlichen Philosophien, die dahinterstecken, bzw. an noch nicht genügend objektivierbaren Qualitätsunterschieden.

Was ist nun besser, was schlechter, was sollte vermieden werden, was bringt keinen Effekt?

Um diese Fragen beantworten zu können, bedarf es einiger Grundsatzüberlegungen. Wir treffen im Bereich Schwermetalle wie kaum in einer anderen Betrachtung direkt auf die beiden Weltbilder, die heute – oft ohne es zu merken – von ein und derselben Person parallel angewandt werden.

Nach dem alten mechanistischen Weltbild, das unsere Medizin stark geprägt hat, ist das Quecksilber ein Bösewicht, der – vergleichbar mit Mikroben – aus einer linearen Denkweise heraus als „Verursacher" von Krankheiten hingestellt wird. Die Erfahrung zeigt jedoch, dass weder die Mikrobe, noch ein Schwermetall zwingend zu Symptomen führt, sondern offenbar eine *Wechselwirkung* zwischen Patient und seinem Agens besteht, die höchst individuell ist und auf Grund derzeitigen Kulturunwissens der Menschen und der Wissenschaft meist als Resultat eine Erkrankung zur Folge hat. Trotzdem gibt es zahllose Beispiele dafür, dass bei vergleichbarer Belastungsquote Menschen in keiner Weise erkranken. Im Extrem ist dies sogar ein Phänomen, wie es auch am Beispiel des Giftbechers oder Verzehr von Giftpilzen bekannt ist. Bei entsprechend geistig reifen Menschen tritt dadurch keine Todeswirkung ein.

Ohne Zweifel ist Quecksilber ab einer gewissen Dosis hoch toxisch bis lebensgefährdend. Wir sprechen hier jedoch von Dosen, die an der Grenze oder einige Faktoren darunter liegen.

Wenn wir zu einem besseren Verständnis solcher scheinbar widersprüchlichen Erscheinungen kommen wollen, müssen wir die Wechselwirkung zwischen Stoff und lebendigem Organismus einer näheren Betrachtung unterziehen.

Als erstes erkennen wir schnell, dass in lebendigen Organismen bis auf wenige meist mehr mechanisch bedingte Verknüpfungen, keine lineare Ursache-Wirkungs-Beziehungen zu finden sind.

Wir wissen inzwischen aber auch, wie zwei Stoffe miteinander wechselwirken können, einmal *mechanisch*, aber auch durch *Felder* (Feldkopplung) und schließlich auch durch *Informationsaustausch*. Das letztere ist ungewohnt, weil wir bis jetzt kaum Technologien haben, die uns das ebenso vor Augen führen wie das, was wir im chemisch-mechanischen Bereich im täglichen Leben ständig beobachten können. Die Wechselwirkung durch Informationsaustausch hat etwas mit Entropie zu tun, aber auch mit weiteren Naturerscheinungen, wo wir jetzt gerade am Anfang stehen, es richtig und grundlegend zu erforschen.

Die ersten beiden Wirkungsarten durch Mechanik und Chemie haben aber inzwischen zu der Vereinheitlichung geführt, da beide eigentlich nur Physik sind, was in die **Feldphysik** mündete, aus der die Quantenphysik hervorgegangen ist. Aus dieser Sichtweise heraus hat sich auch der Materiebegriff gewandelt.

Materie ist nicht allein **Masse**, sondern vor allem **Energie & Information.**

Die Information ist aber in mehrfacher Hinsicht im Spiel, und vieles deutet darauf hin, dass es verschiedene Qualitäten von Information gibt. Eine davon ist die, die das „Materieteilchen" charakterisiert (und sich in mathematischen Formeln beschreiben lässt), eine weitere ist die, die eine Art temporären Seinszustand charakterisiert und so Vergangenheit mit Zukunft verknüpft.

Die materielle Realität entsteht durch die Einprägung einer bestimmten Information.

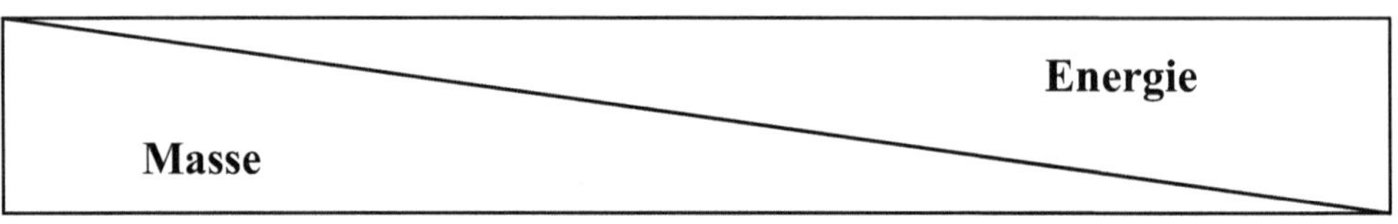

Abb. 31: Die Dreiheit der Materie: Masse – Energie – Information

Betrachten wir unter diesem Blickwinkel Symptome, die durch Schwermetallbelastungen erzeugt wurden, so stellt sich zuerst die Frage: „Welche Information beinhaltet dieses Schwermetall?"

Da es sich wie gesagt um ein *Schwer*metall handelt, schauen wir uns als nächstes die Masse an. Das ergibt eine Überraschung: Die eigentliche Masse *jeder* Materie (insbesondere der Elementarteilchen) ist eine *Naturkonstante.*

Die Massendichte z.B. von Quecksilber bezogen auf das „scheinbar vom Atom besetzte Raumvolumen" beträgt nur 0,00000001 %! Der „Rest" von 99,9999999 % ist Vakuum, ein masseloser „leerer" Raum, angefüllt von virtuellen Fluktuationen. Die (scheinbare) Undurchdringlichkeit und Festigkeit der Materie wird allein über die Rotationsbewegung und damit die Felder der Teilchen erreicht.

Überraschenderweise erkennen wir also, dass Metalle nur deswegen so (unterschiedlich) hart sind, weil ihre inneren Charaktere so verschieden sind. Quecksilber ist sogar flüssig, obwohl im Periodensystem benachbarte Metalle hart sind. Quecksilber ist so ganz anders in Reaktionsart und Wechselwirkung mit den anderen Elementen, obwohl es dieselben Bausteine wie Wasser oder Gold hat. Nur ihre, durch Information bewirkte innere Anordnung und die Wechselwirkung bedingt eine totale Verschiedenheit zu anderen Stoffen.

Wir leben in vieler Hinsicht in einer Scheinwelt. Die vordergründig sichtbare Materie ist der Ausdruck eines im Verborgenen wirkenden Geistes (den auch schon der Physik-Nobelpreisträger Max Planck und der Mathematiker B. Riemann seinerzeit auch in anderen physikalischen Zusammenhängen postulierten), der über eine Fülle spezifischer Informationen die Seinsobjekte prägt, insbesondere die Atome und Elementarteilchen.

In noch viel größerem Maße beobachten wir die Wirkungen von Information in lebenden komplexen Systemen, was auch nicht überrascht, denn es gibt keine technischen Instrumente oder Maschinen, die ohne innere Information auskommen. Im Gegenteil – je mehr Informationen wir hineinstecken, desto effektiver und nützlicher werden sie.

Um wieviel mehr muss also in lebenden Systemen Information verankert und wirksam sein! Es wäre naiv zu meinen, dass die technische Information, die wir bisher kennen, ausreichen würde, um so komplexe Systeme wie „Leben" am Leben zu halten.

Man wird unweigerlich zu der Einsicht geführt, dass es im Organismus nur zu **Wirkungen** kommen kann, wenn die benötigte Information vorhanden ist und unentwegt in hochintelligenter Weise angepasst (adaptiert) wird. Wir können das sogar teilweise messen! Unzähligen Informationen sind wir jedoch ständig ausgesetzt, ohne dass es zu Reaktionen kommt.

Was also ist es, das unseren Organismus im Einzelfall zu einer Reaktion veranlasst? Es ist die **Resonanz.** Nur jene Information wird eine Veränderung bewirken, zu der wir (bzw. das Biosystem anderer Lebewesen) in Resonanz geht, weil es dafür eine Notwendigkeit sieht. Wir ziehen uns nur das herein, was für unsere aktuelle Gesamtsituation von Nutzen ist. Voraussetzung dafür ist die Übereinstimmung mit bereits vorhandener Information, d.h. Affinität zum Status quo (Sender-Rezeptor-Akzeptor-Prinzip, vergl. Homöopathie).

Wenn wir mit Quecksilber in Resonanz gehen, muss etwas in uns sein, das diesem entspricht! Wer sich das homöopathische Arzneimittelbild von Mercurius anschaut, wird feststellen, dass das „Quecksilbrige", das Chaotische mit allen Facetten dominiert, die ein Individuum Mensch bieten kann. Wir können davon direkt ableiten, dass nur jener Mensch Auswirkungen zeigen wird, der Anteile davon in sich trägt. Das tun allerdings sehr viele.

Es gibt eine weitere Übereinstimmung, die das erhärtet. In der Wirkung auf den Zellstoffwechsel ist (das zunächst anabol wirkende) Quecksilber eindeutig als katabol einzustufen (Gegenregulation). Der *katabole Stoffwechsel* reguliert die Energiefreisetzung, stellt aber gleichzeitig den ungezügelten chaotischen Teil in uns dar (korreliert mit rechter Hirnhälfte). Um den Ausgleich wieder herzustellen, müsste die *anabole Aktivität* gesteigert werden. Das bedeutet Struktur und Ordnung, aber auch *Rhythmik*.

Uns können in der Praxis „gute" und „schlechte" Ausscheider begegnen. Die einen sammeln ein und behalten, die anderen geben rasch wieder ab, ohne dass der Organismus in irgendeiner Weise belastet wird. Die Frage der Entgiftungskapazität wird von der Höhe des Zellpotentials beantwortet. Nur bei einem normalen Wert von -70 bis -90 mV erreicht der Zellstoffwechsel seine extrem hohe Leistung von 30.000 – 100.000 chemischen Reaktionen/ Zelle/Sekunde. Das sind nur zu einem Teil metabolische Prozesse. In unserer belasteten Umwelt handelt es sich in zunehmendem Maße um Entgiftungsfunktionen. Zum Trost sei gesagt, dass diese Kapazität noch lange nicht erschöpft ist (Prof. Clausen). Voraussetzung ist allerdings ein normales Zellpotential. Entgiftung ist ein kataboler Prozess, der bei <u>gleichzeitiger</u> anaboler Aktivität (ATP-Synthese) abläuft. Jede Störung dieses Gleichgewichts kann die Entgiftungsleistung drastisch reduzieren. Fehlernährung und Psychostress rangieren hier an vorderster Stelle.

Kaum bekannt ist hierbei die Tatsache, dass die Entgiftungsleistung des Organismus in direkter Abhängigkeit zum Fettstoffwechsel steht. Der zur Entgiftung notwendige hohe Energieaufwand kann nicht allein über die Nahrung (via ATP) gedeckt werden. Dazu wird eine zweite Schiene bemüht, auf der bis zu 2/3 des Energiebedarfs des Organismus gedeckt werden kann. Es handelt sich dabei um die Aufnahme langwelliger Anteile des Sonnenlichts durch die π-Elektronen der ungesättigten Fette (Linol- und Linolensäure), vor allem in der Haut. Elektronen stehen bekanntermaßen in Wechselwirkung mit Photonen, die zu Anregungszuständen führen.

Diese hoch-reagiblen Fette verfügen außerdem über ein hohes Autoxydationspotential, weshalb sie Sauerstoff magisch anziehen. Gesättigte Fette können sich nicht mehr am Sauerstoffaustausch beteiligen, da sie ihre freien Elektronen verloren haben. In der Zelle führen sie zum Zelltod durch Erstickung, außerhalb bilden sie schwer lösliche Klumpen, die zu einer Stase im Lymphabfluss führen. Quecksilber ist hoch lipophil und lagert sich deshalb bevorzugt in fetthaltige Strukturen ein (Zellmembranen). Wenn sich Quecksilber auch noch an die externen Fettablagerungen bindet, kann die Transitstrecke der Matrix dauerhaft blockiert werden. So ist es überhaupt nachvollziehbar, dass sich Quecksilber auch in das wasserhaltige Bindegewebe einlagert.

Die Auflösung solcher Komplexe kann interessanterweise durch photochemische Reaktionen erfolgen, über Anregungszustände bis hin zu Triplets (Singulettzustände), durch die Zufuhr von Licht bestimmter Wellenlänge, also Farben. Es kommt zum Zerfall und der Auflösung dieser Komplexe.

Allerdings müssen noch ausreichend viele ungesättigte Fette vorhanden, bzw. das Redox- und Glutathionsystem funktionsfähig sein. Dieser photodynamische Prozess ist schon sehr erstaunlich wegen seiner scheinbaren Leichtigkeit.

Hier sehen wir einen nachvollziehbaren Doppeleffekt der Wirkung von Farben. Die *seelische* Komponente ist unbestritten. Jeder reagiert auf ganz individuelle Weise darauf. Die durchschlagende *stoffliche* Wirkung der Farben ist wiederum ein bekannter Effekt in der Chemie. Es stellt sich nun die fast schon philosophische Frage:

Kann sich Materie auflösen durch die direkte Wirkung der Farben oder durch eine Veränderung der seelischen Komponente?

Kommt es zu Frequenzsprüngen (Oktavierung, konstruktive Interferenz) wird durch Labilisierung der Struktur die Voraussetzung dazu geschaffen.

Was leitet sich aus diesen Erkenntnissen eines so erweiterten Weltbildes für die Schwermetallbelastung ab?

- **Wer mit der Charakteristik eines Schwermetalls, mit dessen Information in Resonanz geht, wird Symptome mit Tendenz der Verschlechterung zeigen.**

- **Wer sich in einer katabolen Stoffwechsellage befindet, wird verstärkt auf Schwermetalle reagieren (insbesondere mit neurologischen Symptomen).**

- **Wer sich außerhalb der kosmischen Ordnung befindet und damit auch die Rhythmik vermissen lässt, verliert sein Gesundheitspotential und damit die Fähigkeit zur Entgiftung.**

Zufälle und Planlosigkeit kann es im Universum nicht geben, alles läuft nach Gesetz. Jede Konfrontation mit irgendetwas im Leben, auch wenn es unangenehm ist, hat einen tieferen Sinn und soll bei uns etwas auslösen. Über die Problemlösung befreien wir uns selbst von einem unerlösten Anteil in uns selbst und kommen näher zum Heil.

Diese erkenntnismäßig entscheidende Betrachtung ist notwendig, um zu einer neuen Sichtweise zu kommen. Andernfalls ist eine Erneuerung unserer Welt und der Medizin nicht denkbar.

Doch nun zur *Therapie*. Die gewaltsame, d.h. im Prinzip chemische Entfernung einer „Masse", ist zwar ein gangbarer Weg, wird aber i.A. dem Problem nicht gerecht. Nebenwirkungen, beispielsweise durch DMPS, sind nahezu unvermeidbar.

Sehen wir jedoch ein Schwermetall unter dem Aspekt eines intelligent geordneten Universums, dann verstehen wir plötzlich, welche *Chance* in dieser Konfrontation liegt und *hören auf zu kämpfen*. Materielle Realität entsteht nur als Polarität. Wenn die polaren Extreme ausgeglichen sind, herrscht Neutralität. Für uns besteht dann keinerlei Gefahr.

Erst bei Verlassen der Symmetrie, erst in der ASYMMETRIE können wir Erfahrung sammeln und die Bewusstseinsbildung voranbringen.

Schwermetallbelastung heißt Asymmetrie. Hohe Belastung bedeutet starke Asymmetrie. Nur über die **Neutralisation** *der Schwermetallinformation* können wir uns davon befreien. Dazu müsste man natürlich wissen, was das polare Extrem zum Quecksilber ist und vor allem, was es *bedeutet*.

Rein stofflich gesehen könnte das Antidot gegeben werden, evtl. sogar titriert, um möglichst exakt zu arbeiten. Das funktioniert allerdings nur theoretisch, weil Quecksilber nicht in Reinform, sondern an Salze gebunden vorliegt. Viel besser klappt es auf der geistigen Schiene.

Letztendlich ist es immer der MANGEL, der uns von der Einheit, dem Heil trennt.

Diese Denkweise, welche bei manchem Leser durchaus Befremden auslösen kann, weist auf den echten Paradigmawechsel hin, der sich nicht nur in der Wissenschaft, sondern auch in der Medizin vollziehen wird. Es geht primär nicht darum, ein neues Wissenschaftssystem zu etablieren, sondern ein neues **Bewusstsein** über die inneren Wirklichkeitszusammenhänge zu wekken, um dadurch das Verständnis für bestehende Wissenschaftskomponenten zu vertiefen und zu ergänzen. Durch die zu erwartenden Erfolge wird die gesamte Wissenschaft von allein nachziehen.

Es geht also darum, das *All-Einheits-Bewusstsein*, das wir in erster Linie bei uns selbst verankern sollten, als ein mächtiges Wirkprinzip zu erkennen und einzusetzen – in der Medizin zum Wohle der Patienten! Erst wenn wir als Vorreiter, als Therapeuten in diesem Bewusstsein täglich leben und handeln, dann können wir erfolgreich nach außen agieren – bei der Behandlung unserer Patienten ebenso wie in der Begegnung mit anderen Menschen.

Alles, was im All-Einheits-Bewusstsein gedacht und getan wird, geschieht, und zwar augenblicklich. Nichts trennt uns dann vom göttlichen Geist, dem Ur-Informator aller Dinge.

Wer diesen Erkenntnisschritt geht, wird Frieden finden. Jedes Kämpfen hört allmählich auf, weil es keine Auseinandersetzung mit „Feinden" mehr gibt, bzw. jede Konfrontation abgegeben wird an die Instanz der Wahrheit und Gerechtigkeit, womit sich dann der Angreifer mit der Gesamtheit der Schöpfung auseinandersetzen muss und nicht mehr mit dem Einzelnen, dem Angegriffenen. Jeder „Angriff" wird als Botschaft verstanden werden, als Signal zur Erneuerung, die auf diese Weise endlich seinen Anfang nehmen soll und bei richtiger Praktizierung auch stattfinden wird. Nichts geschieht zufällig im Universum. Hinter allem steht ein höherer Sinn, eine absolute Gerechtigkeit, die göttliche Mathematik von Leben und Sein!

Ärger resultiert aus der Ungeduld und der Unwilligkeit, die Dinge so nehmen zu sollen, wie sie „wirklich" sind. Manche Botschaft ist für uns nur deshalb unangenehm, weil wir dadurch im tiefsten Inneren an einen nicht erlösten Konflikt erinnert werden. Das „Negative" liegt also so lange verborgen, unerkannt oder unbewusst in uns selbst, bis wir durch Einsicht oder äußere „Wirklichkeiten" (was wir als Schicksal bezeichnen) dazu genötigt werden, es endlich aufzulösen.

Ein Therapeut kann nur dann wirklich erfolgreich behandeln, wenn er mit sich selbst im Reinen ist. Aus einem höheren Bewusstsein heraus kann er den Patienten als Baustein im Plan Gottes begreifen, der mit fortschreitendem Heilungsprozess auch in ihm selbst etwas heil werden lässt.

Heilung „geschieht", wenn die Bereitschaft zur Veränderung vorhanden ist und als Ziel die Erneuerung der kosmischen Ordnung vom Patienten selbst angestrebt wird, welche durch die geistigen Gesetze vorgegeben ist.

Zusammenfassend kann gesagt werden, dass es sich auch bei der Schwermetallbelastung um ein seelisch-geistiges Problem handelt, das es zu (er-)lösen gilt. Die Konfrontation mit einem Agens geschieht nicht zufällig, sondern gehorcht geistigen Gesetzen wie alles im Universum.

Die „Botschaft", die darin steckt, sollte aufgenommen und umgesetzt werden. Es können damit notwendige Bewusstseinsprozesse inganggesetzt werden. Mit entsprechender therapeutischer Hilfe kann der Patient in die Lage versetzt werden, seinen Mangel zu erkennen und auszugleichen.

Aus Krieg wird Frieden, aus Kämpfen Liebe und Verstehen. Damit wandelt der Patient automatisch seine ursprünglich falsche Resonanz zu den Dingen, Gedanken, Taten um, in eine neue, höhere, richtigere Resonanz. Seine Belastung schwindet, und er wird am Ende symptomfrei. Das Schwermetall kann dann problemlos – geleitet durch die inhärente Intelligenz des Körpers und der Seele – über die Ausscheidungsorgane eliminiert werden.
(An diesem Kapitel hat als Co-Autor Prof. Dr. E. Kaucher mitgewirkt).

Die Diagnostik in der Lebenskonformen Medizin

Die **Diagnose** basiert auf 3 Säulen:

Psychisches Korrelat der Erkrankung
Gründe der Stoffwechselentgleisung
Dauerbelastungen des Mesenchyms

Diese Dreiteilung spiegelt ein überall anzutreffendes **holografisches Muster** wider. Betrachtet man den Gesamtorganismus, dann ist die Dreiteilung die gleiche, wie auf Organ- oder Zell-Ebene. **Bewusstsein** ist auf allen Ebenen des Seins anzutreffen.

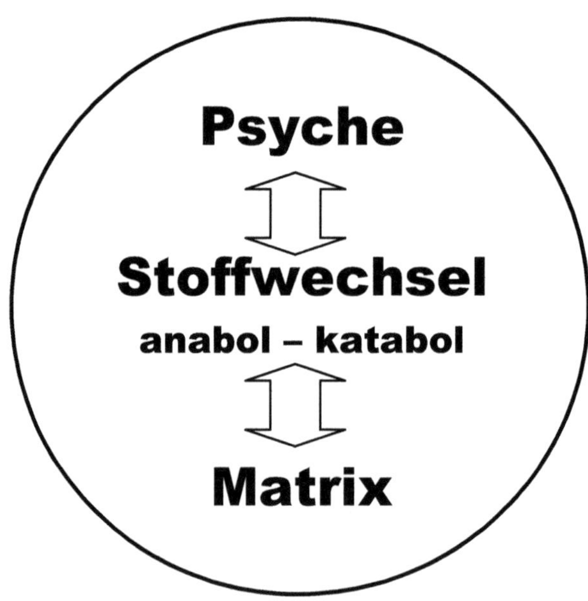

Abb. 32: Das Zusammenwirken der 3 Bereiche des Organismus

Immer geht es darum, die belastende Information auf allen Ebenen des Seins herauszuarbeiten, um hinter die „Idee" der Erkrankung zu kommen.

Der Zugang zur **Psyche** wird durch verschiedene Testverfahren gefunden – von Lüscher-Test über Psychokinesiologie bis hin zu NLP.
Es interessieren dabei in erster Linie folgende Fragen:

- **Was ist nicht lebenskonform?**
- **Welche Lebenslüge steckt hinter der Erkrankung?**
- **Was wird abgelehnt und deshalb nicht gelebt?**
- **Welche Sehnsüchte gibt es, wo liegt der Mangel?**
- **Wodurch wird die kosmische Ordnung gestört?**
- **Welche geistigen Gesetze werden permanent verletzt?**
- **Wodurch wird das Urvertrauen untergraben?**
- **Was für ein falsches Bewusstsein verhindert die notwendige Neuorientierung?**

Die **Stoffwechselentgleisung** wird durch energetische Messverfahren sowie Blut-Hormon-Analysen verifiziert. Hierbei ist es besonders wichtig, *latente Insuffizienzen der Hormondrüsen* zu erkennen, die erst unter Stress auftreten. Sehr oft wird eine *Dysthyreose* übersehen, weil die morgendliche Blutentnahme im ausgeruhten Zustand nichts über die Anforderungen des Alltages aussagen kann, denen der Patient ausgesetzt ist. Eine Stoffwechselstarre kann hier ihre mögliche Ursache haben.

Gleichfalls muss die Funktion der Nebenniere überprüft werden, am besten durch Belastungstests.

Die Veränderungen der **Matrix** können ebenfalls über bioenergetische Testungen ermittelt werden oder über Blutanalysen, sowie bildgebende Verfahren (vergl. Kap. „Systematisches Vorgehen" am Schluss).

Die Therapie in der Lebenskonformen Medizin

Die *Therapie* richtet sich nach den Ergebnissen der Diagnose und bedeutet:

Transformation in lebenskonforme Information

Das bezieht sich auf alle Zustände im Leben, die nicht lebenskonform sind – auf allen drei Ebenen. Die reine Lebensenergie, das Bioplasma (das Qi der Chinesen) kann im Laufe der Zeit durch verschiedene Ereignisse Fremdinformationen aufgenommen haben und dadurch *kontaminiert* worden sein.

Heilung kann nur eintreten, wenn sich der Patient selbst (oder mit Hilfe von außen) davon wieder befreit. Eine *Information* kann aber nicht in Luft aufgelöst, sondern nur in eine komplexere transformiert werden. Diese sollte gegenüber der bisherigen höherwertig sein und dadurch attraktiver (neuer Attraktor).

Die 3 Hauptfragen, die durch die Therapie gelöst werden müssen, lauten:

> **1) Wie kann das, der Erkrankung zugrundeliegende psychische Korrelat transformiert werden?**
> **2) Womit kann die vorliegende Stoffwechselentgleisung normalisiert werden?**
> **3) Wie kann das Mesenchym von Belastungen befreit, der Ordnungsgrad erhöht und der Säftehaushalt normalisiert werden?**

Die Zusatzfrage sollte lauten:

> **Wie lässt sich der Rhythmus** (= Flexibilität, Anpassungsfähigkeit, Regulation) **auf allen 3 Ebenen wieder herstellen?**

Damit wird die universell gültige und für eine ganzheitliche Betrachtung unerlässliche *3 + 1 Regel* erfüllt.

Der Schlüssel zur Lösung auf der *seelisch-geistigen Ebene* liegt in

strikter Einhaltung geistiger Gesetze
Konfliktlösung durch Vergeben und Verzeihen
Integration nicht gelebter Aspekte (Schatten)

Der Schlüssel für die *Stoffwechsel-Regulations-Ebene* liegt in

konsequenter Ernährungsumstellung
normaler Funktion der Hormondrüsen
gegenpolarer Behandlung (anabol et katabol)

Der Schlüssel für die *Mesenchym-Ebene* liegt in

Ausleitung von Toxinen und Schlacken
Säuren-Basen-Haushalt & Ladungsträger (Fette)
Unterstützung von Redox- und Glutathionsystem

Der *Generalschlüssel* für alle Ebenen liegt in der Wiederherstellung der

Rhythmik von Regulation-Gegenregulation

Da dieser extrem wichtige Aspekt der Rhythmik in der Medizin sehr wenig Beachtung findet, dazu einige Bemerkungen (vergl. hierzu Kap. 2). Nach H. Heine wird die Homöostasis des Gewebes durch Rhythmen hergestellt. Rhythmus heißt Bewegung, Anpassung, Flexibilität. Er wirkt einer Stagnation entgegen und ist deshalb für den Fluss des Lebens unerlässlich.

Rhythmus heißt aber auch Ordnung, da somit feste, vorprogrammierte Abläufe aufgerufen werden. Die Biorhythmen werden synchronisiert durch äußere kosmische Rhythmen. Dies zeigt die Einbindung des Menschen in die universalen Gesetze des Kosmos. Diese Kenntnis sollte deshalb zentraler Bestandteil jeder Therapie sein.

Die Körperzellen sind in eine strenge Hierarchie eingebunden, die vom Gehirn gesteuert wird. Sie verfügen jedoch über einen hohen Anteil an Autonomie, der sie zur Aufrechterhaltung des Alltagsstoffwechsels befähigt. (Beispielsweise bauen Sie ihre Rezeptoren selbständig auf und wieder ab.) Sie verfügen deshalb über Zellbewusstsein (was in vielen Experimenten nachgewiesen wurde) sowie auch die größeren Verbände über ein eigenes Organbewusstsein verfügen (vergl. chinesische Lehre der 5 Wandlungsphasen).
Der Körper ist segmental aufgebaut (Mendelejew-Strukturen). Diese Abschnitte des Rumpfes verfügen über eine Autonomie, die so lange wie möglich aufrechterhalten wird. Entzündungen (und damit auch Schmerzen) bleiben zunächst segmental begrenzt, bevor sie auf Nachbarsegmente übergreifen. Das Nervensystem spielt bei der Symptomausbreitung (Projektion) eine wesentliche Rolle (vergl. Bergsmann). Deshalb gibt es auch eine strenge energetische Trennung in linke und rechte Körperhälfte ab der Halsregion abwärts. Periphere Herde können deshalb zentral (z.B. die Zahnregion) auch nur die gleiche Seite affektieren, nicht die Gegenseite.

Eine erfolgreiche Therapie muss auf jener Organisationsstufe ansetzen, wo das Hauptproblem liegt – Zellebene, Organebene, oder Gesamtorganismus. Immer sollten jedoch alle 3 Ebenen *gleichzeitig* angesprochen werden – Psyche, Stoffwechselregulation, Matrix.

Auch wenn beispielsweise der psychische Aspekt im Vordergrund steht, sollten die beiden anderen Ebenen immer mitbehandelt werden!

Für den Therapeuten stellen sich deshalb nach der Diagnostik 3 + 1 Fragen:

Auf welcher Ebene liegt das Hauptproblem (Mangel)?
Was kann für die beiden anderen Bereiche getan werden?
Wie kann die erforderliche Energie bereitgestellt werden?
+
Wie lässt sich die Stagnation rhythmisch auflösen?

Das Geheimnis für den Erfolg liegt darin, *auf allen drei Ebenen* die Therapieimpulse *rhythmisch* einzusetzen. Das heißt, nach jedem Reiz wird die Gegenregulation abgewartet und sogar noch gezielt unterstützt. Zu beachten ist dabei, dass der Impuls in Richtung Ausgleich, also zur individuellen Mitte hin, immer stärker ist als jener, der davon wegführt.
Das Prinzip Anregen oder Dämpfen in rhythmischer Folge kann von allen Sparten der Medizin angewandt werden.

Immer sollte der Grundsatz beherzigt werden, den Patienten dort abzuholen, wo er steht. Das bezieht sich einmal auf die Kommunikation und die Ebene der Verständigung, die gewählt werden kann, zum anderen aber auf seinen Zustand.
Ein sehr geschwächter Patient bedarf einer völlig anderen Vorgehensweise, als ein noch sehr rüstiger. In beiden Fällen liegt jedoch eine Schwäche im Energiehaushalt vor, entweder umschrieben, so dass sie kompensiert werden kann, oder übergreifend, dass sie als Mattigkeit verspürt wird.
Wenn wir krankheitsauslösende Informationen transformieren wollen, dann ist das immer ein aktiver, Energie verzehrender Prozess. Aus diesem Grunde sollte mehr oder weniger intensiv dafür gesorgt werden, primär den Energiehaushalt zu verbessern. Das ist nicht nur eine Frage der katabolen Stoffwechselaktivität. Je weiter die Erkrankung fortgeschritten ist, umso gravierender treten die Schäden auf stofflicher Ebene im Bereich der „Körperbatterie", in den Lipoproteiden zu Tage.
Die Grundlagen hierzu wurden in Kap. 2 ausführlich erörtert. Bevor jedoch damit begonnen wird, hoch ungesättigte Fettsäuren in Verbindung mit Eiweißen (als Lipoproteide) zuzuführen, sollte dafür gesorgt werden, dass die multiplen Fettverklumpungen (Ausfällungen gehärteten Fettes) im Mesenchym abgebaut werden können. Dazu eignen sich neben der Zufuhr von Enzymen alle milchsauer vergorenen Gemüsesorten (Sauerkraut, rote Beete etc.), die anfangs in relativ großen Mengen verabreicht werden sollten.
Gleichzeitig werden auf diese Weise wichtige Farbstoffe (Flavonoide), Vitamine und Mineralien zugeführt.

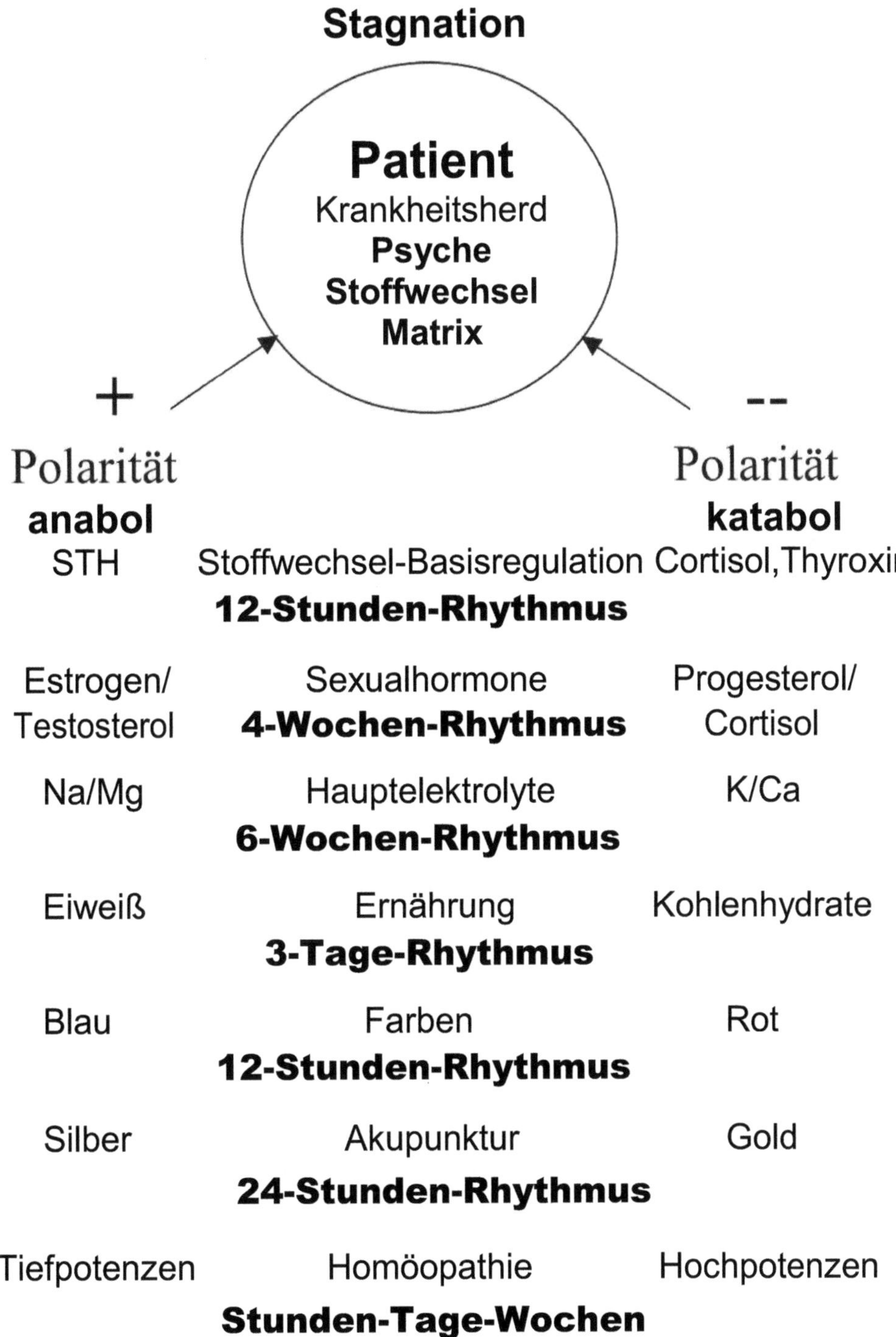

Abb. 33: Anstoß von Regulation und Gegenregulation durch Rhythmen

Die stoffliche Basis für die Energieaufnahme aus dem Licht wird durch die Öl-Eiweiß-Kost geschaffen. Dies kann in fortgeschrittenen Fällen (z.B. bei Krebs) noch wesentlich intensiviert werden durch Leinöl-Einläufe täglich bis zu 250 ml. Zusätzlich kann die Tumorregion mit Leinöl eingerieben werden, um anschließend Rotlichtbestrahlungen vorzunehmen. Dies ist in der Praxis mit einem speziellen, wassergekühlten IR-Gerät oder Laser möglich.

Zu Hause bestünde die Möglichkeit, eine handelsübliche Rotlichtlampe einzusetzen. Zur Kühlung wird eine große viereckige, mit Wasser gefüllte Vase davorgestellt. Damit lässt sich der Abstand zur Lampe deutlich verkleinern, wodurch eine viel höhere Intensität erreicht wird. In das Wasser können auch homöopathische Heilmittel gegeben werden, die dann als Information eingestrahlt werden. Die Bestrahlungszeit kann mehrere Stunden betragen.

AM-Integ – das besondere Therapieverfahren

Auch wenn die hier beschriebene Behandlungsmethode vor allem für jene Therapeuten interessant ist, die Biophysikalische Informations-Therapie (BIT) anwenden, so kann sie einen Denkanstoß geben für ähnliche Verfahren, da sie auf dem ganz natürlichen Prinzip der **Veredelung** basiert.

Wer sich ein bisschen mit Bäumen auskennt und erlebt hat, wie ein kleiner Ast von einem edlen Baum, z.B. einer Blautanne, der einer gewöhnlichen Fichte aufgesetzt wird und diese dadurch zu einer wunderschönen Blautanne werden lässt, wird erstaunt sein, wie so etwas möglich ist. Der Grund liegt in einem Urprinzip verborgen, das in der Natur vorherrscht: Die höhere (geistige) Ordnung setzt sich durch.

Wie bereits in Kap. 2 ausgeführt, übernimmt der Organismus externe Rhythmen, wenn sie eine höhere Ordnung aufweisen. Dies zeigt sich eben auch auf Zellebene.
Davon und vom Gesamtverständnis der Lebenskonformen Medizin, das auf Separation – Transformation – Integration beruht, wurde das hier vorgestellte Therapieverfahren entwickelt. Dabei wird davon ausgegangen, dass es eine Frage der Dosis ist, ob von einem Stoff eine Belastung oder eine Heilwirkung ausgeht (Hippokrates: „Die Dosis macht's").

Eine differenziertere Betrachtung von Schadstoffen, aber auch üblicherweise von als „nicht schädlich" eingestuften Materialien wäre grundsätzlich wünschenswert. Schließlich bedeutet die geringe Menge von einem Stoff zunächst einen anabolen Stimulus für Stoffwechsel und Immunsystem, der eine Reaktion erzwingt. Diese muss nicht Elimination bedeuten, sondern kann Integration heißen – auch bei Schadstoffen.

Epiktat sagte: „Nicht die Dinge sind schlecht, sondern wie wir darüber denken".

Nicht Quecksilber ist schlecht, sondern wie wir (und unser Organismus) damit umgehen. Eine Überlastung damit ist sehr oft mit Krankheitssymptomen verbunden – aber nur, weil im Vorfeld das Lebensprinzip nicht beachtet wurde. Wird separiert, kann Schädliches von Nützlichem getrennt, ersteres ausgeschieden und letzteres integriert werden. Dies lässt sich auch im Nachhinein durchführen, wenn es bereits zu Krankheitserscheinungen gekommen ist.

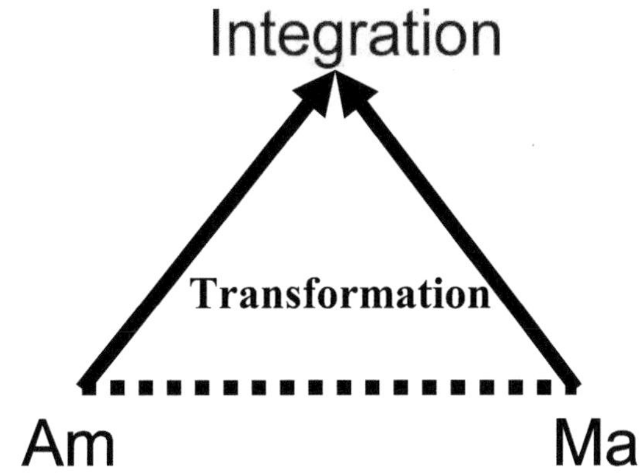

Legende:
A = **AGENS** Gesamt-Info *stark*
m = Info „Mensch" *schwach*
M = **MENSCH** Gesamt-Info *stark*
a = Info „Agens" *schwach*

Die Praxis sieht so aus:
Vom Patienten wird die gesunde Gesamt-Info gewonnen, indem vom Gesamtorganismus das Agens (elektronisch) abgezogen wird. Das ist das **M.**

Vom Krankheitsherd wird die Info abgenommen. Das ist das **A.**

Nun wird die gesunde Gesamt-Info „Mensch" mit etwas Info vom Krankheitsherd kontaminiert, gleichzeitig der Krankheitsherd mit etwas „gesunder Mensch" informiert (veredelt).

Die Heil-Formel lautet:

AGENS x **Mensch**   MENSCH x **Agens**

Die beiden auf diese Weise gewonnenen Heilinformationen werden auf Träger aufgebracht (Kochsalzlösung, SI-Card) und gleichzeitig innerlich (A x m), sowie äußerlich (M x a) angewandt, und zwar rhythmisch 3 Tage/ Woche und 4 Tage Pause. Der Effekt ist spürbar und durchschlagend.

Therapeut

Keinesfalls darf eine Behandlungsart für sich betrachtet werden, losgelöst vom Therapeuten. Darüber sollte man sich immer im Klaren sein. So wie Krankheit ein Resonanzproblem darstellt, ist auch der Heilungsprozess selbst auf Resonanz zurückzuführen, und zwar mit dem, was im Therapeuten mitschwingt. Die innere Haltung gegenüber dem Patienten, das Mitgefühl (Empathie – nicht Mitleid!), die persönliche Zuwendung – die Absicht entscheiden über den Erfolg. Heilung ist immer ein aktiver Prozess, den der Patient selbst zu leisten hat. Dazu notwendige Voraussetzungen für den Therapeuten sind

**seine Mitte suchen
in Resonanz gehen
LIEBE**

Unter LIEBE ist die allumfassende selbstlose Liebe zu verstehen, die losgelöst vom Ego den Therapeuten durchströmen sollte, um seinem ihm anvertrauten Patienten die optimale Hilfe für dessen Heilungsprozess geben zu können.

Liebe heißt: **Alles verstehen
alles verzeihen
keine Forderungen
nichts erwarten
nur geben.**

Novalis sagte: „Die Liebe ist das Amen des Universums."

Dies ist zu vergleichen mit einem See, in den man eintaucht, jeden Ballast abwerfen kann und in einer unbeschreiblichen Leichtigkeit des Seins die Gnade Gottes als ein alles durchströmendes Glücksgefühl erfährt.

Man sollte sich führen lassen von seiner Intuition (Seelenaspekt) und der Inspiration (Geistesaspekt). Erst dadurch wird eine optimale Resonanz möglich. Pekuniäre Überlegungen (die für eine Praxisführung durchaus relevant sind) sollten dabei in den Hintergrund treten. Das heißt also: Alle (Be-) Handlungen des Therapeuten und all seine therapeutischen Überlegungen sollten von einem *hohen ethischen Verantwortungsgefühl* getragen sein.

Es ist notwendig, dass sich der Therapeut voll bewusst ist über die *Wechselwirkung* mit dem Patienten. Heilung geschieht auf der zwischenmenschlichen Ebene. Es ist deshalb notwendig, die richtige Einstellung zu finden, vergleichbar mit einem Fotoobjektiv (Schärfe)

Absicht
Konzentration
Kontemplation

Diese innere Haltung bedeutet, dass die Vorstellung des Machens zugunsten des Seins (richtiges Bewusstsein) aufgegeben wird.

Jeder Mensch, insbesondere ein Therapeut sollte die Richtigkeit all seiner Handlungen an zwei Worten prüfen: *Wie* und *Warum.* Es handelt sich dabei um die Grundprinzipien der Ethik.

Das „Wie" zeigt ihm, mit welcher Geisteshaltung er handelt. Befindet er sich in seiner Mitte, oder hat er selbst Probleme, die er evtl. „weiterreicht"?

Das „Warum" deckt auf, welche egoistischen oder altruistischen Absichten er verfolgt. Es ist sehr hilfreich, sich das selbst immer wieder klar zu machen. Wer sich in beiden Punkten in der kosmischen Harmonie befindet, handelt wirklich lebens–konform.

Patient

Heilung geschieht, wenn die Rückkehr zur kosmischen Ordnung erfolgt ist (Religio). Gesundheit bleibt stabil, wenn die geistigen Gesetze eingehalten werden. So einfach ist das (im Prinzip). Die Realität sieht meist anders aus, jedoch i.d.R. aus völliger Unkenntnis der Situation, *warum* ein Mensch krank geworden ist.

Es sind deshalb 3 Fragen (3 x W nach A. Kriele), die der Patient beantworten sollte:

Was fehlt Dir? (Mangel)
Was willst Du? (Ziel)
Was kann ich für Dich tun? (Hilfe)

Die letzte Frage sollte 6x gestellt werden, jeweils mit einer anderen Betonung in der Wortreihenfolge. Dies impliziert auch die Möglichkeiten und *Grenzen*, die es in der Praxis gibt. Es zeigt auf, die Verantwortung bleibt beim Patienten. Er kann Hilfe, aber nicht Heilung erwarten.

Es ist ein großes Anliegen der **Lebenskonformen Medizin**, eine **umfassende Patientenaufklärung** zu betreiben. Dies betrifft alle Umstände, die zu einer Erkrankung geführt haben, aber weit darüber hinaus auch die Möglichkeiten der Psychohygiene und alle philosophischen Fragen zum Sinn des Lebens und der Bewusstseinserweiterung durch Erkenntnis und damit auch die Prävention.

Für den Patienten sollte deutlich werden, wie eine Erkrankung ihm den Spiegel vorhält und Defizite aufzeigt. Nur er selbst ist in der Lage, den Mangel abzustellen und die Stagnation in der Asymmetrie seines Lebens wieder in einen dynamischen Fluss überzuführen. Er sollte sich deshalb die brennendste Frage beantworten, was seine tiefsten, verborgenen Wünsche sind, wie er sein Leben gestalten würde, wenn es nur nach ihm ginge. Dann käme er vielleicht darauf, was sein inneres Selbst sich für dieses Leben vorgenommen hatte und könnte sich – wenn manchmal auch sehr spät – immer noch verwirklichen und seine Lebensaufgabe finden.

Natürlich sollte der Patient auch über die verschiedenen Behandlungsmöglichkeiten sowie über die Methoden unterrichtet werden. Dabei ist es aber wichtig zu vermitteln, dass diese nur Mittel zum Zweck sind, selbst also nicht heil „machen". Um heil zu werden, gehört mehr dazu. Zunächst die Einsicht, nicht alle Anderen sind „schuld" an seinem Leiden (Opferrolle), sondern der Patient hat sein Schicksal selbst gestaltet. Nur dadurch kann die Bereitschaft geweckt werden, die Initiative zu ergreifen. Gespräche auf dieser Basis stärken nicht nur das Vertrauen in den Therapeuten, sondern sind unabdingbare Voraussetzung für einen vollen Therapieerfolg.

Weiterhin sollte verdeutlicht werden, dass jeder Mensch seine ganz individuelle Chance zum Gesundwerden hat. Es gibt kein einziges Stadium – ganz gleich bei welcher Erkrankung – in dem eine Heilung unmöglich wäre (vergl. Spontanheilung bei Krebs). Dies widerspricht zwar der herkömmlichen Lehrbuchmedizin, entspricht aber der Erfahrung. Das bedeutet für uns:

Wir dürfen den Patienten kein falsches Heilversprechen geben, das wäre Scharlatanerie. Wir können aber den Weg aufzeigen, der sie aus jeder Situation wieder herausführen kann (wenn sie ihn gehen möchten). Dieser Weg heißt Selbstfindung, zurück zur kosmischen Ordnung.

Dabei können ihm die 9 Prinzipien der Harmonie, wie sie von den Breema-Therapeuten vertreten werden, hilfreich sein:

1) **Nimm an allem, was Du tust, ganz Anteil – mit Körper, Fühlen und Denken.**
2) **Sorge immer und überall dafür, dass Dein Körper es bequem hat.**
3) **In jedem einzelnen Moment nur eine Tätigkeit.**
4) **Wende nie und zu keiner Zeit Gewalt an (lass fließen).**
5) **Sei, immer wahr und handle, ohne zu urteilen.**
6) **In jeder Deiner Handlungen: Eile nicht, aber zögere auch nicht.**
7) **In jeder Deiner Handlungen: Sei zugleich sanft und bestimmt.**
8) **Alles Lebendige unterstützt einander. Du hast jeden Augenblick die Möglichkeit, sowohl zu geben, als auch zu empfangen.**
9) **Nichts Besonderes! Um zu sein, wie wir wirklich sind, um unsere wahre Natur auszudrücken, ist nichts extra notwendig.**

Es geht dabei nicht primär darum, die Gründe dafür zu finden, warum der Patient krank geworden ist – das ist bereits Vergangenheit – sondern die Chancen für eine Neuorientierung und Neugestaltung zu eruieren, die es ihm ermöglichen, aus dieser festgefahrenen Situation einer chronischen Erkrankung wieder herauszukommen, Gründe, die den Mangel aufdecken.
Dabei hat seine innere Haltung und Einstellung einen ganz wesentlichen Einfluss auf den Heilungsverlauf. Es soll nichts bekämpft, sondern in erster Linie *gestärkt* werden. Der Patient soll alles tun, um seine gesunden Zellen und Organe zu unterstützen – geistig wie stofflich. Dazu gehören die bewusste Ernährung und ausreichend Bewegung ebenso dazu wie Psychohygiene. Wichtig ist, das Gesetz von Schärfe und Unschärfe zu beachten: Was ich fokussiere, wird meine Realität (vergl. Abb. 34).

Soll die Realität verändert werden, soll ein Krankheitsherd sich auflösen, dann gelingt dies nur durch Transformieren und Herausnehmen aus dem Fokus. Wird die Aufmerksamkeit auf einen bestimmten Bereich gelenkt, stärkt es diesen.

Das Gesundheitspotential wird durch all jene Maßnahmen verstärkt, die lebenskonform sind.

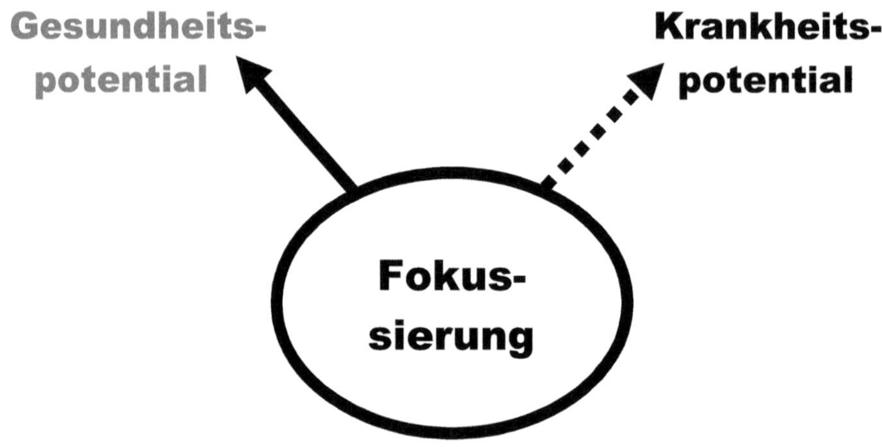

Abb. 34: Gesetz von Schärfe und Unschärfe – der Betrachter schafft
Realität

Körperliche Besonderheiten

Zum allgemeinen Verständnis ist es wichtig, einige Besonderheiten des
Organismus herauszustellen. Zunächst ist es notwendig, die *Funktion des
Immunsystems* richtig einzuordnen. Nichts läuft im Organismus ohne
(zumindest) begleitende Maßnahmen der Abwehr. Selbst Regenerationsprozesse sind ohne Phagozytose (ein kataboler Vorgang) nicht möglich.

Das Immunsystem ist von allen 3 Bereichen abhängig und unterliegt der

psychischen Stimmungslage
Stoffwechsellage
Beschaffenheit der Matrix

Von der Psychoneuroimmunologie kennen wir die verschiedenen Einflüsse,
woraus sich die Konsequenzen für die Praxis ableiten:

*Ein voll funktionsfähiges Immunsystem als Basis für einen integeren
Organismus hängt von dem störungsfreien Zusammenspiel aller drei
Ebenen des Seins und ihrer Rhythmik ab.*

Weiterhin muss darauf hingewiesen werden, dass unser Immunsystem nur
im Rahmen einer akuten Erkrankung – die als Heilreaktion verstanden wer-

den sollte – versucht, sich von toxischen Belastungen zu befreien. Bereits nach 1 Woche stellt es gewöhnlich seine Bemühungen ein und *arrangiert sich mit seinen Belastungen*. Es besteht dann ein stady state im Organismus zwischen *Dauerstressbelastungen* und Immunsystem. Erst durch das Setzen eines *Aufmerksamkeitssignals* (Domäne der BIT) können Entgiftungsprozesse aktiviert werden.

Zusammenfassung

Die **Lebenskonforme Medizin** orientiert sich an allen Aspekten, die für die Erhaltung von Leben und Gesundheit notwendig sind. Jede Art von Kämpfen „gegen irgendetwas" ist ihr fremd. Deshalb ist es auch nicht das Anliegen, die Schulmedizin aus ihrem Revier zu verdrängen. Vielmehr geht es darum, neue gangbare Wege aufzuzeigen, die alle Therapeuten gehen können, ganz gleich, von welcher Richtung sie kommen.

Was bisher fehlte – und das ist der Hauptmangel – war ein schlüssiges, übergeordnetes Konzept, das alle Richtungen in der Medizin unter sich vereint. Deshalb steht an erster Stelle der **Einheitsgedanke**. Dazu ist ein wichtiger Schritt zu gehen – von der Semantik zur Syntaktik. Das wird letztendlich zu einer **Vereinten Medizin** führen. Die Grundlagen dazu wurden in dem neuen Lehrbuch des Autors, erschienen im gleichen Verlag, dargelegt.

Wenn davon ausgegangen wird, dass im ganzen Universum alles mit allem verknüpft ist, dann wird notwendigerweise jeder Impuls auch jeden Ort erreichen können. Zu Reaktionen kommt es jedoch nur, wenn **Resonanz** eintritt, d.h. wenn die Information des Impulses ähnlich oder gleich der des Empfängers ist. Deshalb kommt alles, was wir aussenden, jeder Impuls – ausgelöst durch Taten, Worte oder Gedanken – auch wieder zu uns zurück.

Die Realität ist deshalb für uns ein Spiegel unseres Wirkens. Wir haben es damit aber auch in der Hand, jederzeit die Wirklichkeit zu verändern, auch schwere Krankheiten zu besiegen.

Das gesamte Universum gehorcht dem Gesetz der **Polarität**. Alles Sein stellt sich in 2 Extremen dar, die insgesamt neutral erscheinen. Erst durch Verlassen der Mitte, durch die dadurch entstandene Asymmetrie entstehen Spannungen, die aber die Wurzel für Erfahrung und damit Erkenntnis sind. Wichtig ist allerdings, dass nicht einseitig gelebt wird, sondern in einem alternierenden Durchlaufen der polaren Aspekte der Realität. Erst dies macht die **Prozesshaftigkeit des SEINS** aus, die ständige Transformation der Gegenwart, den Strom des Lebens. Jede **Stagnation in einer Asymmetrie** hat einen hohen Krankheitswert, weil sie zu einem **Mangel** führt. Jedes Krankheitssymptom entstand durch ein Defizit, das auf den verschiedenen Ebenen entstanden sein kann. Der Ausgangspunkt ist jedoch immer die in einer Idee enthaltene Information. Erst durch ständige Wiederholung der Information (Iteration), die sich aus Einseitigkeit, aus Stagnation ergibt, kommt es zur Materialisation dieser Gedankenquantenfeldstruktur, was wir dann Krankheitsherd nennen.

Es ist also eine Frage des **Bewusstseins** jedes Menschen, ob er diese Zusammenhänge erkennt, seine persönliche Situation als „hausgemacht" akzeptiert und bereit ist zu Veränderung, zu einer **Transformation in lebenskonforme Information**. Nur dadurch kann die Lebensenergie sich frei entfalten, können belastende Kontaminationen abgebaut und alle notwendigen Informationen wieder frei fließen. Das bedeutet für den Organismus: Die Wiederherstellung einer **dynamischen Ordnung** durch **Rhythmik** und **Klang**.

Um effizient vorzugehen, sollte eine 3-Punkte-Diagnose erstellt werden, die sich an den Schwerpunkten **Psyche – Stoffwechsel – Matrix** orientiert. Davon abgeleitet wird das Therapiekonzept ebenfalls nach 3 Punkten erstellt. Dabei werden immer alle 3 Ebenen therapiert, allerdings mit unterschiedlicher Gewichtung. Die Behandlung zielt daraufhin ab, Vorhandenes zu **transformieren** und außerdem **Rhythmen** wieder herzustellen. Damit ist die universelle 3+1-Regel erfüllt.

Die Behandlung ist mit den verschiedenen Möglichkeiten durchführbar, die eine Praxis zu bieten hat. Alle Bereiche der Medizin können integriert werden, auch schulmedizinische Methoden (Operation etc.). Durch den Einsatz neuer **energetischer Therapieverfahren** kann sowohl die Diagnostik wie auch die Therapie wesentlich vereinfacht und effizienter gestaltet werden. Trotzdem darf die stoffliche Basis nicht vergessen werden, was in erster Linie die Ernährung betrifft. Es muss dafür gesorgt werden, dass sich der Energiehaushalt verbessert und die Patienten die Heilinformationen zügig umsetzen können.

*Für den Therapieerfolg entscheidend ist das **Engagement des Therapeuten**, die Qualifikation und seine hohe ethische Verantwortung.*

Lebenskonforme Medizin wird an der Universität (noch) nicht gelehrt. Ärzte, die sich berufen fühlen, ihren Patienten ein Optimum an Behandlung anzubieten, können nach dieser Methodik ausgebildet werden. Durch den erfolgreichen Abschluss dieser Weiterbildung können sie in einem Pool hochqualifizierter Therapeuten aufgenommen werden. Zur Optimierung werden die modernen Kommunikationsmittel genutzt. Über ein **Netzwerk** werden sie zukünftig Zugang zu Diagnosezentren mit high tech-Ausstattung haben und auch untereinander verbunden sein, wodurch die Effektivität ihrer Arbeit weiter erhöht wird und die besten Voraussetzungen geschaffen werden, für eine hochwirksame, gleichzeitig jedoch **kostengünstige Medizin**. Dies ermöglicht dann auch eine angemessene Vergütung für hohe qualifizierte Leistung, wodurch die finanzielle Absicherung der Praxis gewährleistet wird.

Durch den häufigen Verzicht auf teure bildgebende Verfahren oder aufwendige Laboruntersuchungen können die Kosten drastisch sinken, auch wenn anfangs ein höherer Aufwand betrieben werden muss. Der Unterschied zu einer allopathischen Therapie besteht aber darin, mit jeder lebenskonformen Maßnahme, durch jeden Behandlungsschritt das Gesundheitspotential des Patienten anzuheben, wodurch die Anfälligkeit für zukünftige Erkrankungen drastisch sinkt. Das Ziel auf körperlicher Ebene ist deshalb, die Selbstregulation soweit wieder herzustellen, dass die autonomen Lebensprozesse wieder ungestört ablaufen können.

Die Patienten werden aktiv in den Heilungsprozess eingebunden und behalten die Verantwortung ihrem Körper und dem Leben gegenüber. Dazu ist eine umfassende Aufklärung in allen Bereichen notwendig.

An der Lebenskonformen Medizin interessierte Patienten haben Zugang zu Ärzte-Adressen via Internet und in Zukunft über eine zentrale Call-Box.

Alle Behandlungen haben auf *körperlicher Ebene* das Ziel, einen höheren dynamischen Ordnungsgrad zu erreichen. Dazu ist unabdingbare Voraussetzung, eine tiefe innere Ruhe. Nur darauf kann sich eine hohe Dynamik aufbauen. Das setzt ein Vertrauen in den Therapeuten und seine Methoden voraus, aber auch unerschütterliches Vertrauen in die höhere göttliche Führung, was leider den meisten Menschen in der heutigen Zeit fehlt.

Am Anfang dürfen nur schwache Reize gesetzt werden, um dann nach und nach zu steigern. Dabei sollte auf Rhythmen geachtet werden (z.B. 1x/Woche an einem bestimmten Tag und gleicher Uhrzeit).

Der Ablauf in der Praxis wird hier noch einmal zusammengefasst.

▶ Nach den Regeln der Lebenskonformen Medizin werden Diagnose und Therapie immer *auf 3 Ebenen* durchgeführt – Psyche, Stoffwechselregulation, Matrix. Je nachdem wie schwerwiegend das Problem ist, können weitere Bereiche hinzugenommen werden. Die Basis bildet immer die Ernährung.

▶ Jeder *chronisch kranke* Patient wird in der Praxis daraufhin untersucht, ob er an einer *anabolen* oder *katabolen* Erkrankung leidet und wie weit sein *Metabolismus* von der Norm abweicht. Dabei wird gleichzeitig die Reaktion auf Belastungen getestet (Regulation). Dies kann sehr zeitsparend bioenergetisch mit dem VEGA-SRT, ZMR 703 oder dem neuen MORA*nova* erfolgen. Aufwendiger ist die Bestimmung der „Gesamtanabolen Aktivität" (GAA). Unbedingt ist die Funktionsfähigkeit der Nebenniere und Schilddrüse zu gewährleisten, sonst muss substituiert werden!

▶ Verstärktes Augenmerk wird dem **katabolen *Wärme-Energiehaushalt*** gewidmet, sowie auf den Grad der Übersäuerung. Beides korreliert mit der Funktionsfähigkeit der Fettstrukturen (Lipoproteide) und damit der Anzahl freier Elektronen. Schwermetallbelastungen oder andere Umwelttoxine, Elektrosensibilität sowie chronische Müdigkeit sind wegweisend für eine Störung im Bereich der Fette.

▶ Gleichermaßen stehen **anabole *Entzündungen*** im Focus. Sie führen zu einem Verlust an Ordnung, wodurch sich gleichzeitig die Informationsübertragung sowie die direkte Energieaufnahme aus dem Sonnenlicht verschlechtert. Alle die Matrix entlastenden Maßnahmen, die Zufuhr von Lipoproteiden über die Nahrung (verbunden mit Sonnenbestrahlung), sowie therapeutische Töne und Klänge sind geeignet, den dynamischen Ordnungsgrad im Gewebe wieder zu heben.

▶ Es stellt sich immer die Frage, was dem Patienten *fehlt*, was es ihm unmöglich macht, eine normale Stoffwechselregulation zu vollbringen. Die Suche hat *auf allen Ebenen des Seins* zu erfolgen, wobei das neue Ordnungssystem – der Lüscher-Lebenswürfel – eine entscheidende Hilfe darstellt. Aus dem Arbeitsschema (Seite 125) lässt sich ablesen, wo und warum die Stoffwechselregulation gestört sein kann, woraus sich ein direkter therapeutischer Zugang ergibt.

► *Sämtliche* therapeutischen Ansätze müssen immer daraufhin geprüft werden, ob sie geeignet sind, **den blockierten Anteil** zu normalisieren. Für katabole Erkrankungen wie z.B. KHK oder Krebs sollten alle Maßnahmen *anabol* wirksam sein und umgekehrt. Das Ziel ist immer, den schwächeren Anteil zu stärken, nicht jedoch ein „zu viel" wegzunehmen.

► Das „Wie" sollte über das „Was" dominiert. Jede liebevolle Zuwendung fördert den Heilungsprozess, jede „Verabreichung" hemmt ihn. Die *Absicht* des Behandlers prägt das Therapieergebnis entscheidend. Deshalb ist die genaue Kenntnis über die physiologischen Vorgänge sehr entscheidend. Jede Stase bzw. Stagnation muss wieder in den Fluss des Lebens überführt werden. Ob dies tief stofflich erfolgt, oder in der Psyche – jede Ebene sollte immer mitbehandelt werden.

► Der Heilungsprozess geschieht nicht passiv von außen (durch den Therapeuten), sondern bedeutet aktive Mitarbeit des Patienten. Umso mehr er in die Verantwortung eingebunden wird, je intensiver können die notwendigen Bewusstseinsprozesse ablaufen.

► Der Behandlungserfolg lässt sich direkt durch die Stoffwechselmessung erkennen, welche auch für die Verlaufskontrolle, Dosisoptimierung, Diätüberwachung, Rezidivprophylaxe u.a. geeignet ist. Damit gewinnt der Arzt wesentlich mehr Sicherheit bei der Beurteilung und Therapie chronisch Kranker. Jede Behandlungsmethode kann dadurch selbst auf ihre Wirksamkeit geprüft werden, wodurch sehr viel Zeit eingespart wird, welche oftmals durch „Ausprobieren" verloren geht.

► Es sollte keine Behandlung ohne gezielte Ernährungsempfehlung erfolgen. Das ist die Basis und fördert das Bewusstsein der Patienten für ihren Körper. Dabei ist die Rhythmik zu beachten. Im Vordergrund sollte der Gewinn an Lebensqualität stehen, weil das die beste Motivation ist.

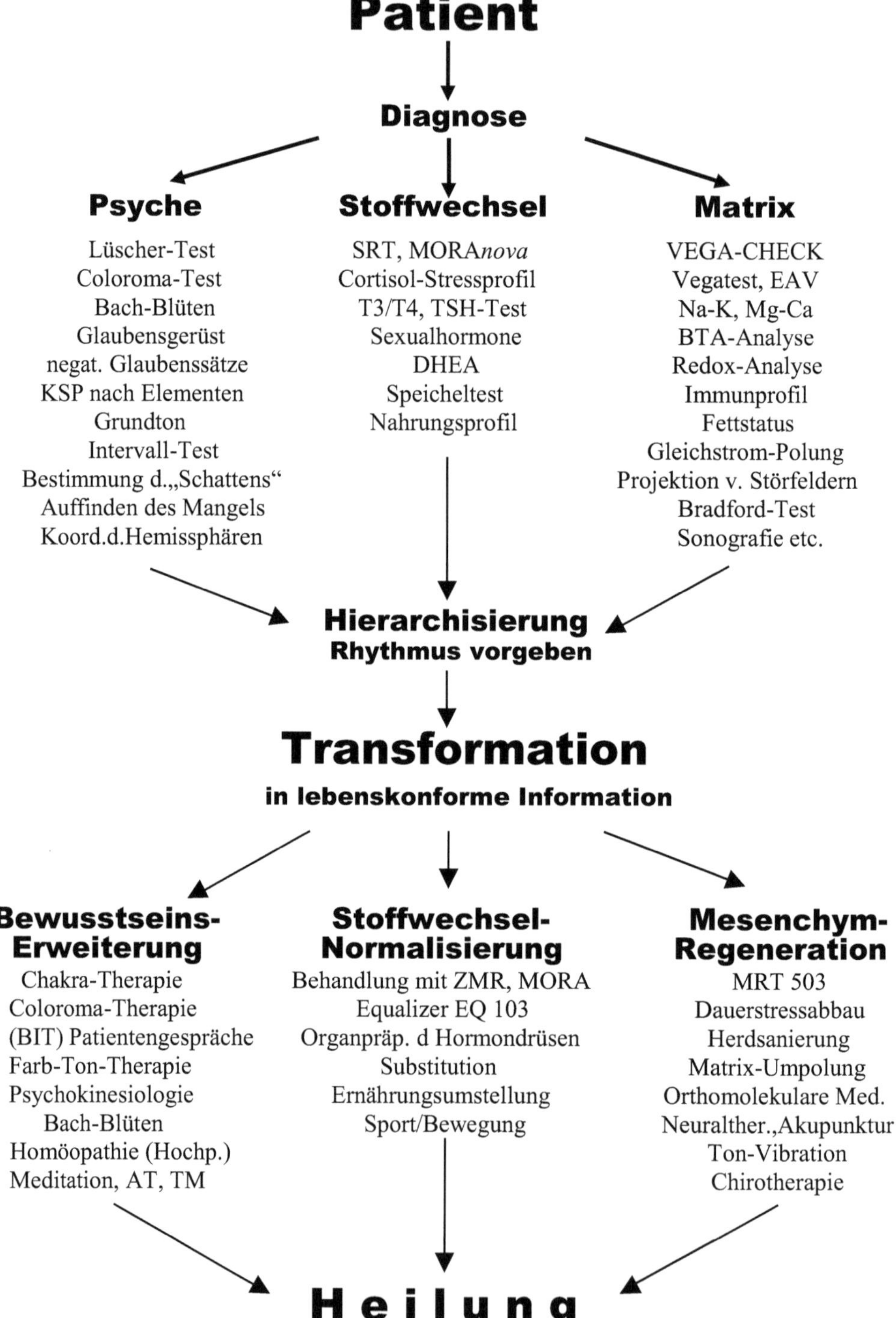

Patient
Diagnose

Psyche
Lüscher-Test
Coloroma-Test
Bach-Blüten
Glaubensgerüst
negat. Glaubenssätze
KSP nach Elementen
Grundton
Intervall-Test
Bestimmung d.„Schattens"
Auffinden des Mangels
Koord.d.Hemissphären

Stoffwechsel
SRT, MORAnova
Cortisol-Stressprofil
T3/T4, TSH-Test
Sexualhormone
DHEA
Speicheltest
Nahrungsprofil

Matrix
VEGA-CHECK
Vegatest, EAV
Na-K, Mg-Ca
BTA-Analyse
Redox-Analyse
Immunprofil
Fettstatus
Gleichstrom-Polung
Projektion v. Störfeldern
Bradford-Test
Sonografie etc.

Hierarchisierung
Rhythmus vorgeben

Transformation
in lebenskonforme Information

Bewusstseins-Erweiterung
Chakra-Therapie
Coloroma-Therapie
(BIT) Patientengespräche
Farb-Ton-Therapie
Psychokinesiologie
Bach-Blüten
Homöopathie (Hochp.)
Meditation, AT, TM

Stoffwechsel-Normalisierung
Behandlung mit ZMR, MORA
Equalizer EQ 103
Organpräp. d Hormondrüsen
Substitution
Ernährungsumstellung
Sport/Bewegung

Mesenchym-Regeneration
MRT 503
Dauerstressabbau
Herdsanierung
Matrix-Umpolung
Orthomolekulare Med.
Neuralther.,Akupunktur
Ton-Vibration
Chirotherapie

Heilung

Schlussbetrachtung

Für naturheilkundlich orientierte Ärzte sind Kenntnisse über das Grundregulationssystem nach Pischinger Pflicht. Leider gehört die „Kür", nämlich die Beschäftigung mit den Grundlagen der Stoffwechselregulation gewöhnlich nicht mehr zum Programm, ebensowenig wie die fundamentalen Erkenntnisse über den Fettstoffwechsel. Wer sich aber intensiv damit auseinandergesetzt hat, kann sich kaum vorstellen, jemals wieder seine Patienten ohne dieses Basiswissen zu therapieren.

Worin liegt der besondere Wert für die Praxis?
Die Medizin könnte wesentlich einfacher, überschaubarer und effizienter sein, insbesondere bei der Vielzahl chronischer Erkrankungen. Deren hohe Zahl liegt m.E. nicht primär an der zunehmenden Belastung durch die Umwelt, sondern am falschen Verständnis pathophysiologischer Abläufe im Organismus. Lineares Kausalitätsdenken führt schnell an die Grenze des Machbaren. Komplex vernetzte Strukturen, so wie sie der Organismus aufweist, können von außen nicht umfassend analysiert werden. Deshalb ist es notwendig, die einfachen (!) Grundprinzipien herauszuarbeiten, auf denen funktionelle Abläufe basieren.

Synthese heißt der neue Weg, der die Medizin wieder erfolgreich macht.

Sämtliche im Organismus ablaufenden Prozesse und jede emotionale Äußerung sind untrennbar mit der Stoffwechselregulation der Zellen verknüpft. Bei allen diagnostischen wie therapeutischen Überlegungen müssen deshalb deren Gesetzmäßigkeiten mit einfließen. Diese sind jedoch klar überschaubar, da sie einem polaren Prinzip unterliegen. Nachdem die aktuelle Lage des Zellstoffwechsels sowie die psychoenergetische Grundstruktur beim einzelnen Patienten bestimmt und in den Lüscher-Lebenswürfel eingeordnet wurde, leiten sich davon sämtliche Therapiemaßnahmen ab – von den Medikamenten bis hin zur Ernährung. Aber auch der Therapiefortschritt lässt sich an der veränderten Stoffwechsellage ablesen, was eine enorme Therapiesicherheit schafft.

Die Basis zum richtigen Verständnis liefert die _Drei-Komponenten-Theorie nach J. Schole_, sowie die _Psychoenergetik nach Lüscher_. Wer sich in diese übergreifenden Theorien eingearbeitet hat und sie in seiner Praxis anwendet, wird sich kaum mehr vorstellen können, dass er vorher Medizin ohne dieses Wissen betreiben konnte. Der Erfolg bei seinen chronisch kranken Patienten unterstreicht dies nachhaltig.

Die Normalisierung der Stoffwechselregulation kann aber erst dann erfolgen, wenn vier Dinge gewährleistet sind:

1) Der Energieaufnahme muss über die Lipoproteide normalisiert,
2) der Psychodauerstress aufgelöst,
3) die Matrix von ihren gravierenden Belastungen befreit und
4) der Säftehaushalt und die Zusammensetzung ausgeglichen sein.

Dies geht nicht ohne Bewusstseinsprozesse einher. Dazu muss die Psyche „grünes Licht" geben, durch die wiedererlangte Bereitschaft zu Wandlung und Veränderung. Jede Stagnation, jede Ablehnung bestimmter Lebensaspekte, jeder ungelöste Konflikt verhindert dies nachhaltig. Nur ein transformiertes Bewusstsein ist dazu in der Lage.

Eine erfolgreiche Behandlung bringt den Patienten in seiner spirituellen Entwicklung voran, was Rückwirkungen auf den Therapeuten hat. Mit dem Heilsein des Patienten wird auch etwas in ihm selbst heil. Wenn dies geschehen ist, was eine Gnade Gottes bedeutet, haben wir den echten Lohn für unsere Arbeit geerntet.

8. Lernhilfen

Gesundheit

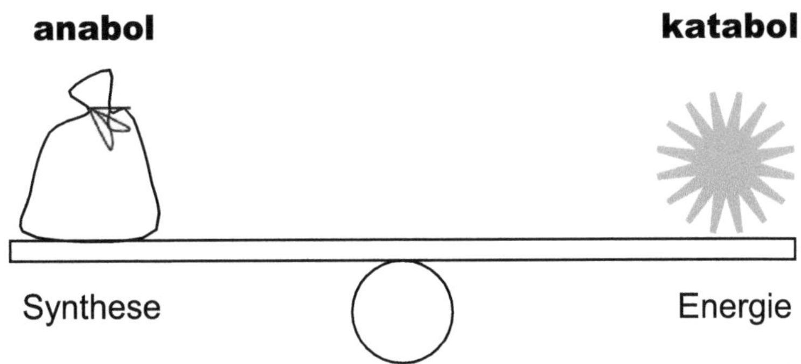

1. Schritt: Diagnostische Überlegungen

Idee der Erkrankung erfassen – wo liegt der Mangel?

chronische Erkrankung

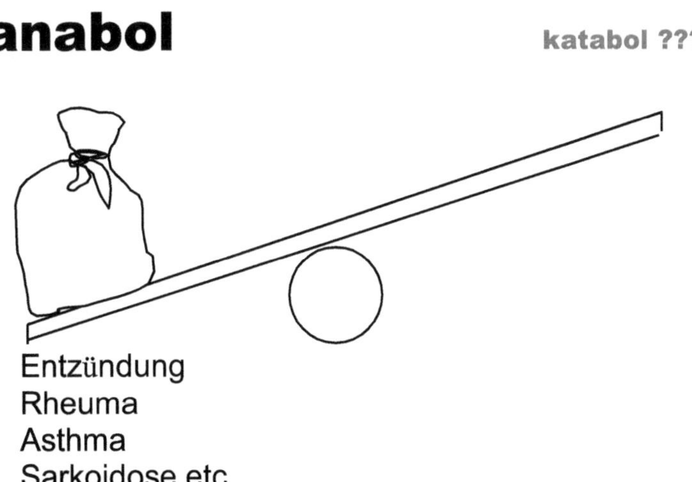

3 Punkte:

- **Psychisches Korrelat der Erkrankung (Konflikte)**
- **Stoffwechselentgleisung (Art und Gründe)**
- **Veränderung der Matrix (Belastungen, Säftehaushalt)**

2. Schritt: Psychisches Korrelat erarbeiten

- Ur-Trauma
- ungelöster Konflikt
- negative Glaubenssätze
- religiöses Glaubensgerüst
- Lebensthema, abgelehnte Anteile (Schatten)
- Konstitutioneller Schwachpunkt (5 Wandlungsphasen)
- **Lüscher-Test (Kolonnen)**

3. Schritt: Stoffwechsellage bestimmen

- Messung mit STT, SRT, ZMR, MORA*nova* oder Blutanalyse
- vergleichen mit typischen Symptomen:

anabol	**katabol**
(verminderte katabole Aktivität)	**(verminderte anabole Aktivität)**
- Müdigkeit	- Unruhe, Nervosität
- Schweregefühl	- Nachtschweiß
- Infektanfälligkeit	- heiße Fußsohlen (nachts)
- Konzentrationsmangel	- Schlafstörungen
- Antriebslosigkeit	- innere Hitze
- langsame Bewegung und Sprache	- Durst, trockener Mund
- Ängste, Resignation	- Schreckhaftigkeit
- Völlegefühl, Blähungen	- schnelle, hastige Sprache
- keine Erholung durch Schlaf	- Stressanfälligkeit
- häufiges Frieren, kalte Glieder	- Neigung zu Zorn
- Wassereinlagerungen	- wenig Reserven
- Abneigung gegen kalte Speisen	- Schwindel
- Frigidität oder Impotenz	- Kopfschmerzen
- Menstruationsstörungen	- Gewichtsprobleme ($\uparrow$ oder $\downarrow$)

4. Schritt: Einordnung in den Lüscher-Würfel

Vorbereitung:

    1) Kolonnen ermitteln durch Lüscher-Test

    2) Stoffwechsellage messen

Zuordnung:

    1) Ecke der bevorzugten Farbe (++) aufsuchen

    2) gemessene Stoffwechsellage vergleichen

    3) Ecke der abgelehnten Farbe (- -) aufsuchen

    4) Verbindungslinie ziehen (vergl. S. 208)

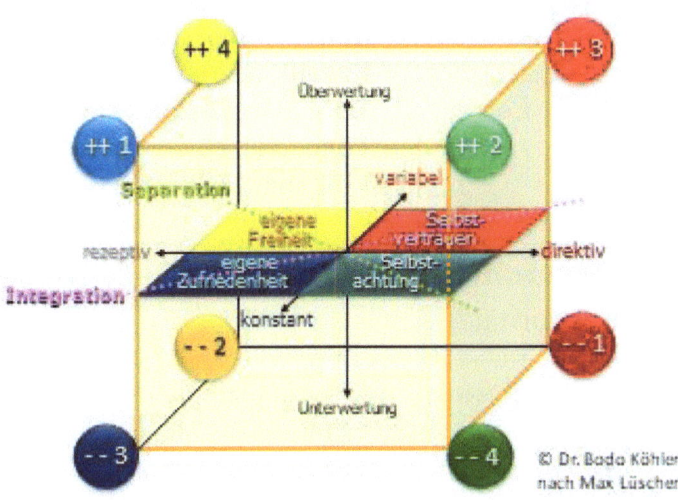

Auswertung:

    1) aktuelle Symptomatik (= Kompensation)

- anabol oder katabol?
- welcher hormonelle Regulator wirkt?
- welches Mineral ist im Überschuss?
- welches Nahrungsmittel belastet?
- welche Psychostruktur dominiert?

    2) tieferliegende Ursache (= Mangel)

- anabole oder katabole Entgleisung?
- welcher hormonelle Regulator mangelt?
- welches Miasma liegt vor?
- welches Mineral ist im Mangel?
- welches Nahrungsgruppe mangelt?
- welche Psychogrundstruktur wird abgelehnt?
- welches Traumsymbol entspricht dem?

5. Schritt: Auffüllen des Mangels
–   Was wirkt gegenpolar ?

katabol wirksam (bei anabolen Erkrankungen) sind
-   auf psychischer Ebene: **Ausleben der Individualität**
-   auf Stoffwechselebene: **Aktivität bis zu Stress, Wärmezufuhr**
-   auf Ernährungsebene: **Kohlenhydrate (besonders kurzkettig)**
-   auf Matrix-Ebene: **Störfelder, Viren usw.**

anabol wirksam (bei katabolen Erkrankungen) sind
-   auf psychischer Ebene: **Ordnung, Zeitplan, Rhythmen**
-   auf Stoffwechselebene: **Ruhe, Aufbau, Bewegung**
-   auf Ernährungsebene: **Eiweiß, meiden von Kohlenhydraten**
-   auf Matrix-Ebene: **MRT, Organpräparate, Phytotherapie**
    Töne - vor allem Grundton, Klänge
    Vibration, Klopfmassage

6. Schritt: Hierarchie festlegen
–   Was hat Priorität?

psychische Ebene: Psychotherapie
Coloroma-Therapie
Bach-Blüten
Homöopathie
Psychokinesiologie, NLP
Chakra-Therapie
Meditation, TM
Autogenes Training u.a.

Stoffwechselebene: Behandlung SRT, ZMR
Koordination beider Hirnhälften
Ernährungsumstellung
angepasste Bewegung
Ordnungstherapie, Rhythmus
Kneipp, Massagen
Orthomolekulare Medizin
Ozon, HOT
Licht-Therapie (Rotlicht, Laser)
Equalizer EQ 103

Matrixebene:	MRT 503 (Matrix-Regeneration)
	Dauerstressabbau
	Ausleitungsverfahren
	Töne und Klänge (Vibration)
	Organpräparate
	Eigenblutbehandlung
	Neuraltherapie
	Akupunktur

7. Schritt: Kontrolle des Heilungsverlaufs

- Begleitung des Patienten
- Kontrolluntersuchungen (Stoffwechsel, Lüscher-Test u.a.)

Lebenskonforme Medizin in der Praxis

Die Dynamik, die in einem Krankheitsgeschehen liegt und die sich ganz individuell bei jedem Patienten anders zeigt, kann natürlich nur sehr schwer schematisch abgehandelt werden. Deshalb hier nochmals ein Versuch, die Anwendung der Lebenskonformen Medizin möglichst plastisch zu erklären. Stellen Sie sich vor, es kommt ein neuer Patient in die Praxis, der mit dem neuen Wissen diagnostiziert und behandelt werden soll.

Anamnese

Während eine möglichst **umfassende Anamnese** aufgenommen wird, interessieret uns insbesondere, wann es zu einer Wende kam, bei der die Lebensfreude (Lust auf Neues) verlorenging und erste Symptome auftraten – was dem vorausgegangen war. Oftmals wird von besonderen Stresssituationen berichtet, oder Infektionskrankheiten, die einen schleichenden Verlauf genommen haben. Hier ist es auch wichtig, einiges über die bisherige Behandlung zu erfahren (Unterdrückung oder Unterstützung).

Psychologische Abklärung

Zur weiteren Abklärung der psychischen Situation eignet sich der **Coloroma-Farbtest**. Dazu wird dem Patienten ein Farbkreis mit den 12 Goethe-Farben vorgelegt, aus dem er (ohne lange zu überlegen) seine Lieblingsfarbe heraussucht, während er sich auf etwas Schönes konzentriert. Anschließend entscheidet er sich für eine zweite Farbe, die er ablehnt. Diesmal stellt er sich seine Symptome vor. Zusätzlich verwenden wir 12 verschiedene ätherische Aromen, die den Eigenschaften der Farben entsprechen.

Das Besondere an dieser Methode ist die Zuordnung der Farben zu *Charakteren*. Es kann daran sofort erkannt werden, welchen Bereich des Lebens er meidet, weil dort sein Konfliktpotential schlummert (Schatten) und was er zur Kompensation dieses Mangels einsetzt. (Die Zuordnungen wurden unter Mitarbeit von Prof. Max Lüscher gefunden.) Das Ergebnis wird sofort mit dem Patienten besprochen, um gleich die Weichen für eine Lebensveränderung zu stellen.

Zusätzlich kann **Psychokinesiologie** sehr hilfreich sein. Über den Test von **Bachblüten** lassen sich ebenfalls versteckte Probleme der Psyche herausarbeiten. Weiterhin sehr aufschlussreich ist das psychische Korrelat der **Erweiterten Elemente-Lehre** nach Köhler.

Lüscher-Test

Ausgesprochen wichtig ist der **Lüscher-Test**. Hierdurch erhalten wir noch wesentlich differenziertere Aussagen. Die getroffene Farbwahl wird für die Einordnung in den **Lebens-Würfel** nach Lüscher/Köhler benötigt (vergl. Abb. 15 Seite 72) und ermöglicht sofort einen **Zugang zur tieferliegenden Ursache**.

Bewusstseinserweiterung

Derartige Methoden sind geeignet, um sehr rasch fundierte Hintergründe zur Psychoenergetik der Erkrankung zu erfahren. Die Ergebnisse werden in die Patientengespräche mit eingebaut.

Der Entwicklungsprozess der Patienten, bei dem es über *Transzendenz* der Erkrankung zu einem dahinterstehenden Sinn und einer dadurch initiierten *Bewusstseinserweiterung* kommen sollte, wird damit in bestimmte konkrete Bahnen gelenkt.

Stoffwechsellage

Gleich beim ersten Patientenkontakt wird eine **Stoffwechselmessung** durchgeführt. Unter Anwendung bioenergetischer Methoden geht das sehr rasch, wobei sofort das *Reiz-Antwort-Verhalten* mit untersucht wird, um die *Regulationsfähigkeit* zu erfahren. Das kann mit dem ZMR 703 erfolgen.
Auch die neueste Generation des Stoffwechseltesters von der Fa. MedTronik (MORA*nova*) misst dies automatisch und gleicht im Anschluss sofort aus.
Im VEGA- *Expert* ist das SRT integriert mit ähnlichen Funktionen.
Mit diesen Angaben kann der Therapeut sehr viel anfangen, weil dadurch auch die Weichen gestellt werden für **Ernährungsempfehlungen** und alle sonstigen therapeutischen Maßnahmen.

Allein die Bestimmung der aktuellen Stoffwechsellage in Verbindung mit dem Lüscher-Test genügt, um bereits fundamentale Aussagen über die wahre, tieferliegende Ursache (den Mangel) machen zu können. Weiterhin wird ersichtlich, in welcher Weise dieses Defizit vom Patienten kompensiert (vergl. Abb. 15 Seite 70)

Der Stoffwechsel wird dazu immer organbezogen getestet, weil der *Gesamt*stoffwechsel nur die Summe sämtlicher Organe widerspiegelt, also nicht repräsentativ ist für die Erkrankung, sondern für das verbleibende Gesundheitspotential. Das ist zwar nicht uninteressant, sollte aber nur als Referenz für den Gesundungsprozess verstanden werden. Therapiert wird nach Möglichkeit immer die tieferliegende Ursache.

Wir erhalten über den Lüscher-Lebenswürfel somit eine klare Auskunft, welche Stoffwechsellage vordergründig für die Symptomatik verantwortlich ist und gleichzeitig den Hinweis auf die eigentlich zugrundeliegende Stoffwechselentgleisung.

Der Lüscher-Würfel

Wenn wir einmal davon ausgehen, wir hätten einen Schmerzpatienten vor uns, bei dem die Stoffwechselmessung lokal im Erkrankungsgebiet einen Wert von +75° anabol zeigt (vergl. Abb. 26 Seite 111), dann befinden wir uns nicht an der Ursache, sondern nur am Ort der Kompensation einer tieferliegenden Störung. Im Lüscher-Test hätte sich beispielsweise in den Kolonnen gezeigt, dass Blau abgelehnt (- - 1), dafür Grün bevorzugt wird (++2). Das bedeutet, dass sich hinter der anabolen Schmerz-Symptomatik eine katabole Stoffwechselentgleisung an anderer Stelle (!) verbirgt, und zwar einhergehend mit einem Mangel an STH. Dies deutet schon auf eine Fehlernährung hin (zu viele Kohlenhydrate) sowie gleichzeitig auf einen Wasser- und Salzmangel.

Es ergeben sich daraus sehr nachhaltige Konsequenzen. Bei dieser Konstellation (ein hoher anaboler Wert kompensiert eine ausgeprägte katabole Stoffwechsellage) muss auch mit einer Krebserkrankung gerechnet werden, weshalb hier eine weitere Abklärung zu erfolgen hat. (Die Schmerzen könnten zu einem paraneoplastischen Syndrom passen.) Allerdings kann die Diagnostik in Stufen geschehen (zunächst TU-Marker, Sonografie etc., bevor invasiv vorgegangen wird).

Praxisbeispiel:

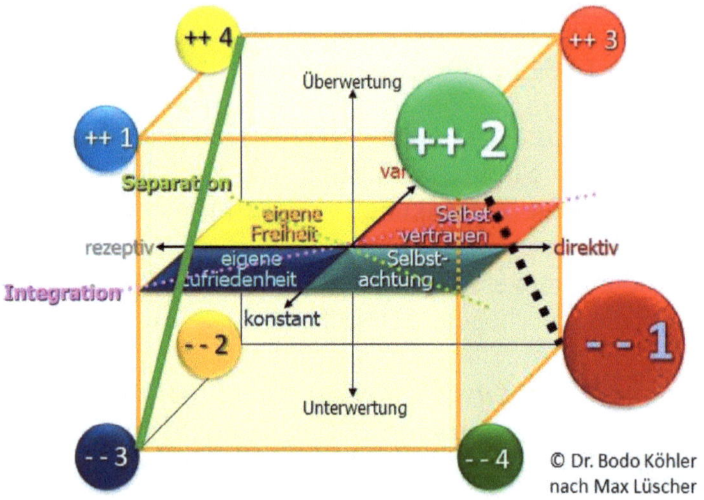

Legende:

■ ■ ■ ■ = aktuelle Psychoregulation

▬▬▬▬▬ = therapeutischer Ansatz

Der Patient wählt im Lüscher-Test Grün als bevorzugte Farbe (++2) und lehnt Blau ab (- -1). Die vorherrschende Symptomatik (akuter Schmerzzustand) ist anabol (+75° in Abb. 26). Das führt zu folgender Auswertung:

Als **Kompensation** wird gelebt
- Tendenz zu Arroganz
- Überschuss an anabolen Peptiden (verhindert den katabolen Ausgleich)
- Magnesiumüberschuss (bei relativem Calciummangel)
- es wird zu viel (minderertiges) Eiweiß konsumiert

Die **tieferliegenden Ursachen** sind
- Selbstunzufriedenheit
- Ablehnung von Ruhe und Erholung
- Mangel an Wachstumshormon STH
- eine chronisch katabole Störung
- Salzmangel
- Wassermangel

Verhaltensregeln

Speziell mit diesem Patienten werden auf alle Fälle die 10 Punkte der Behandlung von Zivilisationskrankheiten (vergl. Seite 112) besprochen, sowie der Einstieg in eine 6-wöchige vegetarische (!) Kost, verstärkte Zufuhr hochwertigen Salzes (z.B. Himalaja), in Verbindung mit gutem lebendigem Trinkwasser. Danach kann alles wieder gegessen werden, allerdings mit einer erheblich anderen Gewichtung, d.h. mehr Ausgewogenheit, zugunsten einer vollwertigen Ernährung.

Matrix

Ebenfalls über bioenergetische Testverfahren (z.B. VEGA-CHECK, VEGA-Expert, DFM, EAV, BFD u.a.) werden nun die **Belastungen der Matrix** ermittelt. Dabei wird zunächst eine Übersichtsmessung gemacht, um die Energieverteilung, Regulationsstörungen und Herdbelastungen zu ermitteln. Bei den Einzelbelastungen ist in erster Linie an die Schwermetalle zu denken, unter Beachtung des Zahnstatus, ob da evtl. noch Amalgamfüllungen drin sind, die als Therapiehindernis wirken. Weiterhin sind alle Umgebungsbedingungen (Geopathie, Elektro-Smog) sowie berufsbedingten Umweltgifte zu eruieren. Auch Impfschäden können eine große Rolle spielen und/oder extreme Ernährungsgewohnheiten (10 Tassen Kaffee/Tag o.ä.).

Körperliche Untersuchung

Allein durch die Mundinspektion kann schon sehr viel zu den wichtigen Kopfherden gesagt werden (Tonsillen, Nebenhöhlen, Zähne). Periphere Herde (Appendix, Galle usw.) sowie Narben erbringt die Ganzkörperuntersuchung. Jeder Klopfschmerz weist auf ein chronisches Geschehen hin.

Hierarchie

Nach Vorliegen aller Befunde wird eine **Hierarchie** aufgestellt, mit der es sehr hilfreich ist, Wesentliches von Unwesentlichem zu trennen.

Es wird immer nur das Vordringlichste behandelt, da wir oftmals dann auch eine Besserung bei den anderen Störungen sehen. Dabei kommen uns solche Therapieverfahren sehr entgegen, die mit synergistisch wirkenden Komponenten arbeiten und deshalb ökonomisch eingesetzt werden können.

Therapie

In idealer Weise kann die Matrix von ihren Belastungen mit einer Kombination von Schröpfen (Saugmassage), Gleichstrom (Umpolung zur Regeneration) und Informations-Therapie (Anregung des Immunsystems) mit der **Matrix-Regenerations-Therapie** (MRT 503) befreit werden. Die Behandlung erfolgt 1x pro Woche.

Einzelbelastungen wie Schwermetalle können durch Phagozytose aktiv vom Immunsystem angegangen werden, wobei Phytotherapie und orthomolekulare Präparate unterstützend wirken. Dazu ist jedoch ein gezieltes **Aufmerksamkeitssignal** notwendig, entweder mittels Nosoden oder in sehr direkter Weise über die Biophysikalische Informations-Therapie (BIT, z.B. mit o.g. MRT 503, ZMR 703, Equalizer EQ 103, Vegaselect, MORA, BICOM etc.).

Um den **Ordnungsgrad** im Gewebe zu erhöhen, was vordringlich ist, eignet sich in besonderer Weise die Tontherapie (auch in Verbindung mit Farben), z.B. als Grundtontherapie oder Intervall-Klang-Therapie, und zwar in Form direkt spürbarer Vibrationen im Gewebe.

Die Grundlage des **Bindegewebe**s, aus dem wir zu über 80% bestehen, wird durch Silizium gebildet, das bei Heilungsprozessen verstärkt benötigt wird. Es ist in größeren Mengen in Hirse enthalten, kann aber auch in Pulver- oder Gelform zugeführt werden (KlinSiMag bzw. Sikapur).

Die **Membranstruktur** der Zellen besteht neben Cholesterin und Lecithin aus Lipoproteiden (Fett-Eiweiß- Verbindungen). Zur Regeneration werden diese in verstärktem Maße benötigt, was mit der Öl-Eiweiß-Kost nach J. Budwig täglich erfolgen sollte.
Viel zu wenig findet in der Therapie die Neubildung von Blutgefäßen Berücksichtigung. Diese kann nachhaltig gefördert werden durch Flavanale (nicht zu verwechseln mit Flavonoiden), die vor allem in den roten Erdnussschalen enthalten sind, aus denen das OPC nach Prof. Masquelier besteht.

Für die Funktion der **Atmungskette** sind die ungesättigten Fette, vor allem Linolensäure wesentlich, aber auch Vit.C und Co-Enzym Q 10. Beide sollten hochdosiert zugeführt werden, wobei die Dosierung des Q 10 nach Körpergewicht von 1 bis 6 mg/kg KGW zu wählen ist (z.B. Sanomit Q 10).

Ein weiterer unverzichtbarer Bestandteil der Therapie sind **Enzyme**, die ebenfalls in entsprechender Dosierung eingesetzt werden (z.B. Phyto-Enzym oder KaRazym). Es gibt aber auch ganz natürliche Formen im Handel als Fruchtauszüge, z.B. Noni-Saft.

Niemals sollte die eigentliche **Quelle der Energie** vergessen werden – die **Sonne**. Damit die von ihr abgesandten Strahlen (eingebremste Neutrinos) als Photonen von den π-Elektronen-Wolken der Fette gespeichert werden können, muss logischerweise eine Exposition erfolgen. Dies bedeutet dosierte direkte Sonnenbestrahlung, allerdings ohne Sonnenschutzmittel. Auch hitzeerzeugendes Rotlicht ist hilfreich.

Die **Stoffwechsellage** wird zwischendurch immer wieder gemessen, wodurch sich ein Verlauf ergibt und eine Aussage über den Therapiefortschritt gemacht werden kann. Die Stoffwechsellage wird jedes Mal mit dem Stoffwechselgerät (VEGA-SRT, ZMR 703, MORA*nova*) auch gleich korrigiert. Dies erfolgt am Krankheitsherd selbst, oder am meistgestörten Meridian (Magnetstreifen aufkleben). Es handelt sich dabei sowohl um ein Diagnose- als auch Therapieverfahren, das direkt auf der Ebene der Regulatoren eingreift.

Gelingt es nicht, die Starre aufzulösen, muss unbedingt die Funktionsfähigkeit der Hormondrüsen (Schilddrüse, Nebenniere) abgeklärt und evtl. substituiert werden!

Eine besondere Variante der Stoffwechseltherapie besteht darin, das betroffene, reaktionsstarre Organ über eine intensive Beklopfung (mehrere Minuten) in eine anabole Phase zu zwingen (Schockphase nach Selye), um am 3. Tag mit dem Stoffwechselgerät katabol gegenzusteuern. Damit lässt sich so manche Starre elegant auflösen. Das Procedere kann genau eine Woche später wiederholt werden, bis die Selbstregulation stabil funktioniert.

An dieser Stelle soll nochmals an das besondere Heilverfahren **AM-Integ** erinnert werden, das die Integration separierter Gewebsabschnitte (Entzündung bis hin zum Tumor) nachhaltig fördert.

Parallel zur Behandlung laufen die **Patientengespräche**, die sich am herausgearbeiteten *psychischen Korrelat* orientieren, wobei hier die verweigerten seelischen Bedürfnisse im Vordergrund stehen. Unterstützend kann Hypericum, L-Tyrosin, 5-HTP, Bach-Blüten o.ä. eingesetzt werden.

Die **Motivation** der Patienten ist dabei sehr wesentlich, da nicht Wenige einen Krankheitsgewinn erfahren (Zuwendung etc.) und deshalb im Unterbewusstsein daran festhalten. Das neue SEIN, das in voller Gesundheit erreicht werden sollte, muss deshalb attraktiver und lohnenswert sein. Dafür soll der Patient aber nicht „kämpfen", weil das Gewalt bedeutet und Aggressionen freisetzt, sondern den Heilungsprozess *geschehen lassen*. Dies gelingt aber nur, wenn der Patient seine Hausaufgaben macht, und konsequent Konfliktlösung durch Vergeben und Verzeihen betreibt. Er soll versuchen, sich wieder in die kosmische Ordnung einzufügen, um seine individuelle Mitte zu finden. Dabei ist es wichtig, das Hauptaugenmerk auf die *Stärkung seines Gesundheitspotentials* zu legen und die Krankheit mental *loszulassen*.

Ganz besonders hierfür geeignet ist die Insula-Amygdala-Therapie mit dem Equalizer EQ 103. Dabei werden nicht nur die beiden Hirnhälften synchronisiert, sondern es können Ungleichgewichte in der Stressverarbeitung aufgelöst werden, insbesondere, wenn Ängste im Vordergrund stehen. Gleichzeitig erfolgt eine Vagusstimulation, mit der ein Sympathicotonus kompensiert werden kann.

Die **Ausgleichstherapie mit dem Equalizer EQ 103** hebt sich ohnehin von allen anderen bioenergetischen Verfahren ab, weil damit notwendige Ressourcen für den Heilungsprozess freigelegt werden, indem lokale Defizite an Lebensinformation ausgeglichen werden können. Das ermöglicht der integrierte analoge Speicher.

Kontrolle des Heilungsverlaufs

Die vom Patienten geäußerten subjektiven Beschwerden sollten sich nach und nach zurückbilden, wobei sich hier oftmals eine Zeitumkehr bemerkbar macht, d.h. die Symptome verschwinden in umgekehrter Reihenfolge wie sie aufgetreten sind. Dabei ist es durchaus wünschenswert, wenn sich auch frühere, bereits vergessene Problemzonen noch einmal melden, im Sinne einer abschließenden Heilreaktion.

Auch wenn eines Tages der Patient beschwerdefrei ist, sollten die „objektiven" Kontrolluntersuchungen nicht vernachlässigt werden. Ein Tumor kann auch weiterwachsen, obwohl der Patient sich wohlfühlt.

Den besten Überblick erhält man durch begleitende Stoffwechselkontrollen. Die Sicherheit darüber, ob tatsächlich ein grundlegender Bewusstseinsprozess erfolgt ist, vermittelt der wiederholte Lüscher-Test.

Blutuntersuchungen und bildgebende Verfahren können im Einzelfall hilfreich sein, sollten jedoch in ihrer Aussagekraft nicht überschätzt werden, da sie keine Aussage über die Funktion eines Organs erlauben.

Ob einzelne Therapiemaßnahmen die Funktionsfähigkeit wieder herstellen, kann direkt an der Stoffwechselregulation abgelesen werden. Erst die Messung der Stoffwechsellage schafft die nötige therapeutische Sicherheit.

Alle Maßnahmen der Lebenskonformen Medizin haben nur einen Zweck: Die Lebensprozesse zu unterstützen und alle lebensfeindlichen Elemente zu transformieren, und zwar auf allen Ebenen des Seins.

Einzelheiten dazu und die notwendigen praktischen Übungen werden in Seminaren vermittelt. Diese organisiert entweder die „Internationale Ärztegesellschaft für Biophysikalische Informations-Therapie (BIT) e.V." in Freiburg (www.bit-org.de), oder sie erfolgen im Rahmen von Kongressen wie der Medizinischen Woche in Baden-Baden, jährlich Ende Oktober.

Wie bereits erwähnt, können die Grundlagen im Lehrbuch des Autors „VEREINTE lebenskonforme MEDIZIN" in der 6. Auflage wesentlich ausführlicher nachgelesen, oder auf den Videoaufzeichnungen von insgesamt 9 Seminaren zum Thema angesehen werden. Bezug über www.SoluMed.eu.

****

9.   Literaturhinweise

Anemueller, H.,
Ries, J. K.:   „Anleitung zu einer stoffwechselaktiven Kost"
Becker, O.:   „Funke des Lebens", Scherz-Verlag München
Berger, L.:   „Musik, Magie & Medizin", Junfermann-Verlag 1997
Bischoff, M.:   „Biophotonen – das Licht in unseren Zellen", V. 2001
Budwig, J.:   „Öl-Eiweiß-Kost"

„Die elementare Funktion der Atmung..."

„Der Tod des Tumors" Band 2

Egli, R.:   „Das LOLA-Prinzip", Editions d'Olt, CH-Oetwil
Egli, R. & F.:   „Illusion oder Realität?" Editions d'Olt, CH-Oetwil
Heine, H.:   „Lehrbuch der Biologischen Medizin", Hippokrates-V.
Kaucher, E.:   „Gegenwart u.Zukunft d.Menschheit – Neues Denken"
Kiene, H.:   „Komplementärmedizin-Schulmedizin", 2.Aufl.1996
Köhler, B.:   „Biophysikalische Informations-Therapie", BoD 2001

„Synergistisch-biologische Krebstherapie", Comed

„Lehrbuch der Symmetropathie", Eigen-Verlag

„Lehrbuch der Vereinten Medizin" BoD 2021

„Krebs – eine heilbare Erkrankung", BoD 2021

Kriele, A.:   „Wie im Himmel, so auf Erden" ch-falk-Verlag 2000
Krüger, W.:   „Das Nadelöhr der Farben und Töne",Atom-Harmonik-
Lüscher, M.:   „Das Harmoniegesetz in uns", Econ-Verlag München

„Der 4 Farben-Mensch", Goldmann-Verlag 1990

„Die Regulationspsychologie der Farben" Lehr-CD

Matheis, R.:   „Leadership Revolution", Verlag Frankfurter Allg.
Meyl/v.Butlar, J.:„Neutrinopower", Argo-Verlag 2000
Meyl, K.:   „Potentialwirbel" Band I und II, Indel-Verlag VS 90
Peitgen, H et al.: „Chaos – Bausteine der Ordnung", Springer 1994
Pischinger, A.:   „Das System der Grundregulation", Haug-Verlag
Plichta, P.:   „Gottes geheime Formel", Langen Müller-Verlag 99

„Neutrino oder der Logarithmus der Zahl Null"

Prigogine,
I./Stengers, I.:   „Dialog mit der Natur", Ex Libris Zürich
Rapoport, S.M.:   „Medizinische Biochemie"
Schole, J./Lutz: „Regulationskrankheiten", BoD
Temelie, B.:   „Ernährung nach den 5 Elementen", Joy-Verlag 2001
Zabel, W.:   „Ernährung und Krebs", Vortrag auf ZÄN-Kongress
Zycha, H.:   „Organon der Ganzheit", Haug-Verlag Heidelberg 1996

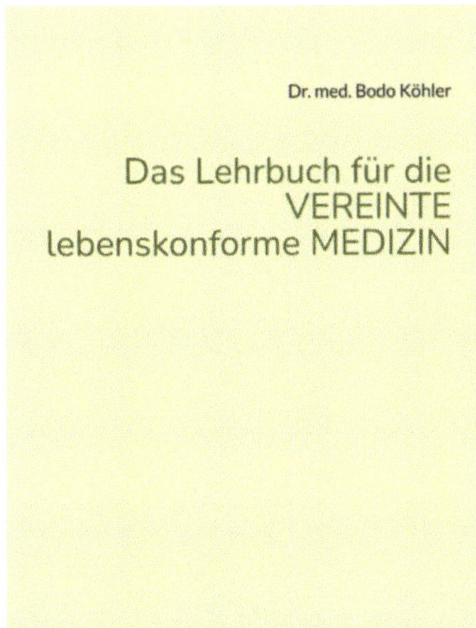

Dr. med. Bodo Köhler
Das Lehrbuch für die
VEREINTE
lebenskonforme MEDIZIN

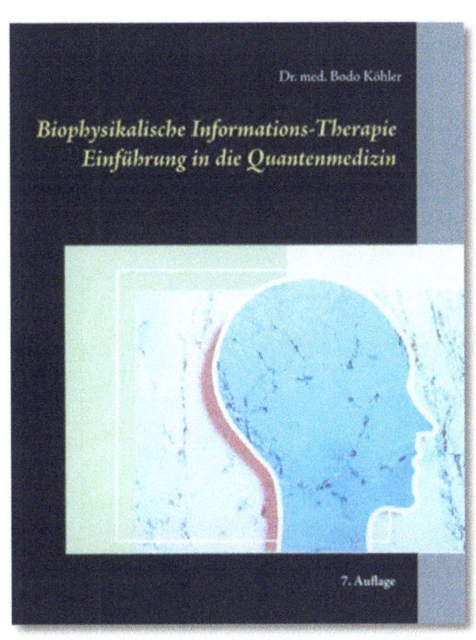

Dr. med. Bodo Köhler
Biophysikalische Informations-Therapie
Einführung in die Quantenmedizin
7. Auflage

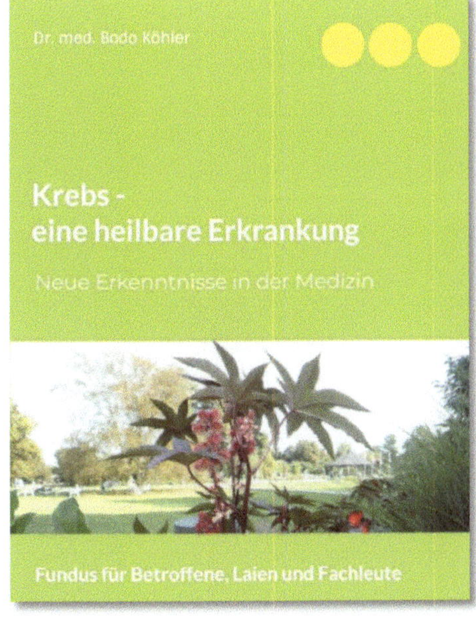

Dr. med. Bodo Köhler
Krebs -
eine heilbare Erkrankung
Neue Erkenntnisse in der Medizin
Fundus für Betroffene, Laien und Fachleute

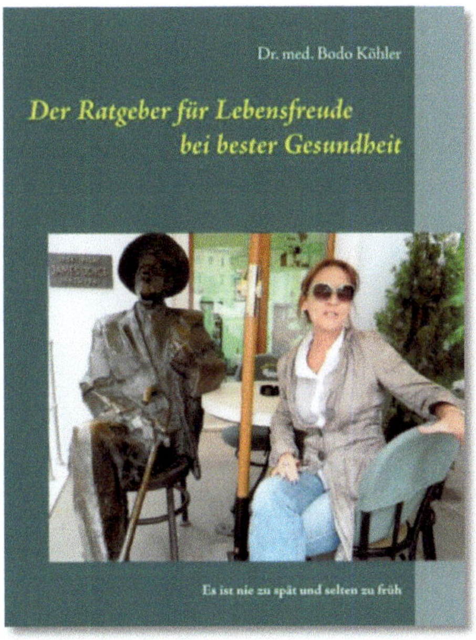

Dr. med. Bodo Köhler
Der Ratgeber für Lebensfreude
bei bester Gesundheit
Es ist nie zu spät und selten zu früh